CURAR CON LA FUERZA DE LA NATURALEZA

Andreas Michalsen

CURAR CON LA FUERZA DE LA NATURALEZA

Un médico en defensa de la naturopatía

Con la colaboración de
Petra Thorbrietz

Título original: *Heilen Mit Der Kraft Der Natur*
Publicado originalmente por Insel Verlag Berlin

Av. Diagonal, 662-664, 08034 Barcelona
www.editorial.planeta.es
www.planetadelibros.com

Diseño de maqueta: Mauricio Restrepo

Primera edición: febrero de 2018
Depósito legal: B. 7-2018
ISBN: 978-84-08-18145-3
Preimpresión: J. A. Diseño Editorial, S. L.
Impresión: Black Print
Printed in Spain – Impreso en España

El papel utilizado para la impresión de este libro es cien por cien libre de cloro y está calificado como **papel ecológico**

Índice

Alegato a favor de una naturopatía moderna

Introducción

Ayuno, yoga, medicina ayurvédica, hierbas medicinales, atención plena, alimentación vegetariana... Las opciones que engloba la naturopatía están más de actualidad que nunca. Sin embargo, resulta difícil orientarse entre todos estos tratamientos. Algunos se promocionan a través de la publicidad —algo que suscita ciertas reticencias—, mientras que otros, pese a su eficacia, son a veces contemplados con menosprecio por médicos que, sin embargo, no tienen el más mínimo conocimiento o experiencia sobre ellos. Sea como fuere, lo cierto es que la mayoría de las personas desearían que, en caso de caer enfermas, se incluyesen en sus terapias los métodos naturales. Por eso ha llegado el momento de hacer balance de todos ellos, dando la misma importancia en nuestro análisis a la experiencia, a la práctica y a la investigación.

La medicina necesita, con más urgencia que nunca, a la naturopatía. Cada vez son más comunes las enfermedades crónicas, y los intentos por parte de la medicina convencional de dar una respuesta basada en la alta tecnología, mediante operaciones, intervenciones y nuevos medicamentos —es decir, abordándolas exactamente del mismo modo en que aborda las dolencias urgentes—, generan cada vez más efectos secundarios y gastos inasumibles.

A lo largo de milenios, los métodos tradicionales de las terapias naturales han permitido sobrevivir al ser humano y han resultado sorprendentemente eficaces, a pesar de sustentarse únicamente en la experiencia. Después llegó la medicina moderna, que, con su enfoque científico y sus fabulosas posibilidades de diagnóstico y tratamiento, provocó que buena parte del conocimiento antiguo se considerase desfasado o, incluso, erróneo, y acabara cayendo en el olvido.

Sin embargo, hoy en día los métodos de investigación más recientes de la biología y la medicina modernas han demostrado que la naturopatía no es un tema del pasado, sino una técnica de plena actualidad: ante la crisis que vive en estos momentos la medicina —con unos tratamientos que resultan cada vez más caros y ante el elevado número de enfermedades crónicas que padece la población—, ofrece soluciones y muestra el camino para contener el avance de estas dolencias e impedir la aparición de otras nuevas. La naturopatía no se centra en el diagnóstico en sí, sino en el individuo, que deja de estar condenado a enfermar inevitablemente de forma crónica.

La naturopatía se ha quitado de encima su imagen de saber anticuado y se ha convertido en una disciplina con base científica. Ya no es un mero anexo a la medicina conocida como «convencional», sino un verdadero aliado de esta. Hospitales universitarios de prestigio, como el Charité, en Berlín, la fomentan y la integran en su práctica cotidiana.

Como profesor de Naturopatía Clínica en ese establecimiento y como director del Centro de Naturopatía en el Hospital Immanuel de Berlín, una institución con una larga tradición en este terreno en Alemania, me interesa especialmente dar a conocer al público el inmenso potencial que poseen estos tratamientos y salvar las distancias que parecen seguir existiendo entre la medicina «de alta tecnología» y el conocimiento fundamentado en la experiencia. No se trata de dividir, sino de integrar y combinar, siempre sobre una base científica. Desde esta perspectiva, cada año tratamos a multitud de pacientes con un enorme éxito.

Ya en mi juventud tuve ocasión de observar cada día en casa cómo mi padre, también médico con una inclinación hacia la naturopatía, conseguía ayudar a sus pacientes. Hoy en día es para mí un verdadero placer colaborar con compañeros comprometidos en este sentido e investigar y aplicar en mi práctica clínica los protocolos de actuación de muchos de sus métodos, con los que aprendo algo nuevo a diario.

Me alegro de tener ahora la ocasión de proporcionar a través de este libro un importante conocimiento y —espero— información de utilidad a los pacientes, a todos los lectores interesados y, tal vez, también a algunos colegas curiosos.

ANDREAS MICHALSEN

Optar por una medicina personalizada

Mi camino hacia la naturopatía

Nací en el seno de una familia de médicos. Y lo que es aún peor: se trataba de una familia de médicos naturópatas. La verdad es que la mayoría de mis pacientes aprueba mi enfoque terapéutico, pero me sigue pareciendo arriesgado expresar abiertamente mi planteamiento cuando estoy entre compañeros de profesión: con frecuencia acaban diciendo que me sirvo de «remedios caseros» sin base científica alguna. Buena parte de mis colegas no tiene ni idea de la cantidad de investigaciones que existen en torno a la eficacia de los tratamientos naturales ni del hecho de que en Estados Unidos —país que marca tendencia en el terreno de la medicina— se dedican ingentes medios públicos a fomentar y apoyar estos métodos. A menudo también «olvidan» que en Alemania hay varias cátedras de naturopatía y que las bases de esta disciplina forman parte del contenido obligatorio de la formación de los futuros médicos.

También pasan por alto el hecho de que la medicina conocida como «convencional» se encuentra, en muchas de sus facetas, en un verdadero callejón sin salida. En la especialidad de urgencias, es decir, allí donde todo es cuestión de vida o muerte, en la unidad de cuidados intensivos o en el quirófano, sus resultados son extraordinarios. Sin embargo, hoy en día la mayoría de los pacientes acuden al médico porque una o varias enfermedades crónicas están limitando considerablemente su calidad de vida. Es en ese punto donde la medicina convencional no tiene gran cosa que ofrecer, dado que descuida las relaciones holísticas y que, en lugar de analizarlas, se ha especializado al máximo en disciplinas cada vez más acotadas.

Sus expertos tratan, cada uno desde su perspectiva, multitud de aspectos concretos con medicamentos que en la mayoría de los casos solo sirven para aliviar a corto plazo los síntomas, pero a cambio de ello generan nuevos problemas a largo plazo: efectos secundarios, sobrediagnóstico, sobretratamiento o errores en la aplicación de terapias. En este sistema, el conjunto, el posible denominador común, esa «integralidad» que a menudo se evoca en los folletos de hospitales y consultas, no tienen nada que hacer.

Y, sin embargo, hasta ahora esto no ha llevado a que la medicina analice de forma crítica sus propios límites, como sería necesario, ni a que se pregunte cómo es posible que las terapias naturales hayan conseguido sobrevivir durante milenios, mientras que, apenas un centenar de años después de su nacimiento, la medicina centrada en los fármacos —pues ese, y no otro, es el contenido fundamental de la medicina «moderna»— parezca en ocasiones bastante perdida. El objetivo que persigue la naturopatía es reforzar el poder de autocuración de los pacientes. Cuando lo logra y los enfermos mejoran, muchos de mis compañeros argumentan, en un tono despectivo, que se debe a un efecto placebo, con lo que quieren decir que se trata de mera «autosugestión». Y ello simplemente porque a los pacientes les ha funcionado algo que no procede de la medicina técnica. Este es un fenómeno característico de una ciencia que solo analiza las enfermedades, pero que no se ocupa lo suficiente de las personas que las padecen.

El ochenta por ciento de los pacientes buscan tratamientos alternativos y están abiertos a la naturopatía.

En la estela de Kneipp, «el Cura del Agua»

En mi casa lo fundamental no eran nunca las enfermedades, sino los recursos de los que disponían los pacientes para enfrentarse a ellas. Esta tradición comenzó con mi abuelo, médico de familia, que tenía una consulta en Bad Wörishofen, la ciudad de Baviera

—concretamente de Suabia— en la que Sebastian Kneipp (1821-1897) hizo popular la hidroterapia. Ya por aquel entonces, en la segunda mitad del siglo, la gente se sentía enferma y físicamente extenuada debido a los efectos de la industrialización y de las ciudades, cada vez más extensas y, a la vez, más angostas. Kneipp, conocido como «el Cura del Agua», mostró lo que cada cual podía hacer para restablecer su equilibrio interior y mejorar su salud. Su confianza en el poder de autocuración de los pacientes —hoy en día hablaríamos más bien de sus recursos físicos y espirituales— fascinó de tal modo a mi abuelo que lo llevó a convertirse en médico.

Su hijo, Peter Michalsen, continuó aquella tradición. Tras formarse en Wurzburgo y en Wörishofen y realizar su residencia en el Hospital Robert-Bosch, de Stuttgart (por aquel entonces conocido por promover las terapias naturales y la homeopatía), se convirtió en uno de los primeros doctores del antiguo estado de Wurtemberg en lograr el título oficial complementario en «Tratamientos Naturales» que concedía el Colegio de Médicos. Además, consiguió el permiso necesario para formar a otros facultativos en esta disciplina. Hoy puedo decir con orgullo que fue un pionero. En calidad de «defensor convencido de los tratamientos naturales», como se le describe actualmente en la página web de la Asociación Kneipp de Bad Waldsee, se convirtió en 1955 en el médico titular del pequeño balneario cercano al lago de Constanza donde, seis años más tarde, nací yo.

De pequeño me fascinaba que en casa dispusiéramos de una bañera para tratar los pies conforme a las enseñanzas de Kneipp y de una manguera para aplicarnos chorros de agua fría durante la ducha. Lo que ya me pareció menos fascinante fue que, a pesar de todas las técnicas empleadas para conseguir mi «fortalecimiento», con siete años contraje una pertinaz bronquitis para la que no bastaron los tratamientos naturales que teníamos en casa, así que mi padre me mandó a una clínica situada en el mar del Norte, concretamente en la isla de Sylt, donde cada día inhalaba agua salada, hacía gárgaras con agua salada y hasta bebía un pequeño vaso de agua salada. ¿Lo que más me asustaba, como niño que era? Los lavados nasales con agua de mar. Pero la bronquitis desapareció. Aquella fue la primera cura de naturopatía por adaptación de mi organismo que viví en carne propia.

Mi primera cura de naturopatía por adaptación de mi organismo llegó de la mano del estimulante clima del mar del Norte.

Cada viernes, mi padre celebraba el día de las gachas de avena o del germen de trigo: era lo único que comía en toda la jornada. A mediodía se sentaba con nosotros a la mesa y nos hablaba largo y tendido de sus pacientes: nos contaba qué mal aquejaba a cada uno de ellos y qué hacía él para ayudarlos. Aquello me impresionó y me marcó profundamente. Lo que más me llamaba la atención era el hecho de que tras los diagnósticos se escondiesen biografías tan diferentes, que mi padre descubría hablando con los enfermos y que determinaban la terapia propuesta.

¿Qué es la medicina «verdadera»?

A pesar de sus numerosos éxitos —de hecho, la Asociación Kneipp de Bad Waldsee aún recuerda con gran cariño el trabajo que realizó—, mi padre tuvo que luchar mucho. Los demás médicos le mostraban abiertamente su desprecio y le daban a entender que consideraban que «lo que él hacía allí» era un auténtico despropósito. Por aquel entonces Bad Waldsee era una pequeña ciudad de diez mil habitantes y los doctores solían invitar a casa a sus compañeros de cuando en cuando. Cada dos meses, aproximadamente, nos tocaba a nosotros recibirlos. Todos ellos eran «acérrimos defensores de la medicina convencional». Recuerdo que a veces mi padre tenía verdaderas dificultades para mantener la compostura cuando no lo tomaban en serio. Siempre se sentía obligado a probar que también él era un «verdadero» médico. Es posible que aquellos estimados compañeros simplemente sufrieran algo de envidia ante el enorme reconocimiento del que gozaba mi padre entre los pacientes, muchos de los cuales incluso venían de lejos para someterse a sus tratamientos naturales. Mi madre, mientras tanto, se esforzaba al máximo para ayudarlo en las cuestiones organizativas.

Hoy en día tampoco es que aquella desproporción haya cambiado mucho: durante largo tiempo la demanda y el interés de los pacientes en torno a la naturopatía han sido inversamente proporcionales al reconocimiento que obtienen entre sus colegas quienes las aplican. Cuando en el año 2006 me habilité como catedrático de la Universidad de Duisburgo-Essen, el antiguo decano de su Facultad de Medicina escribió una carta a todos los miembros de la escuela que tenían que evaluar mi capacidad para el puesto. En ella decía:

«Me ha sorprendido leer en el acta que la Junta de la Facultad ha dado su visto bueno a la apertura del procedimiento de habilitación del doctor Andreas Michalsen como catedrático. Este compañero procede de la "Clínica de Naturopatía y Medicina Integrativa". ¿Se ha informado la escuela de qué es lo que se hace exactamente en ese centro? Desearía que mi antigua Facultad fuese consciente de los problemas que conlleva esta medicina marginal y que no le concediese valor académico al aceptarla en su seno». En el texto utilizaba también expresiones como «discurso grandilocuente» o «charlatanería». Pero las tornas van cambiando: hoy en día, la naturopatía está reconocida también en hospitales universitarios de prestigio, como el Charité.

Los pacientes buscan una medicina personalizada, un enfoque holístico, comprensión y comunicación.

Mis primeros estudios universitarios fueron Economía y Filosofía: la cuestión del porqué, la comprensión de la relación superior que existe entre los elementos, me ha interesado desde siempre. Jamás me ha abandonado. Sin embargo, la medicina, a diferencia de otras disciplinas, me parecía un terreno en el que era posible convertir la teoría directamente en acción, y además de un modo muy práctico. Por otra parte, al igual que muchos otros jóvenes que desean convertirse en médicos o anhelan ejercer una profesión de carácter social, lo que yo quería era ayudar a los demás. Aunque puede que lo que en realidad ocurriera es que, sencillamente, la tradición de mi familia tuvo su peso en mi elección. Sea como fuere, una y otra vez acababa asistiendo a clases de biología y comprobando que en ellas me sentía mucho mejor que en las de otras asignaturas. Así que elegí la medicina.

Ya en mis tiempos de estudiante, cada vez que se me ofrecía la ocasión reaccionaba con una cierta arrogancia ante la ignorancia de la medicina convencional: yo llegaba con la experiencia real de mi casa y podía darme cuenta fácilmente de cuáles eran los aspectos de los que los catedráticos y profesores no tenían ni la más remota idea. Gracias a esta actitud, he conseguido conservar hasta hoy mi independencia interior. Además, había leído a Jean-Jacques Rousseau, a Hermann Hesse, a Adalbert Stifter y a Henry David Thoreau, y conocía libros sobre los movimientos reformistas,* que hallaban en la naturaleza el modelo de una vida buena y sana. Desde luego, estas ideas, claramente románticas, me influyeron bastante más que las de René Descartes: al igual que muchos otros expertos en naturopatía, estoy convencido de que su modelo de hombre-máquina constituye una imagen inadecuada del cuerpo, tan extraordinariamente complejo y tan capaz de ocuparse de sí mismo. En cualquier caso, hasta hoy no he visto nunca un coche o una bicicleta que sepan autorrepararse. En eso se diferencian del organismo humano, que cada segundo coordina específicamente un sinfín de mecanismos de reparación de una increíble complejidad.

Cada segundo, el cuerpo humano activa sus células para su autocuración.

En casa tuve ocasión de asistir a las batallas que mi padre se veía obligado a librar de cuando en cuando. Pero también recuerdo muy bien los ramos de flores y las cajas de bombones que nos hacían llegar los pacientes

* Se refiere a la *Lebensreform* o reforma de la vida, un movimiento social que se desarrolló entre finales del siglo XIX y principios del XX en Alemania y Suiza y que defendía un regreso a lo natural, la medicina alternativa y la reconexión entre cuerpo y mente. (*N. de la t.*)

para expresar su agradecimiento. Vi con mis propios ojos que la naturopatía es una medicina eficaz, aunque no reciba el reconocimiento que realmente merecería. Tal vez aquello despertó en mí un espíritu de lucha, de oposición y de resistencia. Entre tanto, la medicina ha ido evolucionando y cambiando. En la actualidad, la biología molecular ha ampliado la perspectiva de un modo sorprendente. Pero en la época en la que yo no era más que un estudiante —los años ochenta—, la visión del mundo que tenían los científicos era aún muy mecanicista. Hoy en día esa imagen nos parece francamente absurda, pero yo recuerdo, por ejemplo, cómo en el ciclo semanal de formación continua en el que participé como estudiante de la especialidad de medicina interna presenté un análisis sobre la relación entre estrés psíquico e infarto de miocardio que no cosechó más que burlas: «¿Cómo cree usted, señor Michalsen, que sucede todo? —me preguntó alguien, con un tono a todas luces sarcástico—. ¿Sugiere que un berrinche provocaría un trombo? ¿O qué es lo que pasaría exactamente?». Desde entonces, por cierto, numerosos estudios han demostrado que la ira y el miedo estrechan las arterias, coagulan la sangre y, en consecuencia, pueden desencadenar los peligrosos trombos que dan lugar a los infartos de miocardio.

La ira y el miedo estrechan las arterias y coagulan la sangre, lo que puede desencadenar peligrosos trombos.

Cuando finalicé mis estudios universitarios, la medicina basada en las autoridades se transformó en una medicina basada en las evidencias, algo que ya había exigido en su momento el canadiense David Sackett y que se fue imponiendo en el ámbito internacional. Y, aunque el médico «semidiós», es decir, la autoridad, podía seguir haciendo lo que considerase oportuno (y difundirlo en sus propios manuales), de repente se empezó a exigirle que probara, a través de estudios y de una práctica clínica correcta y sistemáticamente documentada, que sus terapias eran eficaces. Por una parte, esta tendencia aportó más racionalidad a la actuación de los facultativos, pero por otra también hizo que la medicina comenzase a ignorar conocimientos y saberes sencillos que no contaban con el respaldo de ningún estudio concreto. Es lo que ocurrió, por ejemplo, con la constancia de que se duerme mejor con los pies calientes que con los pies fríos. En realidad, en su momento cualquier médico sabía por su propia experiencia que la tristeza o la ira pueden «romper el corazón», pero como no se estaba en condiciones de explicar el mecanismo por el que aquello ocurría, se optó simplemente por ignorar tal experiencia. Además, más tarde se hizo patente que en las investigaciones se iba a dar prioridad a aquello que proporcionase un «retorno de la inversión», es decir, a los medicamentos susceptibles de patentarse. Con los baños calientes para los pies se puede ganar poco dinero, así que resulta difícil obtener financiación para organizar un estudio sobre ellos.

A menudo, los enfermos toman demasiados medicamentos. Hay que comprobar caso por caso cuál es el beneficio real que aporta cada pastilla.

De todas formas, Walter Thimme, mi antiguo jefe, siempre estaba abierto a nuevos conocimientos. Era un profesor con una dilatada experiencia y con una orientación claramente científica, que cada vez que se acercaba a la cama de un paciente examinaba el tratamiento que se le estaba aplicando. Además, formaba parte del equipo editorial de la revista *Der Arzneimittelbrief*, que mantenía una actitud crítica hacia la industria farmacéutica, y me enseñó que los enfermos, especialmente los crónicos, toman demasiados medicamentos y que hay que comprobar caso por caso cuál es el beneficio real que aporta cada pastilla al paciente. Manteníamos debates muy constructivos y cada vez se interesaba más por mis argumentos, que analizaba de forma crítica, hasta que un día acabó proponiéndome: «Escriba usted un artículo al respecto...». De este modo, tuve la oportunidad de ilustrar los efectos de las hierbas medicinales o el papel de la nutrición. Para su despedida, en el año 2001, me pidió que pronunciase una conferencia sobre la medicina complementaria en el ámbito de la cardiología. Aquella fue una experiencia muy positiva en el debate con la medicina convencional y me convenció de que estamos yendo por el buen camino y de que merece la pena continuar trabajando en la naturopatía.

Contemplar al ser humano en el contexto de todo su proyecto de vida

En mi promoción no había ningún otro estudiante que, al igual que yo, procediera de una familia en la que se practicasen las terapias naturales tradicionales. Sin embargo, tuve ocasión de participar en un grupo de trabajo sobre la obra de Viktor von Weizsäcker, tío de Richard von Weizsäcker y cofundador de la medicina psicosomática, que defendía una aplicación antropológico-biográfica de la anamnesis en la que, a la hora de establecer un tratamiento, se contemplase al ser humano en el contexto de todo su proyecto de vida. Aquel grupo de trabajo estaba formado por una mezcla variopinta de internistas, neurólogos y psiquiatras principiantes, con algunos de los cuales aún mantengo una estrecha relación. Todos ellos estaban firmemente dispuestos a estudiar la globalidad, y no solo sus partes por separado.

Además, yo seguía convencido de que el saber tradicional y la medicina moderna no tenían por qué ser disciplinas opuestas, sino que debían complementarse. La Unidad de Medicina Interna y Cardiología de la Clínica Humboldt en la que estudié en Berlín era enorme —con ciento veinte camas, ambulancias, unidad de cuidados intensivos— y fascinante: tenía todo lo que la medicina puede ofrecer. Por otra parte, nuestro profesor era muy exigente desde el punto de vista científico: cada semana estábamos obligados a leer los artículos más importantes y novedosos del *New England Journal of Medicine* y a comentarlos los lunes en el grupo. Aquella tarea científica me parecía fascinante. En nuestra unidad se practicaba una medicina convencional muy rigurosa, pero al mismo tiempo también moderada: no a todos los pacientes que tomaban ácido acetilsalicílico como anticoagulante se les endosaban automáticamente fármacos para proteger el estómago, por ejemplo, como tampoco se citaba de forma sistemática en la consulta de cateterismo cardíaco a todas las personas que padecían algún dolor en el pecho. En lugar de eso, lo que se hacía era argumentar cada caso de forma científicamente objetiva, pero con un análisis individual y subjetivo.

Por desgracia, la cardiología se ha alejado mucho de estos estándares objetivos: como se trata de un lucrativo negocio para las clínicas, en la actualidad las intervenciones de cateterismo se están disparando en Alemania: cada año se registran 624 por cada 100 000 habitantes, mientras que la media de otros países de la OCDE es de 177 intervenciones. ¿Significa eso que los alemanes reciben una mejor atención que los ciudadanos de países similares? Pues en este caso no: las estadísticas revelan también que la esperanza de vida no aumenta necesariamente cuando se recurre al cateterismo. Desde luego, ensanchar los vasos coronarios permite salvar vidas en el caso de los pacientes que sufren un ataque grave al corazón, pero no si se emplea como medio «profiláctico», que es lo que sucede muy a menudo. Entonces ¿por qué se recurre a esta intervención, que, además, hace pensar al enfermo que sus vasos pueden repararse como si se tratara de meras tuberías y que, en consecuencia, no tiene que hacer el esfuerzo de reducir sus factores de riesgo? Sería mucho más sensato invertir en otras áreas el dinero que la Seguridad Social destina a estas operaciones...

El saber tradicional y la medicina moderna no tienen por qué ser disciplinas opuestas, sino que deberían complementarse.

En la Unidad de Cuidados Intensivos de Cardiología y en la Sala de Cateterismo fue donde aprendí, en los primeros momentos de mi carrera como médico, a plantearme preguntas como la siguiente: ¿qué efectos terapéuticos tiene un determinado tratamiento para el paciente? No es un interrogante que suela formularse en este contexto, ya que la medicina especializada de alto rendimiento se ocupa ante todo de eliminar los síntomas que el enfermo presenta en un momento dado, y no reflexiona acerca de si el tratamiento prescrito será beneficioso para la persona a medio o largo plazo.

También aprendí mucho en una especie de «esclusa» en la que los pacientes permanecían unos diez o quince minutos tras el cateterismo. En ese tiempo, el médico que había realizado la intervención solía presionarles con sus propias manos la arteria de la ingle después de retirar el catéter, para evitar cualquier hemorragia posterior. Los pacientes estaban encantados de salir de la operación sin secuelas y también de tener a alguien con quien hablar en ese momento. A la mayoría de ellos les pregunté cuál era, en su opinión, el factor que había desencadenado sus problemas de corazón (o sea, les pedí una «valoración subjetiva de la enfermedad»). Cada persona buscaba una razón para su dolencia: «Sufría mucho estrés», «Llevo mucho tiempo desempleado», «Es algo que me viene de familia»... Y, aun cuando desde el punto de vista médico, a menudo solo una parte de este tipo de valoraciones son correctas, lo cierto es que en ellas surgen detalles reveladores de los que en una conversación normal con el médico no se hablaría jamás, ya que en este tipo de conversaciones el paciente se limita, fundamentalmente, a escuchar.

Cada persona busca una razón para su dolencia. Sin embargo, en una conversación normal con el médico no se suele hablar de ello.

Integrar las terapias tradicionales en la medicina «moderna»

En mi período de prácticas en cardiología trabajé como ayudante de la cátedra de Naturopatía de la Universidad Libre de Berlín, cuyo titular era Malte Bühring, un médico que ya por aquel entonces estaba fomentando la integración de los tratamientos tradicionales en la medicina convencional y sentía un profundo rechazo ante la polémica que imperaba en ese momento y que estaba distanciando a los propios profesionales de tales terapias. Aún guardo un recuerdo especialmente vivo de una de sus clases, en la que nos habló de un estudio, publicado en una prestigiosa revista, que aseguraba que las personas que presentan pliegues muy marcados en el lóbulo de la oreja son más propensas a sufrir cardiopatías. Es algo de lo que se habían percatado los enfermeros encargados de ayudar a los anestesistas, que suelen pasar horas y horas observando la cabeza de los pacientes durante las operaciones. Los enfermos del corazón no solo tienen características peculiares en los oídos, sino que a menudo también padecen de dolor en la espalda o en las costillas que protegen el corazón, o bien presentan tensión en las vértebras dorsales. Todas estas zonas se encuentran conectadas por los mismos nervios, procedentes precisamente de las dorsales. Los pacientes afectados por dolencias cardíacas o hipertensión arterial suelen presentar también un color particular en la lengua: rojo en la punta o con pequeños puntos de ese color sobre la superficie. Es algo que la medicina tradicional de China o la ayurvédica de la India conocen a la perfección.

Más adelante seguí intentando aportar, en el ámbito de la cardiología, mis conocimientos en materia de naturopatía y alejar a los pacientes de los fármacos, que tan a menudo se recetan en exceso. Para aquella labor conté con el apoyo de Walter Thimme, mi jefe en la Clínica Humboldt, muy crítico con el uso que se hace de las medicinas. Hay que tener en cuenta que en la actualidad las personas de más edad toman de media entre ocho y diez medicamentos diferentes al día para sus enfermedades crónicas. Sin embargo, a partir de tres fármacos se ignora, en general, qué interacciones se pueden provocar en el organismo.

A partir de tres fármacos se ignora, en general, qué interacciones se pueden provocar en el organismo.

Las encuestas indican que es sobre todo el temor a los efectos secundarios de las medicinas lo que lleva a muchos pacientes a interesarse por la naturopatía. La mayoría de las personas no consideran que estas dos disciplinas estén en realidad tan alejadas entre sí, y preferirían tratarse con una combinación de la medicina basada en la biología molecular y de las terapias holísticas tradicionales (*High Tech/High Touch* o alta tecnología y alta sensibilidad) en la que se tengan en cuenta los recursos individuales con los que cuenta cada paciente. Quieren contribuir por sí mismas a la mejora de su estado, pero no saben cómo hacerlo.

Es cierto que los medicamentos han permitido vencer a las

principales enfermedades infecciosas mortales y que, por ejemplo, en la cardiología, la reumatología y otras especialidades han mitigado mucho sufrimiento. Las posibilidades que ofrecen la ciencia y la tecnología modernas a la hora de establecer un diagnóstico también nos han ayudado a aprender infinidad de cosas acerca de nuestro organismo. Sin embargo, el hecho de que en los últimos ciento cincuenta años la esperanza de vida casi se haya multiplicado por dos en Europa se debe en buena medida, en realidad, a las mejoras que se han producido en el ámbito de la higiene, a la disponibilidad de alimentos frescos, al largo período sin guerras del que estamos disfrutando y al creciente bienestar. Por supuesto, también a la medicina especializada en urgencias y a la traumatología, que, por ejemplo, han servido para reducir considerablemente los riesgos de morir a causa de un infarto o de una apoplejía. No obstante, estamos pagando un precio por estos avances, en forma de enfermedades crónicas, que son la consecuencia de una mayor longevidad, de un estilo de vida agitado e insano y, seguramente también, de un sobrediagnóstico y de una medicación incorrecta, factores estos que en todos los sistemas médicos avanzados anulan una parte de los progresos conseguidos. Dentro de esta profusión de elementos, la artrosis, la demencia, la diabetes y el cáncer constituyen un reto totalmente nuevo para la medicina.

Es el temor a los efectos secundarios de las medicinas lo que lleva a muchos pacientes a interesarse por la naturopatía.

Sin embargo, esta dramática realidad aún no se traduce en estrategias terapéuticas concretas. La medicina convencional sigue tratando los síntomas en lugar de ocuparse de los enfermos crónicos. En consecuencia, a la hora del desayuno todavía es frecuente encontrar en las mesas de los pacientes pastilleros con ocho o diez comprimidos de colores.

En sus clases, Malte Bühring describía de forma muy gráfica lo que se puede lograr mediante una medicina que tenga en cuenta al ser humano en su totalidad. Se trataba, en términos actuales, de un «médico integrativo». Para él, la naturopatía no era una alternativa a la medicina moderna, sino un útil complemento de esta. Por aquel entonces (1989), su cátedra, de la que hoy soy titular, constituía la primera institución científica de su género que había aparecido tras la Segunda Guerra Mundial. Sin embargo, a principios de los años noventa las bases científicas de esta asignatura aún dejaban mucho que desear. Algunos de sus profesionales consideraban que el hecho de que de repente hubiese que publicar textos en inglés sobre la naturopatía —que hasta entonces había constituido una disciplina fundamentada esencialmente en la experiencia— era un engorroso fenómeno de transición. La mayoría de los artículos científicos que existían sobre este tema se encontraban redactados en alemán, pero en aquella época los médicos convencionales solían escribir en inglés. Por si fuera poco, las escasas escuelas de naturopatía que existían estaban enfrentadas entre sí, ya que en ellas se dedicaban más esfuerzos a cultivar ideologías que a intercambiar opiniones libremente. Con su modelo de los humores como explicación de los procesos corporales que ya establecieron en su momento los médicos de la Grecia y la Roma antiguas, el propio Bühring aspiraba a ayudar a la patología humoral a ocupar el lugar que le correspondía: cuando se acercaba a la cama de los pacientes ingresados, dedicaba mucho tiempo a indicarles qué debían comer y qué alimentos provocaban un efecto «enfriador» o «calentador». La verdad es que jamás consiguió convencerme con aquella tesis, ya que, a diferencia de la medicina tradicional china o del ayurveda, el saber que nos ha llegado de la Antigüedad europea es relativamente tosco e impreciso.

Las enfermedades crónicas son el precio que tenemos que pagar por nuestro actual estilo de vida. A menudo son la consecuencia de una medicación incorrecta.

En realidad, si he perseverado hasta convertirme en catedrático y hoy en día imparto clases ha sido gracias a uno de mis profesores de secundaria, en concreto al que me impartió la asignatura de Historia: él me enseñó a no creerme ningún dato cuya fuente no pudiera verificar por mí mismo. Mientras sus compañeros nos obligaban a aprendernos de memoria lo que ponía en los libros, él quería que cuestionásemos de forma crítica el conocimiento. Por eso en mi época de estudiante pasé mucho tiempo en las bibliotecas, en busca de las fuentes originales. La primera vez que se me presentó la oportunidad de publicar un texto mío como capítulo de una obra colectiva, decidí hablar acerca de la historia de la caza de brujas en Bad Waldsee durante la Edad Media. Me fascinaba leer las sentencias originales que dictaban los «jueces» contra tales «herejes» y comprobar como en aquellos tiempos las personas tenían una convicción absoluta y mortífera, que, contemplada desde nuestra perspectiva actual, parece completamente absurda. No era infrecuente que las mujeres expertas en el uso de hierbas medicinales acabasen acusadas de brujería. Sirva como ejemplo la madre de Johannes Kepler, el famoso astrónomo, que, tras ser denunciada en Wurtemberg, murió en la cárcel en 1622.

He aprendido a no creerme ningún dato cuya fuente no pueda verificar por mí mismo.

La caza de brujas es un ejemplo de lo mucho que se puede influir en la mente de las personas. Y este es un fenómeno con el que más adelante me he encontrado una y otra vez en el terreno de la medicina. Al mismo tiempo, he aprendido que cualquier hecho puede contemplarse desde diferentes perspectivas. Es lo que ocurre también en la naturopatía, que, además de tener en cuenta la explicación bioquímica de un síntoma, analiza otros niveles, como la constitución, la psiquis, la biografía o el estilo de vida: una multiplicidad de relaciones que, por desgracia, la medicina pasa completamente por alto. En la carrera no se ofrecen asignaturas de historia o filosofía, y la intensa especialización que se fomenta después determina que sean muy pocos los médicos que cuentan con conocimientos acerca de hechos o investigaciones externos a su ámbito.

Hoy en día también las terapias naturales deben aportar «evidencias», algo que, por cierto, no siempre es fácil, porque las grandes compañías farmacéuticas no invierten en ello. No obstante, es cierto, por ejemplo, que en Estados Unidos existe un instituto dentro del sistema sanitario público (en concreto, dentro de los NIH o Institutos Nacionales de la Salud) que trabaja en el ámbito del control de la calidad y la investigación en las medicinas complementarias, y que cada año recibe del erario unos doscientos cincuenta millones de dólares para sus estudios. En Alemania, en cambio, este tipo de investigaciones se suelen asignar a diferentes fundaciones, como la Karl und Veronica Carstens, de la que en la actualidad soy presidente. Por cierto, Veronica Carstens, mujer del antiguo presidente de la República Federal de Alemania, era médico y siempre puso en práctica, con una enorme amabilidad, una impresionante capacidad de comprensión y una gran vehemencia, todo aquello que consideraba que merecía apoyo desde la medicina y que se tenía poco en cuenta. Era todo un modelo.

Un equipo para orientar hacia la autocuración

Por mucho que estuviese aprendiendo y por mucho éxito que lograra en el momento de la aplicación, en ocasiones me sentía algo insatisfecho: la naturopatía seguía despertando escaso entusiasmo entre los científicos. Además, no me apetecía nada continuar trabajando en cardiología, porque el procedimiento que se solía emplear —es decir, el recurso permanente a catéteres y estents, por aquel entonces muy de moda— no acababa de convencerme. Por supuesto, pensaba que, si alguna vez sufría un infarto, querría que me aplicasen un estent —y, por favor, que lo hiciesen deprisa—, pero no deseaba pasarme todo el día y el resto de mi vida colocando esos chismes a los pacientes en una sala con paredes alicatadas y pantallas de radioscopia. No obstante, tengo amigos que no han perdido hasta hoy ni un ápice de su fascinación por esta eficaz técnica.

En cualquier caso, me vino muy bien que en 1999 me ofrecieran un puesto como jefe médico en una innovadora clínica especializada en enfermedades crónicas que acababa de abrir en Bad Elster, en Sajonia. Su nuevo director era Gustav Dobos, nefrólogo, especialista en cuidados intensivos y uno de los pioneros de la medicina integrativa en Alemania. Tenía un profundo conocimiento sobre la medicina tradicional de China, país en el que había vivido durante algún tiempo. Además, mostraba una gran apertura e interés ante la naturopatía y había ganado una plaza como catedrático. Sin embargo, no contaba con un equipo experto que le permitiera hacer realidad sus aspiraciones. En aquella clínica, el puesto de director científico lo ocupaba Dieter Melchart, quien posteriormente obtendría la cátedra de Naturopatía en la Universidad Técnica de Múnich. De este modo, se formó en Bad Elster, localidad situada en la frontera con Chequia, un equipo interdisciplinar que puso todo lo que hasta entonces había visto y aprendido al servicio de una moderna estructura terapéutica, cuyo principal interés eran el paciente y su capacidad de participar de forma activa en su curación. Hasta la fecha no se había aplicado en Alemania un enfoque tan coherente.

Tras algo más de un año, Gustav Dobos nos presentó un nuevo proyecto, sumamente prometedor: la creación de una clínica de naturopatía y medicina integrativa dentro de otra clínica, la de Essen-Mitte, que era una institución modelo del estado federado de Renania del Norte-Westfalia y estaba especializada en el tratamiento de enfermedades crónicas graves. Aquel reto era tan interesante que casi todo el núcleo duro del equipo siguió a Dobos desde Bad Elster hasta la cuenca del Ruhr.

Nuestra temporada en Essen fue una fase pionera, un momento apasionante e increíblemente creativo. En lo que respecta a nuestras capacidades y nuestra mentalidad, conformamos un verdadero *dream team*. Un elemento que resultó especialmente determinante en este sentido fue nuestra formación conjunta en el centro Harvard Medical School (Escuela Médica de Harvard) con Herbert Benson, un cardiólogo estadounidense que llevaba años desarrollando e investigando sistemáticamente desde el punto de vista de la ciencia métodos para reducir el estrés. Poco después tuvimos ocasión de recibir a Jon Kabat-Zinn, experto en biología molecular, también estadounidense, e inventor de un programa contra el estrés basado en la meditación: el Mindfulness-Based Stress Reduction (MBSR). Hoy en día, Kabat-Zinn es toda una estrella y su programa está ya asentado en todo el mundo, y no solo en el ámbito de la medicina, sino también en el de la psicología y en el de la economía.

En busca de las raíces de la salud

Todos los doctores mencionados eran personas especiales, que tenían una concepción completamente diferente de los tratamientos. Íbamos en busca de las raíces de la salud y de la capacidad de resistencia, y no de las enfermedades. A pesar de la hostilidad inicial que encontramos entre los detractores de la naturopatía, la clínica se convirtió rápidamente en un éxito. Ascendí a jefe médico de Essen y empecé a trabajar en el estudio que presentaría más adelante para habilitarme como catedrático. ¿El tema? «Cambios en el estilo de vida en el caso de las enfermedades cardiovasculares». Cuando, por motivos de salud, Malte Bühring decidió prejubilarse, sc llcgó a pensar que nadie ocuparía su cátedra en Berlín —entretanto, Gustav Dobos había obtenido la cátedra recién creada en la Universidad de Duisburgo-Essen— y que acabaría eliminándose. Pero el médico Stefan Willich no solo consiguió mantener aquel puesto histórico, sino también crear otros dos para la enseñanza de las terapias naturales. El Hospital Charité volvió a ser el impulsor de esta disciplina.

En 2009 me propusieron un puesto (financiado en parte por la propia Universidad y en parte por una fundación) como profesor de Naturopatía Clínica de aquel centro universitario y también me convertí en director de la Unidad de Naturopatía del Hospital Immanuel de Berlín, especializado en enfermedades crónicas y reumáticas, anteriormente bajo la supervisión de Malte Bühring. Allí tuve ocasión de conocer a Rainer Stange, jefe interino de la Unidad. Juntos creamos un potente equipo. Hoy disponemos en ese establecimiento de sesenta camas para pacientes ingresados, un ambulatorio universitario de naturopatía integrado en el Charité y una clínica de día en la que una serie de terapeutas y psicólogos trabajan, junto con los médicos, en las áreas de la reducción del estrés, la meditación, el movimiento, la nutrición y la autoayuda con remedios naturales.

Además, mi cátedra me ha permitido cumplir un sueño y crear un departamento de investigación sobre la medicina ayurvédica. Muchos de los tratamientos naturales más importantes en la actualidad hunden sus raíces en la India. Es el caso del ayurveda, del yoga o de la meditación. Yo llevo ya muchos años meditando. En cuanto al yoga, me inicié en mi época de Essen. Sin embargo, no viajé a la India hasta 2006. Y tengo que admitirlo: aquello fue amor a primera vista. En cuanto llegué allí, me sentí como en casa, a pesar de lo diferente e inabarcable que es ese país. Hoy en día en mi departamento trabajan codo con codo varios especialistas en cultura india y médicos formados en ayurveda, así como terapeutas ayurvédicos y maestros de yoga. Para mí, es todo un orgullo que la nuestra sea la primera institución médico-científica de Alemania que ha recibido una subvención del Gobierno indio en el marco de una cooperación para la investigación, destinada a llevar a cabo el mayor estudio realizado hasta la fecha fuera de la India sobre la eficacia del ayurveda. Probablemente, esto ha sido posible también gracias a que nuestra sede se encuentra en Berlín: en una reunión que mantuvimos en Delhi con la que era por aquel entonces ministra de Sanidad india, esta política mostró de repente su entusiasmo por el Hospital Charité: «Pertenece a la Universidad Humboldt, ¿verdad? ¡Pero si allí tienen a los mayores especialistas del mundo en cultura de la India!». Fue así como recibimos la subvención para nuestro gran estudio sobre la medicina ayurvédica.

Vamos en busca de las raíces de la salud y de la capacidad de resistencia, no de las enfermedades.

Los principios básicos de la naturopatía

Reforzar la capacidad de autocuración a través del estímulo y la reacción

Al igual que ocurre en todos los tratamientos tradicionales, el principio básico de las terapias naturales es la combinación de estímulo y reacción. La hidroterapia, por ejemplo, provoca, mediante el uso de agua fría o caliente, un estímulo específico, que a su vez genera una serie de cambios en el organismo: el estímulo activa la autorregulación.

Vamos a comprender mejor esta idea mediante otro ejemplo: imagina que tienes un resfriado que cursa con fiebre. Tu médico sospecha que tras una infección provocada por un virus se ha producido una pulmonía bacteriana, así que te receta antibióticos y medicamentos para bajar la temperatura corporal. Su intención es eliminar el agente patógeno y aliviar así al organismo afectado por la fiebre. Es posible que también te suministre un expectorante y zinc o vitamina C para reforzar tus defensas.

¿Cómo habría procedido en ese mismo caso un experto en naturopatía? Te habría dado una faja fría y húmeda que te enrollarías, bien firme, alrededor del pecho, y te habría tapado después con mantas para calentarte. Al principio sentirías frío en la superficie cálida de tu cuerpo, y es posible incluso que empezaras a temblar, pero en seguida experimentarías un agradable calor, porque los sistemas de regulación de tu organismo comenzarían a defenderse violentamente frente al ataque de frío, y no solo a nivel local, es decir, en la piel, sino también en otros puntos alejados del foco. Cuando la fiebre subiera, se pasaría a utilizar una faja para la pantorrilla. Para provocar el sudor, se recurriría, además, a la tila y a una infusión de saúco.

Estimular el organismo

Muchos estímulos actúan de forma «inespecífica», es decir, provocando reacciones muy diferentes entre sí, sobre todo reflejos nerviosos y liberación de hormonas. Como los efectos pueden variar enormemente de un individuo a otro —dependiendo de su constitución, de la intensidad del estímulo y de la frecuencia con la que este se aplique—, muchos profesionales de la medicina convencional piensan que los tratamientos naturales no funcionan. Ignoran que, mientras que ellos eliminan la enfermedad desde fuera y suelen conseguir así resultados positivos de forma rápida (aunque solo a corto plazo), los naturópatas trabajan haciendo aflorar la capacidad de autocuración; aspiran a estimular el organismo para que este recobre la salud a través de sus propias fuerzas.

Para ello es necesario avanzar dando rodeos: mediante el uso de estímulos específicos y convenientemente dosificados, se sacude al cuerpo (por decirlo de algún modo) para que se despierte y realice sus tareas, lo cual exige paciencia por tu parte como enfermo. Por ejemplo, tendrás que aguantar la fiebre (siempre y cuando se mantenga dentro de ciertos límites) y dar así a tu sistema inmunitario la oportunidad de combatir por sí mismo al agente patógeno. Es posible que te administren también una tila para provocar la sudoración y que, en lugar de un antibiótico (que de todas formas no sirve de nada en el caso de los virus) y de vitaminas, tomes una sopa de verduras cocinada a fuego lento y un batido de jengibre y cúrcuma, que contienen los mejores micronutrientes en su forma natural y que, en consecuencia, son mucho más eficaces que las pastillas.

Tal vez este sencillo ejemplo te haya ayudado a entender que de lo que se trata, en buena medida, es de aplicar el estímulo correcto en la medida correcta. En un niño sano, la fiebre es una importante oportunidad para que su sistema inmunitario se entrene, mientras que para un adulto de avanzada edad y enfermo del corazón puede representar un peligro. Hoy en día se está investigando en todo el mundo qué dosis provoca qué efecto: es lo que se conoce como «hormesis» (en griego, «estímulo» o «desencadenante»). Ya en el siglo XVI Paracelso, uno de los primeros farmacólogos de la modernidad, descubrió que una pequeña dosis de una sustancia que en grandes cantidades resulta venenosa puede tener efectos positivos, porque el cuerpo reconoce el estímulo negativo (noxa) y pone en marcha sus mecanismos de defensa. Este principio es conocido en el caso de la radiactividad, donde una cantidad pequeña (hasta un determinado nivel) de radiación puede incluso provocar consecuencias beneficiosas en el organismo.

La naturopatía aspira a estimular el organismo para que este recobre la salud a través de sus propias fuerzas.

Con todo, aún no se cuenta con suficientes datos acerca de la proporción exacta entre dosis y efecto de los estímulos inespecíficos, así que, una vez más, la experiencia práctica de las terapias naturales resulta decisiva. Las principales preguntas que cabe plantearse en un tratamiento natural siguen siendo las mismas de siempre: ¿la sopa o el cóctel de humores se ha digerido y asimilado bien? O: cuando se cubren los pies con una faja ¿se calientan rápidamente? Si la respuesta a ambas preguntas es negativa, eso quiere decir que la dosis o la terapia no son las adecuadas, haya o no un estudio al respecto.

Determinar la constitución del paciente

El tipo de estímulo que se aplique en la naturopatía depende —desde nuestra perspectiva— no tanto de la enfermedad como, fundamentalmente, de la persona afectada, de su constitución. Muchos de nuestros pacientes han hecho alguna vez uno de esos tests que se publican en las revistas para averiguar si se es *vata*, *kapha* o *pitta*, tipos básicos que, en cualquier caso, no solo se contemplan en la medicina ayurvédica, sino también en todas las escuelas médicas tradicionales, incluidas las terapias naturales europeas clásicas. Tras esta idea está el reconocimiento de que existe una relación entre la forma del cuerpo, la mente y la regulación orgánica, capaz de desencadenar ciertos síntomas y enfermedades, y que es posible descubrir esa relación analizando el tipo de constitución, incluso antes de que los pacientes tengan ocasión de describir sus problemas y, por supuesto, de que se disponga de los resultados de las pruebas de laboratorio. Esta clasificación en diferentes tipos puede ser útil como punto de partida, pero teniendo en cuenta siempre que, en la vida real, lo que existen son, sobre todo, las formas mixtas. Por ejemplo, no todas las personas que presentan sobrepeso y un vientre redondeado (de clase pícnica) padecen diabetes tipo 2, como tampoco todos los individuos excesivamente delgados y con piel pálida sufren de depresión.

Yo no prescribiría un tratamiento que implique aplicar altas temperaturas (por ejemplo, una hipertermia por infrarrojos) a nadie que, en general, no soporte el calor, aun cuando acudiese a mi consulta por un reumatismo de partes blandas (fibromialgia), dolencia para la que frecuentemente —pero no siempre— esta terapia es útil. Y, al contrario, permanecer en una cabina de frío —entre dos y tres minutos a menos ciento diez grados centígrados— les será de poca ayuda a los afectados por reúma que, a pesar de su tendencia a la inflamación, sean frioleros.

La dosis correcta: el ejemplo del sol

Evidentemente, los estímulos basados en la temperatura también pueden aplicarse al aire libre. Lo ideal en ese caso es combinarlos con el movimiento. En la historia de la evolución ha habido dos factores fundamentales para la supervivencia: la luz del sol y la temperatura. Podemos darnos cuenta fácilmente de hasta qué punto dependemos de estos estímulos cuando los días se vuelven más oscuros y las noches, más frías. En esa situación son muchas las personas que sienten como se fatigan más rápidamente. Existen incluso las depresiones asociadas a la estación del año: aparecen en los fríos y sombríos meses de invierno y mejoran de inmediato cuando se somete al paciente a la irradiación de una lámpara especialmente clara. Para nosotros, el sol es símbolo de todo lo positivo, alegre y hermoso que hay en la vida. Los niños pequeños suelen dibujarlo rodeado de cálidos rayos. En primavera elevamos, impacientes, nuestra mirada al cielo. El sol es también un ejemplo extraordinario de lo que supone la hormesis, es decir, de la determinación de la dosis correcta y de la dosis que, en cambio, genera trastornos. Hace ya varias décadas que los dermatólogos se percataron de que el riesgo de padecer determinadas formas de cáncer de piel, especialmente el carcinoma de células basales o basalioma, por lo general no pigmentado, aumenta con la exposición a la luz ultravioleta, y lo mismo ocurre con el riesgo de desarrollar un melanoma, el temido cáncer pigmentado de piel. Lo que desde entonces se ha demostrado definitivamente es que lo que desencadena este peligroso tumor no es el hecho de tomar el sol, sino la cantidad de quemaduras solares que se padezcan. Con todo, sigue siendo un enigma que el melanoma suela aparecer en partes del cuerpo que nunca o casi nunca se exponen a la luz, como, por ejemplo, las plantas de los pies. Hay nuevas teorías que argumentan que es posible que la piel se encuentre en todos los puntos del cuerpo en un permanente estado de defensa frente a las células cancerígenas del melanoma, pero que cuando se produce una quemadura solar tiene que dedicar tanto esfuerzo a la zona afectada que no puede prestar la debida atención a protegerse suficientemente ante este tipo de cáncer en las demás.

Para nosotros, el sol es símbolo de todo lo positivo, alegre y hermoso que hay en la vida. Sin embargo, tomado en exceso nos resulta perjudicial.

Sin embargo, la época de los grandes estudios sobre el sol se aproxima a su fin, ya que hoy en día resulta incuestionable que su luz provoca un envejecimiento de la piel y, con ello, la aparición de arrugas y el aumento del riesgo de padecer un cáncer. Con todo, existen investigaciones científicas que también demuestran que el sol nos hace más felices y desencadena una sensación de bienestar, aunque para obtener estos beneficios basta con acudir a una cabina de bronceado con rayos UVA o, aún mejor, con rayos UVB (aunque en la mayoría de los centros no se ofrece esta opción). En el pasado los médicos recetaban baños de sol a los enfermos de tuberculosis (como puede leerse en *La montaña mágica*, de Thomas Mann) o a las personas que trabajaban bajo tierra. Desde 1980 se sabe que la luz del sol también puede tener un impacto positivo en el caso de las enfermedades muy graves: Cedric Garland, epidemiólogo de la Universidad de California, demostró en un estudio que muchos tipos de cáncer son notablemente menos frecuentes en aquellas regiones en las que se disfruta de más horas de luz. Posteriormente varios estudios sobre la población han confirmado esta sorprendente relación.

Muchas enfermedades autoinmunes, como la esclerosis múltiple o la artritis reumatoide, pero también los infartos de miocardio, algunos tipos de cáncer y la diabetes, se encuentran más presentes en zonas situadas al norte y lejos del ecuador. Si además se tienen en cuenta otros factores, como los tipos de alimentación o los sistemas sociales, prácticamente no queda duda de que la migración hacia el norte que protagonizó el hombre primitivo hace unos cuarenta mil años se tradujo en un aumento de enfermedades crónicas.

Nuestra dieta cubre tan solo en torno al cinco por ciento de nuestras necesidades de vitamina D. Tan pronto como salimos a tomar el aire, repostamos energía del sol.

La luz solar también es importante porque contribuye a que nuestra piel genere una vitamina, la D, que desempeña un papel vital: regula nuestro metabolismo óseo, evita la osteoporosis y ofrece cierta protección frente a las enfermedades cardiovasculares, el cáncer, la depresión y las enfermedades autoinmunes. Una serie de estudios del Instituto Robert Koch demuestran que en torno a un sesenta por ciento de los alemanes presenta un déficit de vitamina D. Este resultado es tan llamativo que en la actualidad se está planteando una duda razonable acerca de la posibilidad de que los valores que hasta ahora se han considerado normales sean, en realidad, demasiado elevados. La falta de esta vitamina es especialmente problemática en personas de avanzada edad, cuyo organismo presenta una menor capacidad de síntesis, lo cual resulta muy crítico, dado que en esta etapa de la vida aparecen con más facilidad los cánceres y otras muchas enfermedades crónicas y que, además, la fuerza muscular —un importante factor para la movilidad a esas edades— se reduce. Por eso resulta lógico que la naturopatía insista en la importancia de salir a tomar el aire, actividad que nos permite recargar nuestras baterías de energía solar, incluso cuando el cielo está cubierto. Por otra parte, nuestra dieta cubre tan solo en torno al cinco por ciento de las necesidades de vitamina D. Así pues, quien piense que puede evitarse el esfuerzo de practicar ejercicio al aire libre tomando un menú especial está, a todas luces, equivocado.

Principio de la hormesis

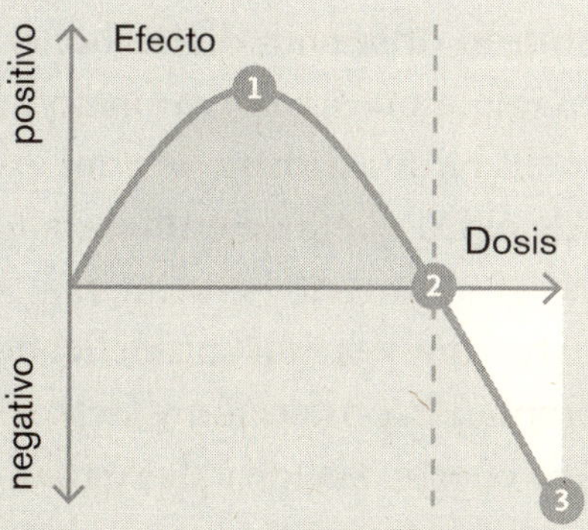

La hormesis es la combinación de estímulo/dosis y reacción/efecto. Por eso, la dosis resulta decisiva a la hora de determinar si algo es beneficioso o perjudicial. Es lo que ocurre, por ejemplo, con el sol: recargar hasta cierto punto nuestras baterías con energía solar es saludable y necesario, pero si se rebasa el límite máximo de la dosis tolerable (1) se obtiene el efecto contrario (2), es decir, la radiación solar comienza a dañar la piel y el material genético (3).

Por tanto, el sol constituye un ejemplo clásico del problema de la dosificación correcta de estímulos, que nos pone frente a un dilema: por una parte, un exceso de sol puede dar lugar a un basalioma y al envejecimiento de la piel, mientras que, por otra, necesitamos la luz para sentirnos bien y prevenir enfermedades crónicas y tumores. En consecuencia, estamos obligados a encontrar el punto medio entre estos dos extremos.

Vivir en armonía con la naturaleza

La naturopatía implica vivir con la naturaleza, y no contra ella. También en este terreno una serie de estudios recientes demuestran que tras tal recomendación no se oculta una nostalgia romántica, sin más, sino una realidad corporal. La conexión de nuestro organismo con la naturaleza, marcada por la evolución, ha determinado que nuestros biorritmos se adapten al devenir de las estaciones. En una interesante investigación que un equipo de científicos de Cambridge y Múnich publicó en 2014 se probó que la actividad de los genes depende de la época del año en la que se encuentre el individuo, al menos en lo que respecta a más de cuatro mil genes del ARN (que no participan directamente en la producción de proteínas, sino que asumen tareas de supervisión) de las células de la sangre y del tejido adiposo. Aproximadamente una cuarta parte de nuestros genes reaccionan ante el clima y las particularidades geográficas, como se ha podido observar, de hecho, en los lactantes. La naturaleza ha provisto a nuestro organismo de la capacidad de adaptarse flexiblemente a su entorno, lo cual explica en buena medida la historia de éxito que ha caracterizado a nuestra especie.

Sin embargo, en este punto existe, una vez más, un delicado equilibrio entre reacciones que aumentan la protección y factores que la debilitan: en invierno, nuestro cuerpo tiende a desarrollar inflamaciones con mayor frecuencia, probablemente para combatir el mayor número de gérmenes y bacterias que pululan en esa época del año. En consecuencia, el riesgo de sufrir infartos de miocardio, reumatismo y diabetes se incrementa. Existe un gen supervisor, el ARNTL, que permite frenar estas inflamaciones y que limita su acción en invierno. Este gen se encarga también de regular la temperatura corporal y el patrón del sueño, lo que explica que, cuando los días se acortan, tendamos más a dormir y a holgazanear que en verano (aun cuando no podamos hibernar, como hacen otros muchos animales). En general nuestro sistema inmunitario debe mantener siempre un equilibrio entre los efectos de las estaciones del año.

Pensemos ahora en la hidroterapia: ¿en qué medida el frío representa un estímulo positivo y a partir de qué dosis se vuelve insano? ¿Podemos eliminar, mediante un entrenamiento, nuestra sensibilidad ante el frío? Pues «sí y no», sería la respuesta. En comparación con nuestra capacidad de entrenar un músculo o de mejorar la resistencia de nuestro sistema cardiovascular, nuestras posibilidades de adaptación al calor y al frío son más bien modestas. Es algo que sufrimos especialmente en verano, porque a la larga las altas temperaturas nos hacen sentirnos mal, y con razón. Aparte de utilizar ropa ligera y de sudar como es debido, no tenemos muchas más alternativas naturales para regular nuestro cuerpo: lo único que nos queda es el aire acondicionado. Lógicamente, en invierno podemos aislar mejor nuestro cuerpo y almacenar su temperatura a través de nuestra segunda piel, es decir, de la ropa. Con todo, algunos estudios demuestran que cuanto mayor es nuestro tamaño (esto es, cuanto más comemos y, sobre todo, cuantas más proteínas ingerimos), más calor perdemos a través de nuestra extensa superficie, lo que nos obliga a llevar más ropa encima.

Básicamente disponemos de varios procedimientos para regular la temperatura del organismo. El más eficaz de todos ellos es la transpiración, que nos permite desarrollar un poder refrigerador, como si fuésemos una nevera. Dado que el sudor se evapora rápidamente, con una «potencia» de hasta dos mil quinientos vatios podemos perder tres litros y medio de líquidos a la hora. Si pasamos varias semanas en un entorno cálido, nuestra capacidad de sudar llega incluso a multiplicarse por dos. Este mecanismo presenta otra ventaja más: permite eliminar la sal, así que gracias al sudor aquellas personas que consumen grandes cantidades de este ingrediente (que es algo que hacemos casi todos los europeos) pueden recobrar un buen equilibrio y disfrutar de cuando en cuando de algún aperitivo salado, por ejemplo. En cambio, quienes suelan sudar poco deberán moderar el uso del salero.

Ante las bajas temperaturas reaccionamos temblando. En un primer momento los músculos se contraen y reducen así los minúsculos vasos sanguíneos de la piel, con lo que disminuye el flujo de sangre en la superficie y, por tanto, la pérdida de calor: es un fenómeno que resulta especialmente perceptible cuando tenemos las manos o los pies fríos. En cambio, los órganos internos reciben más sangre. Así, la temperatura central del cuerpo se mantiene constante. Si este mecanismo no funciona, los músculos se extienden bajo la piel y, mediante este movimiento, generan calor. Una vez que alcanzan un determinado nivel de estiramiento, comienzan a temblar. A través de una serie de contracciones más intensas, el organismo intenta activar una especie de calefacción complementaria. En último término también es capaz de reaccionar ante el estímulo térmico mediante un cambio de la capa aislante: en un estudio japonés se pidió a un grupo de mujeres que vistieran en pleno invierno faldas cortas, en el caso de algunas de ellas, o largas, en el caso de otras. Mediante imágenes por resonancia magnética se comprobó que, al final de aquella estación, las mujeres que habían sentido más frío debido a la escasa longitud de su ropa también habían acumulado más grasa en sus piernas.

El poder de los estímulos fríos y calientes

Así pues, es posible influir hasta cierto punto en la propia producción de calor y adiestrar al cuerpo para que sea menos sensible al frío. Por eso Sebastian Kneipp aconsejaba no permanecer todo el tiempo en habitaciones que dispusieran de una buena calefacción y una temperatura constante, sino tender más bien a estar a temperaturas más bajas, de dieciocho o diecinueve grados centígrados. Los estímulos fríos, como los chorros a baja temperatura, la marcha por el agua o la nieve y los baños fríos tras una sesión de sauna, pueden enviar señales al cuerpo para que intensifique su propia producción de calor. Muchos de nosotros experimentamos en nuestra infancia el fenómeno de sentir las manos ardiendo al entrar en una habitación cálida tras haber participado en una batalla de bolas de nieve. Eso ocurre porque el cuerpo expande sus vasos sanguíneos. Tal combinación de lo que se conoce como «vasoconstricción» (en entornos fríos) y «vasodilatación» (en entornos cálidos) es uno de los principios básicos de la terapia de Kneipp, y la capacidad de ponerla en marcha puede entrenarse.

No obstante, conviene ser prudentes a la hora de provocar reacciones corporales: en Berlín, ciudad en la que resido, hay una serie de curtidos amantes de los baños helados (Kneipp también lo fue en su momento) que incluso en invierno se zambullen un ratito en lagos con aguas a una temperatura de apenas cuatro grados. En su caso, sin embargo, es importante evitar que el cuerpo sufra un *shock*. Para ello, deben entrenar su capacidad de adaptación de forma lenta y sistemática, tomando primero baños muy breves y ampliando poco a poco su duración.

Al principio de cualquier terapia de frío es necesario que el paciente experimente una sensación de calidez estable. Por ejemplo, si se aplica chorros fríos debe esperar a tener los pies calientes antes de comenzar a mojarse las piernas. En la cabina de frío del Hospital Immanuel de Berlín, con temperaturas de menos ciento diez grados, prestamos mucha atención a esta norma y hacemos que los pacientes pasen por dos cámaras «más cálidas», para ir acostumbrando su organismo a la temperatura máxima (o, en este caso, mínima). Además, aunque entran sin ropa, sí que les pedimos que utilicen gorros, guantes y calcetines gruesos, y no los dejamos más de tres minutos en este entorno tan terriblemente frío. Los resultados de esta terapia son impresionantes. Los dolores desaparecen y las inflamaciones se reducen durante horas o incluso días.

Además de los efectos analgésicos del frío, en los últimos años se ha descifrado otro mecanismo de la regulación corporal: la «grasa parda», un tejido adiposo especial que se encuentra no solo en los humanos, sino también en todos los mamíferos recién nacidos (con excepción de los cerdos). Las células de este tejido incluyen numerosas mitocondrias, verdaderas centrales de energía que son responsables de su coloración marrón y que producen calor a través de la oxidación. La grasa parda protege del frío a los lactantes y es crucial para aquellos animales que hibernan y que, al despertar, tienen que volver a calentarse rápidamente. Antes se pensaba que los adultos apenas disponen de este tipo de grasa, pero los estudios de Wouter van Marken Lichtenbelt, biólogo de Maastricht, demuestran que pueden almacenarla con más facilidad si se exponen durante largo tiempo a temperaturas bajas, en concreto de dieciséis grados centígrados o menos. La grasa parda reduce el riesgo de padecer diabetes y mejora la regulación del azúcar. Por eso, es sano —aunque algo incómodo— que permanezcamos unas horas en una habitación fría, especialmente si antes hemos pasado por un período de adaptación de varios días a las temperaturas bajas. Las personas frioleras deberían buscar específicamente el frío para ir entrenando su propio sistema mediante estímulos breves.

Dormir a baja temperatura mejora el metabolismo del azúcar y de las grasas, así que... ¡abre las ventanas de tu dormitorio!

El padre Kneipp recomendaba mantener abiertas las ventanas mientras se duerme y el National Institute of Diabetes and Digestive and Kidney Diseases (Instituto Nacional de la Diabetes y las Enfermedades Digestivas y Renales de Estados Unidos) ha confirmado que estaba en lo cierto. Para averiguarlo, pidió a un grupo de personas que durmiera por la noche en un espacio fresco, a una temperatura máxima de diecinueve grados, mientras que otro grupo lo hacía a una temperatura mayor, en concreto de veinticuatro grados. Un mes más tarde, comprobó que quienes habían pernoctado en dormitorios fríos presentaban más grasa parda y habían mejorado su metabolismo del azúcar y de las grasas. Así pues... ¡abre las ventanas de tu dormitorio!

Sobre el fuego digestivo y el calor de la vida

En el ayurveda, medicina india tradicional, y en la medicina china que ha llegado hasta nuestros días, el conocimiento de las energías es más profundo que en la naturopatía europea. En ambos sistemas el «calor de la vida» desempeña un papel crucial. En el ayurveda, todo gira alrededor del *agni* o fuego digestivo, mientras que en los tratamientos chinos el punto central es el calor de los riñones. Ambas escuelas aconsejan, en cualquier caso, mantener el calor interno o avivar el fuego digestivo cuando la temperatura exterior es baja. Para ello, hay que adoptar una nutrición adecuada, beber agua caliente o infusiones y, sobre todo, emplear especias que ayuden a entrar en calor. Por supuesto, no es una casualidad que sean precisamente las mismas especias que se utilizan como ingredientes para preparar ciertos dulces europeos típicos de la Navidad, es decir, de la época fría del año: clavo, canela, jengibre y cardamomo.

Tanto en la medicina china como en el ayurveda se recurre a la nutrición para avivar el fuego digestivo, para generar el calor de la vida.

Por eso es bueno beber infusiones de jengibre o tomar sopas con abundantes especias (granos de mostaza o guindilla) en los días fríos. El famoso caldo de pollo no calienta tanto por el pollo en sí como por otros de sus ingredientes, como el jengibre, la cebolla o el ajo.

Estas dos escuelas tradicionales de la medicina también comparten la división entre alimentación «fría» y alimentación «caliente», una herramienta sencilla, aunque por lo general adecuada, a la hora de adoptar decisiones. Dentro de los ingredientes fríos encontraríamos, por ejemplo, los pepinos y los melones, y entre los calientes estarían la mayoría de las especias picantes o de sabor intenso, así como el vino y la miel. Antiguamente se consumían alimentos de temporada. Hoy, en cambio, es posible tomar fresas o sandía cualquier gélido día del mes de enero, algo ante lo que, de forma instintiva, muchas personas sienten rechazo. ¿Una sandía como postre del banquete de Navidad? Casi mejor que no...

El alcohol, en cambio, no es en ningún caso un remedio para el frío. Es cierto que una bebida de alta graduación puede calentarnos a corto plazo, así como dejarnos una cálida sensación en el estómago, pero dado que también favorece la emisión de calor, lo que al final provoca es que el organismo se enfríe con mayor rapidez. Por eso, es mejor poner el broche final a una batalla de bolas de nieve o a un baño helado con una infusión de especias sin alcohol.

El calor corporal no siempre «salta» como reflejo ante un estímulo frío. La causa en tales casos hay que buscarla en el sedentarismo, el exceso de fatiga, el estrés o una alimentación poco variada. La naturopatía cuenta con métodos más intensos para resolver este problema, como los baños hipertérmicos (o baños Schlenz, como se llaman en honor a la experta austríaca en terapias naturales Maria Schlenz), que pueden practicarse también en la bañera de casa: para ello, hay que empezar por sumergirse en un agua que esté a una temperatura de 37 grados (es decir, a la misma temperatura que nuestro cuerpo) e ir aumentando esta hasta el límite de lo soportable. Una vez alcanzado ese nivel, hay que permanecer en el baño entre veinte y treinta minutos.

El calor corporal no siempre «salta» como reflejo ante un estímulo frío. En esos casos, los baños y la sauna resultan muy útiles.

Otro tipo de remedio basado en la hipertermia (o sobrecalentamiento del organismo) es la sauna. No obstante, como el agua proporciona más calor que el aire caliente, un baño Schlenz resulta más eficaz. A diferencia de la sauna, este baño no va seguido de una fase de enfriamiento, sino que el calor se aprovecha por completo. Además, mientras se toma un baño se puede recurrir también a las especias como estimulantes del calor: si se añade al agua polvo de jengibre, la agradable sensación de calidez será aún mayor.

De todas formas, la mejor forma de elevar la temperatura es emplear la lámpara de infrarrojos con filtro de agua en todo el cuerpo, una terapia hipertérmica muy eficaz en el tratamiento de los dolores, por ejemplo los asociados con la fibromialgia. Con una sola sesión es posible mejorar considerablemente, y durante más de dos semanas, el estado de las personas afectadas de depresión, como ha conseguido demostrar, de un modo contundente, una nueva investigación. Sin embargo, aún no está del todo claro qué es lo que permite obtener este sorprendente resultado. Lo cierto es que quienes padecen depresión suelen sentir frío y sudan menos. La hipertermia favorece la activación de las mitocondrias, que, cuando se ven afectadas por esta enfermedad, generan disfunciones en el cerebro. Resulta interesante que las mitocondrias también sean decisivas para el proceso del envejecimiento, lo cual podría explicar el hecho de que en los cálidos países del sur las patologías asociadas a la vejez sean más infrecuentes.

Las terapias basadas en el calor, como los baños y la sauna, arrojan resultados positivos en los casos de dolor y de depresión.

El caso de un paciente con fibromialgia
A menudo los afectados son precisamente aquellos que pretenden resistirse

Aquella vivaracha señora, de avanzada edad, llevaba el pelo cortado al estilo bob, y había teñido sus canas con un tono rosa natural. Se mostraba firme, a pesar de que a lo largo de su vida había sufrido no pocos reveses: estuvo encarcelada por motivos políticos en la República Democrática Alemana; más tarde, ya en la Alemania Occidental, perdió su casa y su cafetería heladería, y en la época en la que acudió a la consulta seguía luchando en los tribunales para obtener una compensación económica. Sin embargo, en un momento dado se sintió desbordada por las circunstancias, ya que contrajo una enfermedad que hoy en día afecta a casi uno de cada cien alemanes: la fibromialgia. Aún no se sabe cuál es el origen de estos misteriosos dolores que se extienden por todo el cuerpo y que en el pasado se calificaban de «reumatismo de partes blandas». En cualquier caso, como en los análisis de sangre no es posible encontrar ningún marcador corporal para esta enfermedad, aún son muchos los médicos que consideran que sus verdaderas causas son de origen psíquico. Los pacientes se sienten incomprendidos y no es infrecuente que desarrollen depresiones.

En un momento dado, a aquella señora con el pelo a lo bob, que había trabajado durante mucho tiempo como camarera, le fue imposible caminar más de cincuenta metros, por no hablar ya de subir escaleras. Tampoco sus brazos estaban en las condiciones que necesitaba para su trabajo: apenas podían sujetar objetos, y menos aún transportar pesadas bandejas. Por eso la paciente perdió su local y acabó cayendo en la pobreza a una edad avanzada.

Hoy sabemos que la fibromialgia no es fruto de la autosugestión, sino probablemente de un complejo cóctel de alteración del procesamiento del dolor en las células nerviosas, sobrecarga por estrés y traumas, además de sutiles trastornos de la regulación hormonal. La medicina convencional no ofrece ninguna terapia farmacológica más allá de determinados medicamentos de efecto antidepresivo, que reducen la percepción del dolor, pero al mismo tiempo provocan efectos secundarios.

La naturopatía, por su parte, ha conseguido ciertos resultados positivos, por ejemplo a través de las terapias sistémicas de frío y calor, según el gusto del paciente, con las que se bloquea la transmisión de las señales de dolor. También es útil el movimiento de carácter meditativo, como el que se ejercita en el yoga o en el taichí. La fibromialgia puede tratarse igualmente mediante una combinación de elementos diferentes. Como es habitual, el ayuno constituye un buen punto de partida, ya que actúa sobre el conjunto de sustancias químicas transportadoras de las señales del organismo que desempeñan un importante papel en la transmisión del dolor.

La paciente empezó a practicar taichí y chi kung. El componente meditativo de esta modalidad de ejercicios calma los nervios, y el movimiento que se realiza permite fortalecer los músculos. Después de dos estancias en nuestra clínica, la enferma constató que una buena parte de sus dolores desaparecían. Sin embargo, durante unas vacaciones fue víctima de un robo que supuso para ella un grave perjuicio económico, entre otros daños. Aquel fue un verdadero *shock*. La fibromialgia volvió a aparecer. Pero la paciente ya había aprendido que no tenía por qué resignarse: de nuevo practicó el ayuno y realizó sus ejercicios con regularidad, y consiguió así, una vez más, mitigar considerablemente su dolor.

El principio de causa-consecuencia en la teoría de la hormesis

«Todo es veneno, no hay nada que carezca de él; es la dosis la que determina que algo no sea venenoso». Paracelso popularizó la idea y la biología moderna redescubrió este principio de causa-consecuencia a través de la teoría de la hormesis. Pero ¿qué hay detrás de ella? A menudo, el margen de los efectos obtenidos con una determinada sustancia médica es estrecho: una sobredosis puede provocar rápidamente el resultado contrario al deseado y convertir el remedio en un veneno. Pero también suele ocurrir lo contrario —y ahí reside precisamente el núcleo de la teoría de la hormesis—: con frecuencia, un veneno administrado en pequeñas dosis tiene consecuencias saludables para el organismo. Tal vez sea este el principio de acción de las hierbas medicinales: en la mayoría de los casos, los componentes «más sanos» de las plantas las protegen de sus depredadores, de los parásitos o de los rayos UV que llegan con la luz solar, es decir, que son, en realidad, venenosos. La dosis en la que se administren determinará la respuesta de nuestro cuerpo: pequeñas cantidades de un estímulo que, en sí mismo, sería negativo despiertan nuestra vitalidad. «Lo sano no es el brócoli —ha escrito en un libro sobre la hormesis Richard Friebe, biólogo y periodista especializado en ciencia—, sino la forma en la que reacciona ante él nuestro organismo».

El principio de la hormesis constituye la esencia del principio de estímulo-reacción de la naturopatía.

Friebe sostiene que en nuestra tradición occidental y cristiana no sabemos ver que lo bueno y lo malo forman parte del cuerpo.

Las culturas asiáticas, donde, por ejemplo, se entrelazan el yin y el yang, lo tienen más fácil. La alicina (presente en el ajo), la curcumina (en la cúrcuma), los polifenoles y las flavonas (en los arándanos) son conocidos por sus saludables propiedades: refuerzan el sistema inmunitario, reducen las inflamaciones y actúan contra las bacterias y las células cancerígenas. Sin embargo, en dosis elevadas resultan nocivos para el organismo, como comprueban, por ejemplo, muchas personas que, aun siendo aficionadas al sabor del ajo, sufren verdaderos problemas cuando van a comer al restaurante griego de la esquina.

El principio de la hormesis aplicado a los casos de estrés

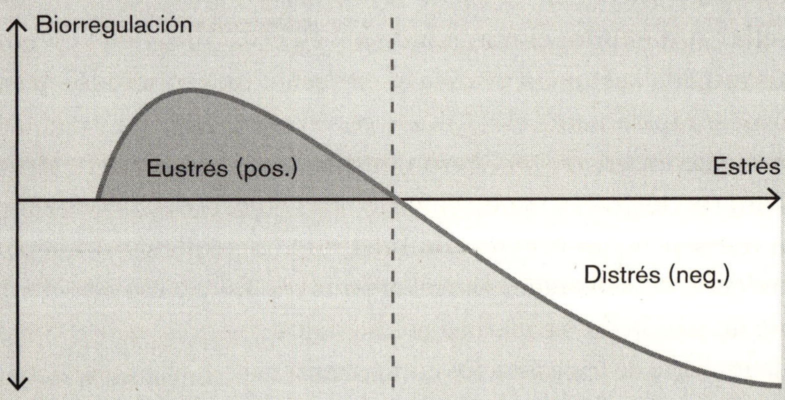

Segundo a segundo, el cuerpo supervisa y regula su sistema. De hecho, el organismo es todo un maestro de la adaptación (o biorregulación): en pequeñas dosis, el estrés puede activarnos y fortalecernos. Es lo que se conoce como «eustrés» o estrés positivo. En cambio, cuando el estrés es constante y no se produce una fase de relajación, sobrecargamos nuestro cuerpo y la biorregulación se desequilibra. En ese momento, el estrés debilita y enferma. Es lo que se conoce como «distrés» o estrés negativo.

La hormesis constituye la esencia del principio de estímulo-reacción de la naturopatía. Por ejemplo, la actividad física es positiva si exige un esfuerzo moderado y permite eliminar los radicales libres, que son tóxicos. Lo mismo ocurre con la radiactividad, que daña las células: en dosis pequeñas (baja irradiación), estimula los mecanismos de reparación del organismo. Por eso hoy en día hay antiguas minas reconvertidas en centros terapéuticos que aplican radón contra el reúma y la artritis. Otro ejemplo: una dosis adecuada de suciedad y bacterias, como la que se puede dar en una granja, no solo no hace caer enfermos a los niños, sino que incluso los protege frente a las alergias, porque mantiene despierto su sistema inmunitario.

Por qué «más sano» no equivale necesariamente a «más salud»

No hay nada que sea únicamente sano. La linealidad no es un principio de la vida. Con esto quiero decir que «más sano» no equivale necesariamente a «más salud», como se demuestra en el caso de la hipertermia, una terapia natural que se aplica a los enfermos de cáncer, pero también a los de fibromialgia. Las elevadas temperaturas provocan un aumento de la producción de proteínas de choque térmico (HSP, por sus siglas en inglés) por parte de las células, cuya función es proteger a otras proteínas y vigilar que se plieguen correctamente (las proteínas se componen de formas tridimensionales de cadenas peptídicas). Lo mismo ocurre cuando se aplica capsaicina (un alcaloide presente en la guindilla) sobre la piel, por ejemplo en los parches de calor que se comercializan para aliviar dolores. Un ligero estrés provoca que aparezcan en los tejidos los agresivos radicales libres, derivados de la molécula del oxígeno. Para contrarrestarlos, el organismo genera antioxidantes, que actúan de forma muy eficaz.

Lo sano no es que no nos falte nada, ya que la vida no se rige por la inmovilidad: hoy en día, cuando nos referimos al principal factor del bienestar ya no hablamos tanto de la homeostasis o equilibrio entre las fuerzas como de la homeodinámica o capacidad de adaptación. La naturopatía intenta precisamente activar este movimiento de balanceo a través de los tratamientos de estímulo-reacción, ya sea mediante el frío o el calor, en los chorros de Kneipp o en la sauna, mediante actos físicos como el masaje o la acupuntura, mediante recursos químicos como las hierbas medicinales o determinados alimentos, o incluso mediante la privación de la comida (ayuno) o los procesos espirituales y mentales (meditación, trabajo sobre los traumas).

La teoría del caos nos ha enseñado cómo las fuerzas minúsculas pueden alterar los sistemas complejos y obligarlos a reorganizarse, lo cual puede ser tanto positivo como negativo. Es posible activar los mecanismos de reparación del cuerpo no solo para que respondan a un estímulo concreto, sino también para que, en conjunto, obren de un modo beneficioso en otras áreas. De esta forma se obtienen efectos paradójicos: la aplicación de radón en dosis bajas parece proteger frente al cáncer de pulmón, por ejemplo, lo cual explicaría por qué en algunos casos tras una radioterapia local en un enfermo de cáncer se produce un retroceso de la metástasis existente en zonas alejadas de ese foco. A esto se lo conoce como «efecto abscopal» (no pretendido).

Pero este ejemplo ilustra algo más: una dosis puede desencadenar reacciones completamente diferentes entre sí en diversos tejidos. Es algo de lo que se tiene constancia en el deporte: el esfuerzo genera estrés mecánico y un aumento de la temperatura, así como una falta de oxígeno en determinados tejidos y la aparición de moléculas tóxicas, pero también impulsa procesos de protección, reparación y reconstrucción. Además, el cuerpo aprende. Por eso, el entrenamiento habitual permite aumentar la capacidad de adaptación del organismo y mejora su salud. Este es el motivo por el que el ejercicio constituye una eficaz terapia para casi todas las enfermedades, como confirman, de un modo contundente, cada vez más estudios. Ocurre incluso en el caso de la diabetes, que bloquea los principales procesos de hormesis del organismo, efecto este que puede frenarse, al menos parcialmente, mediante una cantidad suficiente de actividad física.

El ejercicio constituye una terapia sumamente eficaz para casi todas las enfermedades.

La capacidad de autocuración del cuerpo

«El médico te cierra las heridas, pero es tu médico interior quien te sana». Esta célebre cita de Paracelso se refiere precisamente a aquello que el principio de estímulo-reacción ya expuesto consigue poner en marcha: la capacidad de autocuración de nuestro cuerpo.

Todos los médicos han sido testigos alguna vez de esta extraordinaria habilidad del organismo para regenerarse —aunque no todos la valoren como se debe ni se encuentren preparados para dejarlo hacer, en lugar de utilizar medicamentos para taparla o, incluso, inhibirla—. Por cierto, una de las principales características de cualquier buen internista o médico de familia es que este tipo de profesional no trata cada síntoma por separado, sino que trabaja con el paciente para determinar qué es de verdad importante y dónde se necesita realmente ayuda médica.

Salutogénesis: cómo se origina la salud

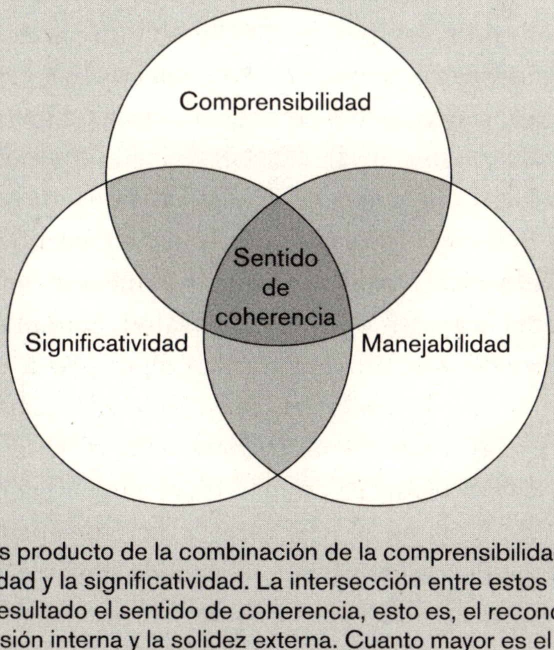

La salud es producto de la combinación de la comprensibilidad, la manejabilidad y la significatividad. La intersección entre estos factores da como resultado el sentido de coherencia, esto es, el reconocimiento de la cohesión interna y la solidez externa. Cuanto mayor es el sentido de coherencia, más estable será la salud psíquica de la persona, lo cual tendrá importantes efectos sobre su salud física.

Hace algún tiempo estuve a punto de acudir a la consulta de un ortopedista porque sufría de un dolor constante en la rodilla izquierda, pero no llegué a hacerlo, por falta de tiempo y también de ganas. Al cabo de unas doce semanas me di cuenta de que aquel dolor comenzaba a remitir. Y cinco meses después había desaparecido. Algo similar me ocurrió con una leve psoriasis, dolencia habitual en mi familia.

A menudo observamos este fenómeno entre los pacientes de nuestro ambulatorio, que tienen que esperar bastante tiempo (entre tres y seis meses) para ser ingresados en el hospital. En ese tiempo, algunas de sus dolencias desaparecen, en parte porque los enfermos han empezado a hacer algo por sí mismos y en parte también, naturalmente, porque se ha activado su poder de autocuración.

Aunque todos los médicos conocen este proceso, a muchos la expresión «poder de autocuración» les rechina. Algunos de mis compañeros la encuentran incluso «esotérica». Y, sin embargo, tras ella se oculta una realidad profundamente científica: la capacidad de adaptación de nuestro cuerpo a los complejos retos que plantea la evolución. A fin de cuentas, cada día nos vemos expuestos a todo un arsenal de posibles causantes de enfermedades: bacterias y virus, luz solar y rayos UV, partículas en suspensión y productos químicos. Nuestro material genético se activa o desactiva constantemente. En cada regeneración celular el ADN, portador de la información sobre nuestra herencia, se divide en dos ramas y se replica. Cada segundo que pasa nuestro cuerpo puede enfermar debido a miles y miles de reacciones erróneas. Y, sin embargo, la mayoría de las veces seguimos sanos. Por eso tal vez sería deseable que los médicos se planteasen más bien la siguiente pregunta: ¿qué es lo que nos impide caer enfermos?

La comprensión de la cohesión interna por parte del paciente

A Aaron Antonovsky, especialista estadounidense en sociología médica, emigrado a Israel en los años sesenta, le llamó la atención en aquel país un estudio en el que un veintinueve por ciento de mujeres en plena menopausia aseguraban sentirse estables y sanas desde el punto de vista psíquico, a pesar de haber vivido todos los horrores de la guerra. ¿Qué es lo que les había dado semejante fuerza?, se preguntó Antonovsky, que decidió investigar sobre el origen de la salud. Después de entrevistar en profundidad a las afectadas, elaboró una especie de matriz sobre los fundamentos de la salud. En ella, resultó que la principal condición era la «comprensibilidad», que se determinaba respondiendo a las siguientes preguntas: ¿puedo entender dentro de un contexto más amplio lo que me sucede? ¿Dispongo de explicaciones para lo que pasa? Esta tarea resulta más sencilla cuando el examen no busca directamente una solución.

El segundo criterio que expone Antonovsky es la «manejabilidad», esto es, la convicción de que las crisis también pueden tener consecuencias positivas, o bien la experiencia de haber superado ya situaciones peores. La confianza, como esperanza depositada en una persona, en la familia, en un grupo o en un poder superior, es un factor de enorme importancia. La oración, de hecho, tiene un efecto tranquilizador sobre el organismo. Por eso en las tradiciones orientales los mantras, es decir, la repetición de palabras con una «carga» religiosa o espiritual, forman parte de la medicina. De hecho, la mayoría de las clínicas indias especializadas en ayurveda cuentan con un templo al que acuden los pacientes a última hora de la tarde, cuando ya no hace tanto calor, para rezar. Y nadie considera que este sea un acto de superstición. Ni siquiera los pacientes con profesiones del tipo ingeniero aeronáutico o empleado de banca. Todos ellos están convencidos de que existen conexiones que ni se planean ni se calculan, sino que exigen respeto y humildad ante lo desconocido. Los escépticos pueden atribuirlo todo a un efecto placebo (véanse las páginas 57 y s.), pero la verdad es que esta explicación resulta demasiado reduccionista.

Cuanto mayor es el sentido de coherencia del paciente, más estable será su salud psíquica.

Lo que hoy vuelve a integrarse con fuerza en la medicina bajo el concepto de «espiritualidad» es lo que constituye el tercer nudo de la matriz de Antonovsky: la «significatividad».

Tal vez Nelson Mandela sea un buen ejemplo de este concepto: los veinticinco años que pasó en la cárcel como preso político no consiguieron acabar con él. En ese tiempo, estudió Derecho a distancia y tras su liberación volvió a la actividad política. Tenía un objetivo: el fin del *apartheid* y la independencia de Sudáfrica, y llegó a la edad de noventa y cinco años aún con plena capacidad de bailar y cantar.

Si los tres factores de esta matriz se combinan y se superponen, se da, según Antonovsky, un «sentido de coherencia», es decir, la conciencia de la conexión entre la cohesión interna y la solidez externa. Cuanto mayor sea el sentido de coherencia, más estable será la salud psíquica, lo cual tendrá extraordinarias consecuencias para el organismo. A partir de estas reflexiones, Antonovsky desarrolló una teoría sobre cómo se origina realmente la salud, esto es, sobre la salutogénesis, que, en su opinión, constituye la antítesis de la patogénesis, principal interés de la medicina convencional, tan centrada en el estudio de las fuerzas que desencadenan enfermedades.

Pero ¿en qué consiste el «médico interno» y cómo podemos activarlo? La relación entre médico y paciente resulta determinante para conseguirlo. «Efectivamente, si dedicásemos al paciente tanto tiempo como los naturópatas —reconocen a menudo los médicos convencionales—, el enfermo mejoraría». No obstante, independientemente de que podamos preguntarnos por qué entonces los doctores no nos organizamos de otra forma (en lugar de crear entre todos este sistema en el que practicamos una medicina que ya no consideramos ni suficiente ni humana), tenemos que buscar el verdadero secreto en otra parte: un buen médico debe ponerse al mismo nivel que el paciente. Es importante que no se sienta superior a él, ni por su profesión ni por la institución que lo respalda. No puede tratar al enfermo mirándolo por encima del hombro. Muchos doctores creen que emanar autoridad forma parte del proceso de curación, pero la realidad suele ser la contraria: en mi consulta o en los exámenes que realizo a los ingresados en el hospital suelo encontrarme con pacientes que son verdaderos expertos, ya que conocen sus cuerpos mucho mejor que yo. Están al tanto de detalles que no es posible identificar en las pruebas de laboratorio ni en las tomografías computarizadas. El arte de la medicina consiste en descubrir qué es lo que debilita, lo que provoca la enfermedad, y también dónde está el cabo de la madeja, qué es lo que puede ayudar a recobrar la salud —esto es, qué es lo que permitiría volver a devanar el hilo, por así decirlo—. De este modo se consigue, como mínimo, mejorar considerablemente los síntomas.

Placebo: el poder desconocido de la autocuración

Los especialistas en naturopatía suelen recibir críticas por parte de sus compañeros de la medicina convencional por el tiempo que dedican a sus pacientes. Muy a menudo no se toman en serio nuestros métodos de tratamiento y, cuando ven que funcionan, lo explican asegurando que se debe «tan solo» al efecto placebo, a una reacción ante la enorme atención que se ha prestado al paciente o ante las particularidades de la atmósfera creada, y sostienen que cualquiera podría haber obtenido el mismo resultado. Sin embargo, lo cierto es que eso que en la mayoría de los casos se desprecia por considerarse una «autosugestión» forma parte del proceso natural de sanación y va unido a la confianza en la eficacia de una intervención o de una terapia. Cuando los médicos conseguimos ganarnos la confianza del paciente, despertamos su esperanza y su optimismo y ponemos en marcha su «médico interno». Algunos especialistas en neurociencias, como el turinés Fabrizio Benedetti, han demostrado a través de imágenes escaneadas del cerebro que algunas de sus regiones se activan cuando existe esperanza, un sentimiento que, entre otras reacciones, provoca una liberación de oxitocina, hormona que genera vínculos afectivos y que también indica la existencia de confianza. También se ha probado que un placebo empleado contra el dolor provoca, tan solo mediante la esperanza en su eficacia, una actividad en las regiones cerebrales que son responsables precisamente de la reducción del dolor. Un equipo de médicos del Hospital Universitario de Hamburgo-Eppendorf ha logrado demostrar, mediante imágenes de resonancia magnética de alta resolución, que en esos casos, y aun cuando el placebo en cuestión no contenga más que glucosa, el organismo segrega opioides de producción propia.

El efecto placebo es uno de los fenómenos médicos más complejos. Aún no ha sido posible explicarlo por completo.

Cuando cada vez fue más evidente que hay que tener en cuenta este efecto placebo y que sus consecuencias no son despreciables, empezó a argumentarse que no sería ético engañar a los pacientes asegurándoles que estaban recibiendo un medicamento que, en realidad, no era tal. En respuesta a este argumento, Ted Kaptchuk, profesor de Harvard, llevó a cabo el siguiente experimento en el año 2010: ofreció a una serie de pacientes afectados por el síndrome del colon irritable un placebo, explicándoles que aquellas pastillas no eran en sí mismas un medicamento, pero que en muchas personas habían demostrado ser eficaces. Pues bien, el grupo que había tomado el placebo mejoró en una proporción de casi el doble con respecto al grupo de control, que no había recibido ningún tratamiento. Así pues, para que un placebo tenga un resultado positivo no es necesario que quien lo consuma crea que es una medicina, sino que esté convencido de que le va a ser de ayuda.

En un experimento anterior, también con pacientes con colon irritable, Kaptchuk ya había demostrado la importancia de garantizar un trato humano y personalizado: puso a un grupo de 262 voluntarios en lista de espera para recibir un tratamiento de acupuntura que, en un primer momento, no se les suministró; en un segundo grupo, sometió a los participantes a sesiones de acupuntura sin mayores parafernalias, y en el tercero dejó que los pacientes «se sumergieran plenamente en una atención personalizada», como él mismo explicó, ya que las personas que aplicaban la terapia les hablaban, les mostraban empatía y comprensión y tenían contacto físico con ellos. ¿El resultado? Cuanta más atención recibían los enfermos, más remitían sus síntomas.

Así pues, la investigación sobre el placebo pone cada vez más de relieve que cualquier intervención terapéutica puede aprovechar sus consecuencias como parte del tratamiento. «El efecto placebo —asegura, por ejemplo, Manfred Schedlowski, psicólogo y especialista en inmunología conductual— consiste en la activación de la farmacia del propio cuerpo». Por eso este profesional exige que se dedique más tiempo a cada paciente.

Hace algún tiempo invitamos a Andreas Kopf, director del Centro del Dolor del Hospital Universitario Charité del campus Benjamin Franklin, a que impartiese un curso sobre el efecto placebo. Kopf ha ejercido como terapeuta del dolor, anestesista y experto en placebo, y además cuenta con un profundo conocimiento y una dilatada experiencia en materia de rituales chamánicos, gracias a su cooperación con diferentes instituciones médicas africanas. En su curso empezó por exponer los principales elementos de las terapias basadas en rituales que aplican los chamanes o curanderos de los pueblos tradicionales e indígenas: en primer lugar, la administración de drogas con efectos sedantes o alucinógenos, la ubicación del enfermo en un lugar diferente a su entorno habitual, la ablución ritual o la utilización de determinados ropajes. Después, la aparición del curandero en cuestión, que, como cabe esperar, va disfrazado y provisto de instrumentos rituales.

¿A qué nos recuerda todo esto? Andreas Kopf continuó presentando los rituales de una intervención quirúrgica moderna: las drogas de efecto sedante, el lavado y la desinfección de la mesa de operaciones, la utilización de batas de hospital y, finalmente, el traslado al quirófano, donde al paciente le espera un equipo de cirujanos provisto de máscaras y vestido para la ocasión, que está desempaquetando su instrumental...

Cuanto más crónica es una enfermedad, cuanto más dolor le causa al paciente, mayor es el efecto placebo.

El efecto placebo es uno de los fenómenos médicos más complejos. Aún no ha sido posible explicarlo por completo. En principio, en todas las áreas de la medicina —con excepción de los casos urgentes más graves— existen ejemplos de curaciones mediante placebo. Cuanto más crónica es una enfermedad, cuanto más dolor le causa al paciente, mayor es el efecto placebo.

Provocar la autocuración de forma consciente

¿Qué implica todo esto para la naturopatía? Pues que los símbolos, los rituales y también la empatía envían señales que pueden utilizarse como parte del tratamiento. El contacto corporal que se produce al aplicar la acupuntura, al envolver al paciente en una faja o al masajearlo tiene por sí mismo un efecto positivo en nuestro trabajo. Lo mismo ocurre con las anamnesis detalladas, con el hecho de que analicemos de forma intensiva y pormenorizada el estado del paciente para garantizarnos su comprensión y su colaboración. Aquí reside tal vez la principal diferencia con respecto a la medicina puramente convencional: no solo nos fijamos en los datos medibles y objetivos, sino también en una multiplicidad de informaciones subjetivas que pueden resultar determinantes para el proceso de curación, en parte porque al tenerlas en cuenta el enfermo siente que se le está tomando en serio. Y no se trata de una artimaña estratégica: sé que buena parte de mi eficacia como médico depende de que consiga aumentar la confianza del paciente en sí mismo. Además, ningún médico que se precie de serlo deberá tildar jamás de absurda o de no científica una convicción subjetiva del paciente con respecto a su enfermedad o curación simplemente porque no sea capaz de explicarla a través de la ciencia que ha aprendido o de encajarla en su propia visión del mundo.

Esto no significa que no podamos intervenir médicamente de forma específica, pero la esencia de la naturopatía, especialmente en el caso de las enfermedades crónicas, consiste en proponer tratamientos y reglas sobre el estilo de vida que sean útiles y faciliten una autocuración consciente y controlada. O, como lo ha formulado el Comité Científico del Consejo General de Médicos de Alemania, «garantizar la colaboración del enfermo, de los asistentes y de las circunstancias».

El redescubrimiento de las antiguas terapias

Las sanguijuelas, las ventosas y las sangrías

Al ver sanguijuelas, el primer sentimiento que experimentamos es un enorme rechazo ante la idea de que estos pequeños animales se peguen a nosotros para «chuparnos». Se trata de una reacción absolutamente comprensible, que yo mismo he tenido. Desde el punto de vista de la medicina, sin embargo, las sanguijuelas constituyen minúsculos colaboradores sumamente eficaces, así como uno de los «fármacos» más antiguos del mundo.

Mi primera experiencia sorprendente con ellas se remonta a marzo de 1992. Por aquel entonces pasé del primer ciclo de mi especialización como internista y cardiólogo en la Clínica Humboldt a la Unidad de Naturopatía del antiguo Hospital Moabit, en Berlín. Allí asistí a una nueva paciente, de unos sesenta y cinco años, que presentaba, entre otras dolencias, una artrosis tan grave en la rodilla que tenía serias dificultades para subir escaleras y a duras penas podía montarse en un coche. La jefa médica le había prescrito una terapia a base de sanguijuelas, que se le aplicaría al día siguiente.

Al enterarme, me quedé de piedra. Había oído que aquellos animales se seguían empleando en ciertas áreas de la naturopatía, sobre todo en las consultas de profesionales no titulados en medicina, pero... ¿acaso se utilizaban también en las clínicas de prestigio? Desde luego, no había contado con la posibilidad de enfrentarme ya en el segundo día de mi formación como especialista en terapias naturales a unas repugnantes sanguijuelas. Era sábado y me tocaba hacer la ronda de visitas a los pacientes ingresados. En la unidad me encontré con una enfermera que llevaba una olla llena de aquellos animalillos y que me preguntó alegremente si quería encargarme de aplicar los siguientes. En el caso de una artrosis en la rodilla, hay que colocar entre cuatro y seis ejemplares. Yo estaba dispuesto a todo, menos a eso: no soportaba la idea de sostener en mis manos aquellas sanguijuelas. También le confesé, con toda sinceridad, que sentía algo de miedo ante la posibilidad de que pudieran morderme.

Sin embargo, pronto tuve que admitir, lleno de sorpresa, que la paciente —que era mucho más valiente que yo— mejoró muchísimo en apenas unos días. ¿Cómo era posible? ¿Cómo un procedimiento aparentemente tan poco científico y tan antiguo podía acabar con los dolores de rodilla?

Las sanguijuelas: unas ayudantes antiquísimas, pero eficaces

Existen indicios de que estos animales se empleaban ya en la Edad de Piedra. Aparecen en los textos de escritura cuneiforme de los babilonios, y los egipcios de la época de los faraones conocían sus efectos curativos. También los textos en sánscrito de la medicina ayurvédica las mencionan, e indican que, de hecho, se criaban sanguijuelas expresamente para fines terapéuticos. Los chinos y los japoneses también las secaban, las trituraban y preparaban con ellas polvos que se comían o se bebían mezclados con líquidos.

En Europa se emplearon en un primer momento solo de forma local, para las mordeduras de animales venenosos: se creía que podían eliminar el veneno presente en las heridas. Más adelante, algunos célebres médicos de la Antigüedad, como Plinio el Viejo o Galeno, las utilizaron también en cuadros febriles, jaquecas crónicas o artritis. A Alemania estos tratamientos no llegaron hasta el siglo XVI, procedentes de la Italia renacentista, donde se estaban redescubriendo los tesoros de la sabiduría clásica.

El tratamiento con sanguijuelas forma parte de las terapias humorales o de drenaje del organismo, entre las que se encuentran también las sangrías, las ventosas, las purgas y el ayuno. En la medicina de la Antigüedad estas terapias servían fundamentalmente para volver a «encauzar» eso que hoy en día conocemos como «metabolismo». El objetivo expreso que se perseguía por aquel entonces era la regulación de los humores corporales, sobre la base de una teoría relativa a la patología humoral, basada en el principio de la existencia de cuatro fluidos en el organismo: la bilis amarilla, la bilis negra, la flema y la sangre. Todas las grandes tradiciones terapéuticas presentan este tipo de modelos explicativos sobre fuerzas que deben mantenerse en un cierto equilibrio, aunque cada escuela les atribuye nombres y propiedades diferentes, según la cultura y la naturaleza del lugar en el que surjan. También nuestro concepto actual de lo que es una medicina eficaz y realmente sanadora tiene muchísimo que ver con estos modelos: pensemos por ejemplo en esa creencia, excesivamente firme e imperante durante años y años, de que los antibióticos —es decir, la idea de eliminar todas las bacterias— son beneficiosos.

Aun cuando hoy en día expresiones como «bilis amarilla» o «bilis negra» no nos digan gran cosa, la patología humoral fue en su momento el reflejo de un saber basado en la experiencia. Probablemente la terminología de los cuatro humores no estaba pensada para ser entendida de forma literal: se trataba más bien de metáforas para las observaciones médicas cotidianas que servían para clasificar mejor las diferentes características y reacciones de las personas. Todos los modelos tradicionales de medicina comparten este tipo de patrones básicos: en ocasiones, como en el caso del ayurveda, consideran que hay tres tipos de constitución, también conocidos como *doshas* (*vata*, *pitta* y *kapha*); otras veces contemplan cinco elementos, como ocurre en la medicina china clásica (madera, fuego, agua, tierra y metal). Hoy en día podemos entender la idea de que a una persona que tiene «demasiado calor», es decir, que padece una «congestión sanguínea» (o sea, que presenta hipertensión arterial y dolores de cabeza) le sentará bien algo de

El tratamiento con sanguijuelas forma parte de las terapias humorales o de drenaje del organismo, entre las que se encuentran también las sangrías, las ventosas, las purgas y el ayuno.

frío, por lo que deberíamos aconsejarle, tal y como propone la patología humoral, que en lugar de alcohol y carne especiada tome fruta con efecto refrescante.

En los últimos tiempos, la investigación en el terreno de la medicina ayurvédica está intentando comparar las metáforas tradicionales de esta escuela con el análisis de los genes y su activación, es decir, con el modelo que explica cómo estos se ponen en marcha o se inhiben, proceso muy ligado a las influencias externas (epigenética). Y resulta que se están encontrando puntos comunes. Un equipo de científicos de los Países Bajos confirma las mismas coincidencias también en el caso de la medicina tradicional china: siguiendo las normas de esta escuela, en un estudio preguntaron a los enfermos de reumatismo por sus características relacionadas con el frío y el calor e hicieron un diagnóstico del estado de su pulso y de su lengua. Tras completar su trabajo con un análisis estadístico de estos rasgos de su constitución, concluyeron que existía una evidente correspondencia con respecto a los datos de activación de los genes. Así pues, las metáforas tradicionales parecen ser un modelo detallado de observaciones que podemos comprender en la actualidad desde la perspectiva de la moderna biología de sistemas.

En la primera mitad del siglo XIX la medicina llegó a un punto en el que el principio de la teoría de los humores se llevó hasta el extremo: hubo un *boom* de aplicaciones de las sanguijuelas; siguiendo el lema «cuanto más, mejor», a veces se utilizaban hasta cien ejemplares para tratar una sola dolencia. Además, al igual que en cierto modo ocurre hoy en día con el abuso de los antibióticos, se las prescribía como remedio contra todo tipo de enfermedades posibles. Durante esta «fase sangrienta», en concreto entre 1827 y 1850, en Francia, por ejemplo, el número de sanguijuelas utilizadas cada año pasó de 33,6 millones a 100 millones. Dada la elevada demanda, las reservas naturales de estos animales se redujeron rápidamente. En Alemania existían incluso regiones enteras en las que los sectores pobres de la población rural vivían única y exclusivamente de la captura de sanguijuelas. A partir de mediados del siglo XIX, fue necesario importarlas de Egipto, Siria, Turquía, Rusia y Asia Central. Aparecieron entonces centros para su cría. Las sanguijuelas se convirtieron en un importante artículo médico de consumo. Sin embargo, cuando, también a mediados del siglo XIX, Rudolf Virchow, el célebre patólogo del Hospital Universitario Charité, demostró que las enfermedades tienen su origen en las células del cuerpo y que guardan relación con los cambios que se producen en ellas, las sangrías y las sanguijuelas fueron cayendo poco a poco en el olvido. La modernidad se entregó a los nuevos modelos médicos de explicación basados en las ciencias naturales, a la patología celular y a la microbiología.

Hacia 1850 las sanguijuelas experimentaron un verdadero *boom*, pero a partir de esa fecha fueron cayendo poco a poco en el olvido.

Sin embargo, hacia 1920 se produjo un repentino aunque breve renacimiento del uso de las sanguijuelas: en Francia se utilizaron con éxito para el tratamiento de las trombosis y de la consecuente flebitis, enfermedades para las que por aquel entonces no existía ningún medicamento eficaz. También la cirugía dermatológica y la militar se interesaron por estos animales, ya que se había constatado que servían para mejorar la curación de las heridas y los trastornos circulatorios que aparecían como consecuencia de las operaciones graves.

Qué sucede cuando nos muerde una sanguijuela

Las sanguijuelas poseen una boca afilada provista de una pequeña ventosa y de receptores para el calor, el tacto y el análisis químico. Si se encuentran con un huésped cuya temperatura oscile entre los treinta y cinco y los cuarenta grados, que huela a glucosa o a sudor y en el que tal vez incluso se sienta el pulso de una vena, lo morderán. Hoy sabemos que estos animales cuentan con una dentadura formada por doscientos cuarenta colmillos diminutos, afilados como cuchillos y encajados en tres mandíbulas. Al microscopio es posible observar su forma de corazón. Si las sanguijuelas clavan sus dientes en la víctima, la característica disposición de esas tres mandíbulas provocará una herida parecida a la estrella de los coches Mercedes, que no se curará por completo hasta pasadas varias semanas, ya que los colmillos del animal se habrán clavado a fondo, como una especie de fresa, en la capa superior de la piel. Sin embargo, el huésped apenas sufrirá, ya que, al morder, la sanguijuela deja en la herida un gran número de sustancias que provocan el adormecimiento de la zona y la mitigación del dolor: al fin y al cabo, no le interesa en absoluto que su presa, ya sea animal o humano, la descubra demasiado rápido. Algunas personas comparan la sensación de la mordedura con la picadura de un mosquito; otras, en cambio, consideran que se asemeja más bien a la de una avispa.

En cualquier caso, la aversión ante las sanguijuelas desaparece en la mayoría de los pacientes tan pronto como entran en contacto con estos animales, y deja paso rápidamente a un sentimiento de alegría ante la llegada del benefactor. Mientras comen, las sanguijuelas se agarran al enfermo mediante una ventosa situada en un extremo de su cuerpo y se colocan así formando un arco palpitante en forma de «u», una especie de continuación del cuerpo humano. No son ni húmedas ni escurridizas, sino cálidas, suaves y, en ocasiones, algo perezosas: cuando paran de beber, hay que acariciarlas con cuidado, para que —¡ale-hop!— se despierten y sigan sorbiendo.

Se trata de animales sensibles, que necesitan tranquilidad y luz tenue. Si no disponen de estas condiciones, sufren estrés y dejan de morder y sorber, o bien vomitan lo ingerido, lo cual puede dar lugar a inflamaciones. También en determinadas condiciones meteorológicas pueden perder las ganas de morder. Además, son exigentes en cuanto a sus condiciones de conservación: necesitan agua limpia. De hecho, muchos especialistas en terapias relacionadas con estos animales aseguran que incluso hay que proporcionarles agua mineral especialmente seleccionada para que rindan al máximo.

Yo solo he tenido una pequeña sanguijuela en el brazo una única vez. Me la puse, digámoslo así, para probar. Sin embargo, si sufriera determinados trastornos, ya no dudaría en someterme a este tratamiento. Cuando se ve a los pacientes con estos animales, se comprende inmediatamente que en última instancia se trata de simbiontes: las sanguijuelas no viven a nuestra costa, sino a nuestro lado. Por eso su saliva contiene tantas sustancias que evitan los daños en el huésped y que, al impedir la coagulación de la sangre, utilizan las mismas vías de transmisión de señales que aquellas que se activan para calmar las inflamaciones. La más conocida de todas estas sustancias es la hirudina, un polipéptido (proteína) que detiene la coagulación de forma muy eficaz y que, además, permite al animal alimentarse durante más tiempo. Sin embargo, las esperanzas de poder utilizar este potente anticoagulante para disolver los coágulos de sangre en los casos de infarto de miocardio o de apoplejía han resultado infundadas. Según varios estudios de calado, la hirudina puede llegar a provocar este efecto, pero al hacerlo bloquearía todo el sistema de la coagulación, de tal modo que provocaría hemorragias graves. Por eso la industria farmacéutica ha vuelto a renunciar a esta línea de investigación.

Cuando se ve a los pacientes con estos animales, se comprende inmediatamente que se trata de simbiontes.

Al margen de ello, un grupo de científicos de la Universidad de Lausana han logrado demostrar que la hirudina no solo es el anticoagulante más eficaz que se conoce hasta ahora, sino que, al menos en sus experimentos de laboratorio, reduce considerablemente las inflamaciones de las articulaciones. Pero la saliva de la sanguijuela contiene también otras sustancias bioactivas, así que podríamos afirmar que en este caso estamos ante una auténtica «farmacia en miniatura». Entre ellas se encuentra una enzima (la hialuronidasa) que contribuye a que otros principios farmacológicamente activos penetren con mayor profundidad en los tejidos, por ejemplo hasta la cápsula articular de una rodilla sometida a un tratamiento externo con sanguijuelas. Es probable que la inflamación de las articulaciones se reduzca también porque la linfa se activa y se produce una pequeña sangría a nivel local. Además, la mordedura y la absorción ponen en marcha estímulos nerviosos que modifican la percepción del dolor y, por decirlo así, la «transfieren» en el cerebro: un principio analgésico similar al que la acupuntura utiliza parcialmente (véanse las pp. 291 y s.).

Sin embargo, aún no comprendemos del todo lo que ocurre exactamente cuando se aplica una terapia mediante sanguijuelas. Por ejemplo, ignoramos por qué determinados pacientes reaccionan mejor que otros en función del grosor del tejido conjuntivo que rodea su articulación. Tampoco sabemos por qué el efecto se mantiene durante tanto tiempo (por lo general, varios meses después del tratamiento). Es seguro que las sanguijuelas provocan también un importante efecto placebo —calificado en la jerga científica de «inespecífico»—, ya que la mayoría de los pacientes contemplan estos animales como un elemento exótico, extraordinario y positivo, factores todos ellos que refuerzan su eficacia. No obstante, las investigaciones realizadas demuestran que el efecto puramente terapéutico es mucho mayor que el que cabría esperar de un mero placebo.

La enorme eficacia del tratamiento con sanguijuelas

Los numerosos éxitos en el tratamiento de la artrosis de rodilla de los que había sido testigo durante mi especialización en la Clínica Moabit me tenían inquieto. Cuando, unos años más tarde, se me presentó la posibilidad de investigar acerca del uso medicinal de las sanguijuelas en la clínica de naturopatía de Essen, mantuve una actitud crítica: ¿tal vez había sobrevalorado los efectos de este remedio? Es fácil olvidar los casos de pacientes que no han tenido un final tan feliz, y los enfermos cuyo tratamiento no ha funcionado bien no suelen volver a nuestra clínica ni, por tanto, a nuestras preocupaciones. Esos eran motivos de sobra para desear conocer con exactitud la realidad. Planifiqué un primer estudio piloto con dieciséis pacientes afectados por artrosis de rodilla y por episodios de dolor importantes. Diez de ellos se mostraron de acuerdo con la aplicación de la terapia con sanguijuelas y los otros seis prefirieron seguir un tratamiento estándar con ejercicios intensivos de rehabilitación, fisioterapia y terapia manual y masajes. Al principio del estudio les solicitamos a todos ellos que evaluaran la intensidad de su dolor en una escala del uno al diez y que volvieran a hacerlo cada día, hasta cuatro semanas después del final del tratamiento.

Los resultados fueron, desde luego, sorprendentemente rotundos: en los diez pacientes que se habían sometido a la terapia con sanguijuelas el efecto fue tan grande que sus molestias se redujeron de forma drástica, cayendo desde la puntuación de siete hasta la de uno. La fisioterapia convencional, por su parte, también aportó alivio, aunque en mucha menor medida. Elaboré un informe científico al respecto, que envié a la prestigiosa revista especializada británica *Annals of the Rheumatic Diseases*, cuyo editor nos pidió que le mandásemos una fotografía de la terapia con sanguijuelas. En cuanto la recibió, la publicó en portada. El eco en los medios en general fue grande, a pesar de que el nuestro era un estudio modesto.

Las sanguijuelas son más eficaces que la fisioterapia en el tratamiento de la artrosis de rodilla.

Recuerdo especialmente al primer paciente que participó en aquella investigación: se trataba de un hombre de más de ochenta años, con una movilidad muy limitada debido a su dolor de rodilla. Tenía sus dudas sobre la terapia, pero estaba dispuesto a probarlo todo. Le pedí que volviera a informarnos de su estado pasado un año desde aquel estudio. Según nos dijo, seguía sin molestias y había dejado de utilizar el bastón. Ya no se planteaba someterse a una operación para insertarse una endoprótesis total de rodilla, cuya eficacia en su caso no estaba garantizada.

Como los resultados del estudio piloto eran tan prometedores, pronto inicié los trámites para llevar a cabo un segundo estudio, más amplio. Para ello visité la empresa de cría de sanguijuelas Biebertaler Blutegelzucht, situada cerca de la localidad alemana de Gießen. Existen más de seiscientas especies de sanguijuelas, de las que aproximadamente el quince por ciento se utilizan en todo el mundo para fines terapéuticos. En Alemania se emplean unas sanguijuelas de agua dulce muy concretas (*Hirudo verbana* e *Hirudo medicinalis*), presentes también en el resto de Europa, en el norte de África y en Asia Menor, que deben cumplir en la actualidad requisitos higiénicos muy rigurosos: no basta con recogerlas en terrenos húmedos, sin más, como probablemente hacían los antiguos médicos rurales.

La empresa de Biebertal que visité es la primera en Alemania que se dedica a la cría de sanguijuelas medicinales. Su fundador, Manfred Roth, trabaja, con grandes dosis de sabiduría y amor por los animales, para expandirla. Observé sus estanques, fui testigo de la compleja sucesión de las fases de cría, alimentación, extracción del agua y, finalmente, embalaje, y me sentí especialmente impresionado ante el compromiso de Roth por garantizar un trato justo hacia las sanguijuelas: por ejemplo, había creado una «piscina para jubiladas», porquc, por motivos de higiene, estos animales solo pueden utilizarse una vez en los tratamientos con humanos. Las sanguijuelas pueden estar hasta dos años sin comer. Cuando están en libertad, pasan ese tiempo sumergidas en agua, en lugar de en tierra firme, y se mantienen en un estado de reposo parecido al sueño, hasta que el hambre vuelve a despertarlas. El empresario consideraba que sería poco ético «consumir» sin más a esas pequeñas asistentes que tanto bien le hacen al ser humano, así que reservó un estanque aislado para las sanguijuelas retiradas, en el que pueden disfrutar de su jubilación después de la terapia hasta que las sorprenda la muerte natural.

El segundo estudio se planificó para que fuese más sólido e incluyese un período más largo (de tres meses) de observación tras el tratamiento, así como preguntas más extensas y un método científico de primer orden. En él participaron cincuenta y un pacientes.

Se eligió al azar cuáles de ellos se someterían a la terapia con sanguijuelas y cuáles formarían el grupo de control, al que se administraría varias veces al día una pomada antiinflamatoria (con diclofenaco) para aliviar sus dolores. Cuando comenzamos el estudio fueron muchos los medios de comunicación que informaron sobre él. Las expectativas eran muy altas, así que, para que los enfermos que constituían el grupo de control no se sintiesen decepcionados, les ofrecimos la posibilidad de someterse a una terapia con sanguijuelas una vez concluida la investigación: hicimos un diseño con «lista de espera», como lo denominamos los especialistas.

Una vez más, los resultados fueron verdaderamente impresionantes: esta vez no solo conseguimos reducir el dolor, sino que incluso demostramos que el funcionamiento de la articulación de la rodilla mejoraba y que la calidad de vida —asociada a estos dos factores— aumentaba. Aquella investigación se publicó en la revista especializada estadounidense *Annals of Internal Medicine,* pero incluso *Nature*, la «biblia» de la ciencia, se hizo eco de ella. Este tipo de revistas, que antes de publicar cualquier estudio los hace pasar por una serie de revisores, son extraordinariamente importantes para obtener reconocimiento científico internacional. Como es obvio, para estas noticias la visualización siempre es algo positivo. En nuestro caso conseguimos esa visualización gracias a que en nuestra clínica de naturopatía de Essen tuvimos un auténtico hervidero de equipos de televisión de la BBC y del canal estadounidense Discovery Channel, que querían grabar reportajes sobre esta exótica terapia. Poco después, otro grupo de investigadores del Hospital Universitario de Aquisgrán llevó a cabo un estudio aún más extenso acerca de la aplicación de las sanguijuelas para la artrosis de rodilla. Con el fin de medir con exactitud el efecto placebo, esto es, el efecto que podría generarse simplemente a través del ambiente, la simpatía de los médicos y la colocación de los animales (independientemente de las sustancias que estos segregasen), organizaron el estudio de forma que fuese ciego, y lo hicieron del siguiente modo: un grupo se sometió a la terapia con sanguijuelas y al otro tan solo se le practicó un corte diminuto en la piel y se le dispuso un grueso apósito, pero ninguno de los pacientes podía ver qué hacían los médicos en su caso porque previamente se había colocado una mampara para ocultarles la zona de aplicación. Los enfermos no tenían forma de adivinar qué habían recibido, ni por el dolor ni por el lugar de la incisión. Una vez más se comprobó que esta terapia es sumamente eficaz, pero, además, se demostró que sus resultados no se deben a un mero efecto placebo: el grupo que recibió las sanguijuelas experimentó una mejoría evidente.

La aplicación de sanguijuelas para la artrosis de rodilla es más eficaz que cualquier terapia conservadora destinada a la reducción del dolor.

Por lo general, tres días después de haberse sometido a una terapia de una sola sesión con entre cuatro y seis sanguijuelas en la rodilla, el ochenta por ciento de los pacientes sienten que el dolor se les reduce en más de un cincuenta por ciento (de media, en un sesenta por ciento). Más de dos tercios de los tratados aseguran que el efecto se mantiene durante más de tres meses, y casi la mitad de ellos (en concreto, un cuarenta y cinco por ciento) sostienen que diez meses más tarde siguen tomando menos analgésicos. De este modo, la eficacia de las sanguijuelas —hay que dejarlo muy claro desde ya— es mucho mayor que la de cualquier terapia conservadora destinada a reducir el dolor de la artrosis de rodilla que se conozca hasta la fecha, ya que a menudo la utilización de estos animales permite incluso prescindir de los medicamentos y, en consecuencia, limitar los efectos secundarios.

El caso de un paciente con artrosis
El deporte: a menudo, una sobrecarga para el cuerpo

Una vida activa es saludable, pero el ejercicio físico también tiene su precio. En nuestra clínica atendimos a una jugadora de balonmano de cuarenta y tres años, ya retirada, que, después de su etapa como profesional, había practicado intensamente *fitness* y tenis. En un momento dado, empezó a sentir un ligero dolor en la rodilla, que con el tiempo fue aumentando. Ni la fisioterapia ni los analgésicos le sirvieron de nada. Durante casi seis meses utilizó muletas para caminar y, por consejo de su ortopedista, guardó reposo en casa, manteniendo la pierna en alto. Organizó su trabajo como directora de un hotel de tal modo que realizaba la mayor parte de sus tareas desde su escritorio. Sin embargo, aquel sedentarismo la ponía nerviosa. Por la noche le costaba conciliar el sueño.

El ortopedista le propuso extraer células madre de sus propios tejidos para someterlas a un tratamiento e inyectárselas después en la rodilla, con idea de favorecer el crecimiento de nuevas células cartilaginosas. Es una de las múltiples terapias que han aparecido recientemente en este ámbito, aunque sus resultados son inciertos. A menudo se aplica también cortisona o, en el caso de la artroscopia, se retiran de la articulación los restos de cartílago que estén dando problemas, aunque en muchas ocasiones esta alternativa provoca infecciones. Además, algunos estudios extensos que se han ido realizando últimamente demuestran que la eficacia de la artroscopia no es mayor que la de un tratamiento placebo. Por todo ello, un familiar de la exdeportista le aconsejó que, antes de someterse a cualquier operación, probara todos los métodos naturales. Fue así como llegó a nosotros y a las sanguijuelas.

A la paciente le colocamos en la rodilla izquierda seis de estos animales, que succionaron y succionaron hasta que redujeron visiblemente la inflamación. La herida siguió sangrando durante veinticuatro horas, pero en ese tiempo la enferma ya no sentía ni dolores ni molestias de ningún tipo. En la mayoría de los casos, los efectos se mantienen entre tres y seis meses y, pasado ese período, se repite el tratamiento. Sin embargo, en el caso de esta paciente una sola sesión sirvió para que dejara de sufrir durante casi dos años. Evidentemente, la saliva de las sanguijuelas no elimina la artrosis, pero contiene sustancias analgésicas y antiinflamatorias que, según se piensa, actúan sobre toda la articulación y su entorno (ligamentos, tendones y músculos alrededor de la zona de la mordedura), de modo que la paciente mejoró su movilidad inmediatamente después del tratamiento y pudo abandonar la postura forzada que había adoptado hasta aquel momento para evitar el dolor. Está claro que estos animales provocan también un efecto placebo: es todo un espectáculo verlos cuando muerden y beben al ritmo del corazón del enfermo.

En la actualidad, la deportista de este caso practica *fitness* tres veces por semana y es una auténtica fan de las sanguijuelas: nos ha recomendado a amigos y conocidos, e incluso a su madre, una mujer de sesenta y nueve años que, si bien no ha conseguido eliminar por completo sus dolores, sí que al menos ha sentido una mejoría. Por eso volverá la próxima primavera a nuestra clínica; a nosotros, los «vampiros», como nos llama cariñosamente.

Así se aplica la terapia con sanguijuelas

¿Cómo se aplica la terapia con sanguijuelas? Primero hay que lavar la zona que se vaya a tratar, pero solo con agua, porque a estos animales no les gustan los productos aromáticos ni los desinfectantes. En los pacientes con piel clara y cuerpo frío, la zona debe someterse también a un baño a alta temperatura o cubrirse con una compresa caliente para activar la circulación de la sangre. A continuación, hay que colocar con delicadeza la sanguijuela en el punto deseado, empleando, siempre que sea posible, un guante; solo se recurrirá a las pinzas en casos excepcionales, para no atormentar de forma innecesaria al animal ni herirlo. Para impedir que la sanguijuela camine hacia otra zona y se aleje así del área de tratamiento deseada, se la puede tapar con un vaso pequeño, como los que se utilizan para tomar chupitos, o bien con una ventosa. Una vez que el animal haya mordido la piel, se deberá dejarlo tranquilo entre veinte y sesenta minutos.

Pasado ese tiempo, se cubrirá la herida con una venda gruesa de algodón o una tira absorbente de mayor tamaño que no quede muy tirante, de modo que no se interfiera en el «desangrado». Al día siguiente un médico revisará la zona de la mordedura. Si se observa en ella algún prurito o un enrojecimiento tras la terapia, se aplicarán medios para enfriarla, como parches fríos o, incluso, un emplasto con requesón.

La terapia con sanguijuelas, que puede volver a aplicarse siempre que se deje pasar un período de reposo de entre cuatro y seis semanas o se espere a que el paciente sienta una disminución de sus efectos, está concebida como tratamiento a largo plazo de la artrosis. No obstante, si tras tres intentos los enfermos no experimentan mejoría alguna, habrá que considerar que las probabilidades de éxito son escasas. En la práctica, el tratamiento de los afectados por artrosis se realiza como mínimo dos veces al año.

Éxito rotundo también en la rizartrosis, la tendinitis y el dolor de espalda

Pero la historia de las sanguijuelas tiene otros capítulos de éxito: nosotros hemos elaborado un estudio sobre su eficacia en el tratamiento de la artrosis del dedo pulgar o rizartrosis, una dolencia que afecta a muchas personas, especialmente a mujeres de más de cincuenta años. Para esta enfermedad, las terapias disponibles son muy limitadas. De hecho, en la mayoría de los casos hay que operar al paciente más tarde o más temprano para que no pierda las funciones propias de esta articulación. Pues bien, también aquí hemos obtenido buenos resultados con las sanguijuelas: una vez más, su eficacia demostró ser claramente superior a la de la terapia con diclofenaco que aplicamos en el grupo de control. Las conclusio-

En las artrosis, las sanguijuelas han demostrado ser más eficaces que los fármacos antirreumáticos, los analgésicos y las intervenciones quirúrgicas.

nes de nuestro ensayo clínico se publicaron en la prestigiosa revista *Pain* y a partir de aquel momento (si no antes) se produjo un renacer de esta antiquísima terapia.

Más adelante conseguimos demostrar también la eficacia de la terapia con sanguijuelas en el tratamiento de la dolencia conocida como «codo de tenista» (epicondilitis), una tendinitis muy dolorosa que aparece en personas que realizan sobreesfuerzos de manera habitual en el mundo del deporte o también por motivos profesionales. Finalmente, en 2016 realicé, ya en el Hospital Immanuel de Berlín, un estudio sobre la eficacia de la terapia con sanguijuelas en el caso del dolor de espalda, en el que volvimos a demostrar la clara superioridad de esta opción con respecto a la kinesioterapia estándar en el tratamiento de esta frecuente afección.

Pero ¿qué otras posibilidades brindan las sanguijuelas? Gustav Dobos y su equipo de Essen han condensado en un metaanálisis —esto es, un examen estadístico que no se detiene en las diferencias entre procedimientos, porque la idea es realizar una valoración global— los resultados de todos los estudios llevados a cabo hasta la fecha sobre la artrosis de rodilla. Lo cierto es que, en vista de los convincentes datos de los que se dispone sobre las sanguijuelas, nuestro sistema de salud debería decidirse a cubrir esta terapia en los casos de la artrosis y del dolor, trastornos de los que solo en Alemania se registran cada año cuarenta mil casos, aproximadamente. En el cómputo global, las sanguijuelas constituyen la mejor terapia contra el dolor asociado a las artrosis, superando en eficacia a los medicamentos antirreumáticos, a los analgésicos y a ciertos tipos de operaciones. Sin embargo, y a pesar de que se estén aportando todas las pruebas científicas necesarias, resulta difícil vencer los prejuicios que existen frente a esta «arcaica» terapia. Esa es la razón por la que, desgraciadamente, los pacientes siguen teniendo que pagar de su propio bolsillo el tratamiento (que cuesta entre cincuenta y ciento veinte euros por sesión), mientras que el sistema de salud cubre el coste de las inyecciones ortopédicas, las artroscopias y otras intervenciones técnicas que en ningún caso han demostrado ser más eficaces.

En vista de los convincentes datos de los que se dispone sobre las sanguijuelas, nuestro sistema de salud debería decidirse a cubrir esta terapia en el caso de la artrosis y del dolor.

En Alemania se utilizan cada año medio millón de sanguijuelas. Personalmente, no conozco ni un solo caso de complicaciones graves derivadas de su uso en la naturopatía. Los efectos secundarios más habituales son los pruritos y enrojecimientos en el punto de la mordedura, ya mencionados, que desaparecen en unos días, o las hemorragias secundarias locales prolongadas, para las que es posible preparar al paciente con anterioridad a la aplicación. Sin embargo, esta terapia se encuentra contraindicada en caso de que se sufran trastornos de coagulación o se tomen fármacos anticoagulantes, por ejemplo. Los pacientes con un sistema inmunitario debilitado tampoco deben someterse a este tratamiento.

En Estados Unidos las sanguijuelas se consideran un producto sanitario, mientras que en Alemania se resolvió hace años clasificarlas como medicamentos, lo cual, desgraciadamente, obliga a superar muchos más trámites burocráticos para llevar a cabo ensayos sobre su eficacia. En cierta ocasión tuve el dudoso honor de acudir a una entrevista en el Instituto Federal de Medicamentos y Productos Sanitarios alemán (BfArM, por sus siglas originales) en Bonn junto con la empresa de cría de sanguijuelas Biebertaler Blutegelzucht. En aquella ocasión se nos pidió informalmente que realizáramos estudios amplios, con cientos o, incluso, miles de pacientes, para probar aún mejor la eficacia de la terapia. Sin embargo, cuando pregunté quién se encargaría de financiar semejantes ensayos, nuestros interlocutores se encogieron de hombros.

Ojalá que la terapia con sanguijuelas, que ha dado unos resultados tan positivos, no acabe siendo abandonada debido a semejante celo regulatorio. En cualquier caso, de aquí a que la situación se resuelva, las sanguijuelas seguirán despertando sentimientos encontrados (desde la incredulidad hasta el entusiasmo) entre los pacientes, que a menudo llegan incluso a bautizarlas con motes cariñosos. Cuando los encargados de analizar una solicitud de investigación que presentamos en su momento ante los National Institutes of Health (Institutos Nacionales de la Salud) de Estados Unidos nos confesaron que no tenían nada claro que los enfermos quisieran someterse voluntariamente a un tratamiento como este, realizamos una encuesta entre casi cuatrocientos de nuestros antiguos pacientes acerca del «factor repugnancia». El resultado fue que menos de un diez por ciento de ellos había experimentado asco antes de la terapia y que, en cualquier caso, en la mayoría aquella sensación desapareció tras la primera sesión.

La saliva de las sanguijuelas: antiinflamatoria y analgésica

Tras la publicación de mi primer estudio sobre las sanguijuelas tuve el placer de recibir la visita de una reconocida experta en la saliva de estos animales: se trataba la profesora Isolda Bascova, de Moscú, una activa y dinámica señora de ochenta años que quiso conocer de primera mano nuestra clínica de Essen y nuestras experiencias. Unos años antes aquella investigadora había aislado junto con su equipo más de treinta sustancias farmacológicamente activas en la saliva de las sanguijuelas y había publicado los resultados de su estudio en diversos informes científicos. La mayoría de las sustancias detectadas tenían efectos antiinflamatorios y analgésicos. Sin embargo, Isolda Bascova estaba convencida de que existían otras muchas más.

Al final de nuestra conversación acerca de la aplicación de las sanguijuelas, me regaló un ejemplar recién impreso de su último libro y, aunque no entendí ni una palabra del texto (que estaba en ruso), me sentí maravillado cuando vi las ilustraciones. Era evidente que en su clínica la saliva de las sanguijuelas se utilizaba para el tratamiento de muchas más enfermedades de las que abordábamos nosotros: otitis media, trastornos del hígado, insuficiencia cardíaca, gota e incluso hemorroides. Los resultados actuales de nuestra investigación no permiten llegar tan lejos, pero recientemente he sabido que, entre tanto, el equipo de Isolda Bascova ha identificado más de doscientas sustancias bioactivas en la saliva de estos animales. Así pues, las sanguijuelas nos siguen deparando sorpresas.

En la saliva de las sanguijuelas existen más de doscientas sustancias bioactivas que favorecen la circulación sanguínea y tienen efectos analgésicos y antiinflamatorios.

La probabilidad de éxito es mayor cuanto más nos acerquemos a la articulación. En el caso de la cadera, que constituye una articulación más profunda, la terapia no funciona tan bien, pero en esta zona, por suerte, la actual cirugía ortopédica es sumamente eficaz. En el caso de las artrosis de rodilla, pulgar, muñeca, hombro y tobillo, sí que solemos emplear sanguijuelas. Por desgracia, la terapia no sirve para la poliartrosis de la mano, dolencia muy frecuente, ya que el tejido conjuntivo y la grasa de los dedos son demasiado escasos como para que las sanguijuelas puedan morderlos adecuadamente y succionar en ellos (a menos que el paciente presente unos dedos muy carnosos). A los enfermos que se encuentran ingresados en nuestra clínica o que acuden al tratamiento ambulatorio les recomiendo la terapia con estos animales incluso en otros cuadros de dolor, como el de espalda o la neuralgia, siempre y cuando se haya comprobado que los demás tratamientos no mitigan suficientemente su sufrimiento.

Existe otro campo de aplicación más para esta terapia: desde principios de los años ochenta las sanguijuelas se vienen empleando con mucho éxito en la microcirugía, especialmente después de trasplantes, cuando es necesario reducir las congestiones venosas y facilitar así el riego del órgano trasplantado.

Las ventosas: el redescubrimiento de un antiguo método curativo

Así pues, la terapia con sanguijuelas demostró en su momento que era eficaz. Aquello despertó mi curiosidad: ¿existirían tal vez otros procedimientos curativos «arcaicos» que también pudiesen ser útiles? ¿Las ventosas, por ejemplo? En todas las medicinas tradicionales —del Tíbet, de China, de la India y de la Grecia y la Roma clásicas, así como en la medicina árabe y en la europea medieval— se habla de sus beneficios en el caso de dolores, mareos e inflamaciones articulares. No obstante, los escépticos ante los métodos de la naturopatía objetan que el hecho de que una terapia cuente con una larga tradición a sus espaldas no es una garantía de su eficacia.

Y esa es precisamente la cuestión: si un procedimiento existe desde hace tanto tiempo y se aplica con éxito en la medicina tradicional, ¿cabe tacharlo sin más de «superstición»? Las ventosas no son, como aseguran los críticos, «inverosímiles». El principio activo de las copas de cristal es el vacío que se crea cuando se las enfría o cuando se extrae mediante una pera el aire que contienen. De este modo, la epidermis se despega de las capas más profundas, lo que estimula la circulación sanguínea local y la corriente linfática. Las ventosas también actúan sobre vías nerviosas especiales de zonas más alejadas.

Sin embargo, aún no se cuenta con suficientes estudios que hayan analizado de forma sistemática las posibilidades de aplicación de este método. En el Hospital Moabit, un equipo de trabajo investigó, bajo la dirección de Malte Bühring, la eficacia de la técnica de las ventosas escarificadas, en la que se practica un ligero rasguño en la piel antes de colocar sobre la zona una copa, que en diez o quince minutos se llena con una mezcla de sangre y linfa. Estas ventosas pueden aplicarse en diferentes zonas de la espalda o en diversos puntos entre la nuca y las caderas. Pues bien, en aquel estudio la copa se colocó en el hombro. Lo fascinante de ese caso es que la terapia resultó eficaz en el tratamiento del síndrome del túnel

Zonas reflejas para un masaje con ventosa

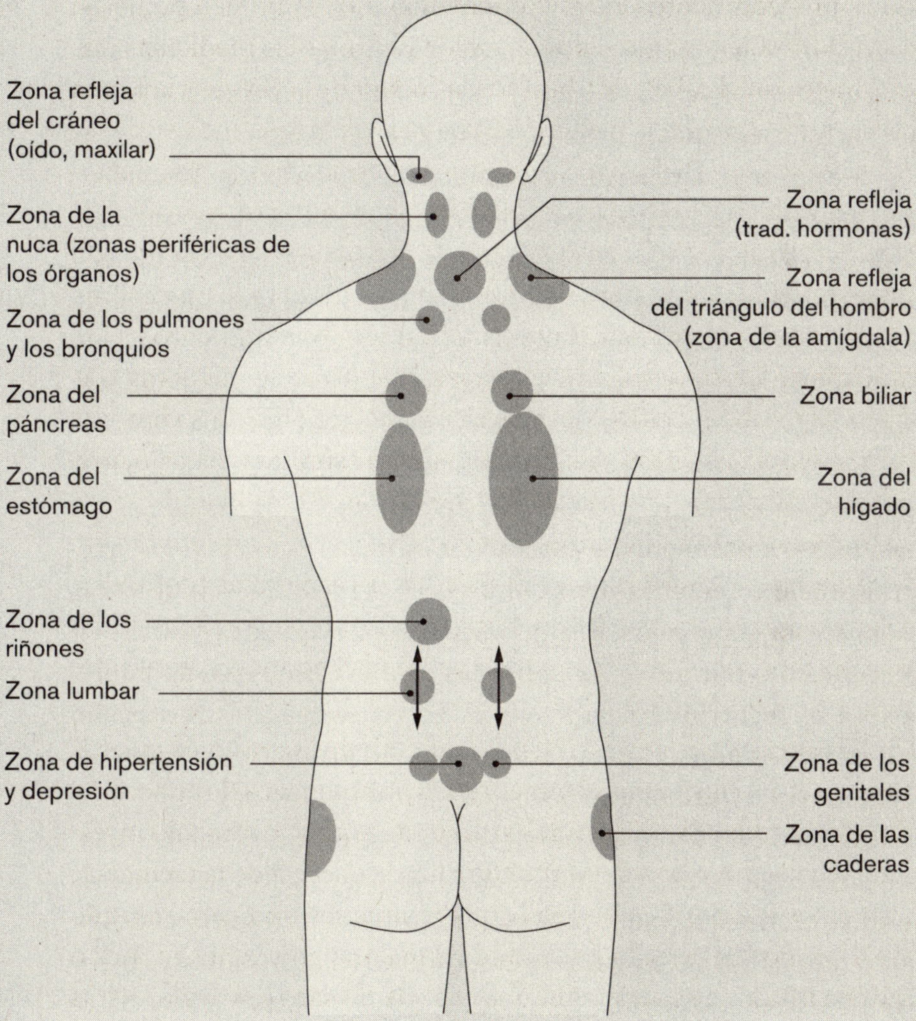

carpiano (un trastorno de la muñeca). No obstante, este tipo de resultados no son extraños en las terapias naturales. Desde el punto de vista anatómico, la existencia de este tipo de zonas reflejas, esto es, de zonas de la piel, la musculatura o el tejido conjuntivo que cubren todo el cuerpo, está probada desde hace ya muchos años. Por ejemplo, es posible sentir dolor en el omóplato debido a un cólico hepático o tener molestias en las lumbares como consecuencia de una inflamación en la vejiga. Por eso un tratamiento en el cuello o en los hombros puede tener efectos sobre las manos.

Me gustaría detenerme precisamente en la cuestión del síndrome del túnel carpiano. Esta dolencia afecta al espacio entre los huesos del carpo y una franja del tejido conjuntivo, atravesado por diferentes tendones y por el principal nervio de la mano, que se encarga de regular la sensibilidad del pulgar, del índice y, en parte, también la del dedo corazón, además de controlar varios músculos. Este canal puede estrecharse debido a lesiones, a trastornos hormonales, al reúma o a la diabetes, lo cual tiene consecuencias negativas para el nervio y acaba provocando síntomas como hormigueos por las noches y sensación de entumecimiento, así como dolor al agarrar objetos y debilitamiento muscular. A menudo esta dolencia requiere una operación. Sin embargo, lo que nosotros quisimos en su momento era tratar las molestias de una forma conservadora. Para ello, recurrimos a las ventosas, sobre las que llevamos a cabo un nuevo estudio. En él participaron dos grupos: el primero se sometió a un tratamiento con ventosas escarificadas y al segundo se le aplicó una agradable compresa caliente en el hombro. Pasada una semana, los resultados hablaban por sí solos: las ventosas redujeron drásticamente las molestias (no solo remitió el dolor, sino también la alteración de la sensibilidad). Entre tanto, otros equipos de investigadores han conseguido demostrar la eficacia de esta terapia en el caso del dolor de nuca y de espalda e, incluso, en la artrosis de rodilla.

Por otra parte, las ventosas sencillas, secas, en las que no se realiza ninguna incisión en la piel, constituyen una herramienta fácil de utilizar: cualquier persona puede adquirirlas en la farmacia o a través de Internet y aplicárselas a su pareja o a otros familiares o pedirles a estos que se las apliquen a ella. El masaje con ventosas, que tiene su origen en la medicina china, también resulta una técnica relajante y eficaz contra el dolor. En este caso, se coloca una única ventosa para crear vacío sobre la piel, en la que previamente se habrá aplicado aceite. Las ventosas escarificadas, en cambio, solo pueden ser aplicadas por un terapeuta.

El doble beneficio de las donaciones de sangre

Una vez demostrado que también las ventosas constituyen un método terapéutico serio, resulta fácil de comprender que decidiéramos llegar «hasta el final». Pensamos entonces en las sangrías, que en la medicina moderna tienen una pésima reputación. Aun cuando existen suficientes fuentes que dan cuenta de que en la Grecia y en la Roma clásicas se hacía un uso razonable y eficaz de tal técnica, lo cierto es que en los siglos XVIII y XIX buena parte de este saber había caído en el olvido. Por aquel entonces era ya habitual extraer a los pacientes medio litro de sangre por sesión (y se les sometía a varias), una tendencia que llegó a conocerse también como «vampirismo». Una conocida víctima de esta mala práctica fue el primer presidente de Estados Unidos, George Washington, que, afectado por una grave laringitis, perdió así más de un litro y medio de sangre en 1799, lo que, unido a otros factores, provocó su muerte en ese mismo año. Sus médicos pensaban que las sangrías permitirían eliminar los «malos humores» que, a su juicio, eran los causantes de la infección.

¿Tiene entonces sentido que la ciencia vuelva a investigar una terapia con una reputación tan nefasta? Hace años me detuve a analizar si una mayor o menor concentración de la sangre, es decir, una sangre «espesa» o «clara», podría tener algún efecto sobre la salud. Me había llamado la atención que existiesen tantos indicios sobre la supuesta ventaja que representa tener una sangre más diluida: un nivel bajo de glóbulos rojos se asocia, de hecho, a un menor índice de infartos de miocardio y apoplejías. Algunos investigadores estadounidenses suponían incluso que existe una relación entre la hemorragia que se produce durante la menstruación y el hecho de que las mujeres premenopáusicas sufran menos infartos y apoplejías que los hombres. Nunca llegaron a ofrecer pruebas inequívocas que respaldasen su tesis, pero lo cierto es que con el tiempo han ido aumentando los indicios que llevan a pensar que una sangría puede ser beneficiosa en el caso de las personas que presentan un exceso de glóbulos rojos. Por ejemplo, el hematólogo estadounidense Jerome L. Sullivan publicó en 1991 un artículo titulado «Blood donation may be good for the donor» («Donar sangre puede ser beneficioso para el donante»). Decidí consultar las fuentes, tal y como me habían enseñado: en la traducción de los textos de Galeno, médico de la antigua Grecia, encontré en su momento claras instrucciones sobre cómo practicar una sangría, técnica de la que se decía que estaba especialmente indicada para los pacientes con tendencia a la apoplejía, tono rojizo en la piel del rostro y sobrepeso. También descubrí una tesis doctoral de Walter Zidek —actualmente profesor de Medicina para la Hipertensión y Nefrología en el Hospital Universitario Charité— en la que se demuestra que una sangría puede reducir la tensión arterial en enfermos a los que se ha trasplantado un riñón y cuya presión sanguínea no es posible regular mediante fármacos. Inmediatamente contacté con mi compañero, que me confirmó aquellos hallazgos, aunque también me explicó que el esfuerzo que supone hacer una sangría le parece demasiado grande como para tratar con ella una hipertensión.

Sea o no un esfuerzo excesivo, cada día veía a pacientes que me preguntaban, desesperados, si existía alguna forma de reducir el número de medicamentos que estaban obligados a tomar. Aquello nos animó a iniciar un estudio sobre las sangrías, en el que distribuimos a sesenta y cuatro pacientes con problemas de hipertensión y sobrepeso en dos grupos. Los miembros de uno de ellos se sometieron a dos sangrías de cuatrocientos mililitros cada una (el cuerpo humano contiene entre cinco y seis litros de sangre), con un período de reposo de cuatro semanas entre una y otra sesión. Los del otro, mientras tanto, se mantuvieron a la espera. Los resultados fueron impactantes: seis semanas después de iniciar el estudio, la tensión arterial de los pacientes a los que se habían practicado las sangrías era muy inferior a los valores que se habrían obtenido si hubiesen tomado determinados medicamentos. ¿Qué había ocurrido?

Para descubrirlo, contacté con el hematólogo estadounidense Leo Zacharski, que unos años antes había llevado a cabo un amplio estudio sobre la aplicación de las sangrías en enfermos con trastornos graves de la circulación en las piernas (enfermedad vascular periférica). En él participaron más de mil doscientos pacientes de riesgo. Algunos de ellos se sometieron a varias sesiones de sangrías, mientras que otros no recibieron ninguna terapia complementaria. Lo que Zacharski quería era demostrar que las sangrías no solo mejoran la circulación, sino que también aumentan la esperanza de vida de este tipo de pacientes. Sin embargo, su hipótesis solo se confirmó entre los participantes de menos de sesenta y cinco años. A pesar de ello, los resultados de su investigación no me parecían decepcionantes: los médicos de la Antigüedad advirtieron ya de que esta técnica debe aplicarse sobre todo en enfermos jóvenes.

Leo Zacharski suponía que la reducción de la tensión que derivaba de la sangría no se explicaba únicamente por la disminución del volumen de líquido en las venas, sino también por la bajada del nivel de ferritina, que es la proteína que permite almacenar el hierro. Hacía ya tiempo que se sospechaba que una elevada cantidad de ferritina y de hierro puede ser perjudicial para la salud de los vasos sanguíneos. De hecho, varios estudios de equipos escandinavos habían demostrado anteriormente que un alto nivel de ferritina provoca un aumento de los infartos de miocardio y de las apoplejías. También pudimos confirmar que existe una relación entre la reducción de la tensión arterial y el descenso de esta proteína.

El exceso de hierro en la sangre es perjudicial

Son muchas las personas que, debido a una alimentación extraordinariamente rica en carne, presentan un nivel demasiado alto de ferritina. Sin embargo, los valores muy elevados de esta proteína también suelen ir asociados a un gen, el de la hemocromatosis, nada raro entre la población europea y que, si se expresa plenamente, estimula el almacenamiento de hierro y provoca graves trastornos orgánicos. Al mismo tiempo, se ha descubierto que las personas que acumulan más hierro en su organismo debido a este gen también presentan menos hierro en las células del sistema inmunitario responsables de la defensa de la cavidad bucal. Se cree que quienes presentan este gen cuentan con más ventajas para sobrevivir a las grandes epidemias de peste, dado que los agentes patógenos necesitan hierro para extenderse adecuadamente por el cuerpo. Sea como fuere, en la Edad Media este gen del almacenamiento del hierro experimentó un rápido aumento. Sin embargo, la mayor supervivencia a la peste pasó factura más tarde, por las desventajas que supone la sobrecarga de este elemento.

Se ha conseguido probar que un mayor nivel de hierro incrementa la tensión en los vasos sanguíneos y en sus capas internas (endotelio) y aumenta la oxidación de los lípidos. El exceso de hierro que se da en la hemocromatosis, enfermedad de origen genético, puede provocar también daños en los órganos. Los investigadores del equipo dirigido por el endocrinólogo estadounidense Donald A. McClain, de la Facultad de Medicina de Wake Forest, han conseguido demostrar a través de una serie de experimentos que la sobrecarga de este elemento reduce la adiponectina, una hormona que protege frente a la diabetes, y aumenta la resistencia a la insulina de las células, lo que genera un agotamiento del páncreas. Por tanto, las sangrías permiten aumentar el nivel de esta hormona, disminuir la cantidad de insulina y, en consecuencia, mejorar la regulación del azúcar. Esta relación entre diabetes y dolencias cardiovasculares podría explicar el hecho de que las mujeres en períodos anteriores a la menopausia tengan menos propensión a desarrollar diabetes y patologías vasculares como el infarto de miocardio, pero que a partir de la menopausia su riesgo sea similar al de los varones. Además, como, en vista de nuestro actual estilo de vida, es raro que suframos hemorragias importantes por alguna herida, las posibilidades de que perdamos hierro son remotas.

Es posible que la eliminación del exceso de hierro en el organismo proteja también frente al cáncer. Al valorar a largo plazo (en concreto, pasados cinco años) su estudio, Leo Zacharski comprobó que en el grupo al que se habían practicado periódicamente sangrías el nivel de casos de esta enfermedad era muy inferior. Estas llamativas conclusiones se publicaron en el *Journal of the National Cancer Institute*, acompañadas del siguiente comentario, muy positivo: «Los resultados parecen demasiado bonitos para ser verdad».

Pero volvamos ahora a nuestro propio estudio. Después de publicarlo, recibí multitud de cartas de pacientes en las que me explicaban, entre otras cosas, que habían mantenido su tensión arterial en niveles normales mientras eran donantes de sangre, pero que, a partir del momento en el que, por motivos de edad, tuvieron que dejar de serlo, habían visto como esa tensión se elevaba. Recuerdo bien el caso de un paciente que me rogó encarecidamente que le practicase una sangría porque llevaba dos años sin poder donar y en ese período había comprobado que su tensión subía. Presentaba las características que los médicos de la Antigüedad habían asociado a la «opulencia»: mejillas sonrojadas y tendencia a la sudoración (de hecho, cuando lo vi solo llevaba una camiseta, a pesar de que la temperatura exterior era baja). Acordamos entonces practicar una sangría simplemente para comprobar si servía de algo. Y sí que sirvió: la tensión arterial se redujo drásticamente.

Aquellos resultados me animaron. ¿Y si —me pregunté— utilizásemos las donaciones a modo de «sangría»? Un grupo de investigación finlandés dirigido por J. T. Salonen ya había planteado esta posibilidad en 1998. ¿Por qué no hacer el bien al tiempo que se obtiene un beneficio? ¿No sería este un ejemplo de una típica situación *win-win*, es decir, de una situación en la que todas las partes salen ganando?

Me puse en contacto con Abdulgabar Salama, profesor de Medicina Aplicada a las Transfusiones en el Hospital Universitario Charité y experto en historia de la medicina árabe. Tenía conocimientos de las sangrías a través de Ibn Sina, el legendario médico persa del siglo XI más conocido como Avicena. Poco después nos pusimos manos a la obra con unos trescientos pacientes de la Unidad de Transfusiones del Hospital Universitario Charité, a los que, siguiendo las recomendaciones legales, les aconsejamos que donasen sangre como máximo cada tres meses (en el caso de las mujeres) o cada dos (en el caso de los hombres). Durante todo un año estuvimos registrando con exactitud los valores de su presión arterial y otros factores de riesgo relacionados con las enfermedades cardiovasculares. Aproximadamente la mitad de los participantes presentaban una tensión elevada, así que lo que más nos interesaba, como es lógico, era observar su evolución a lo largo de un período en el que se sometiesen regularmente a donaciones de sangre. ¿El resultado? Cuanto mayor era la presión arterial, más evidente era su reducción.

Cuando donamos algo de sangre, nuestro organismo genera inmediatamente glóbulos rojos frescos y elásticos.

Así pues, conseguimos demostrar la eficacia de las sangrías en el tratamiento de la hipertensión. Ambos estudios recibieron el apoyo de la Fundación Karl und Veronica Carstens, que, además, hizo un llamamiento público para que se prestase más atención a esta terapia. Como en todo el mundo existe un déficit en las reservas de los bancos de sangre, parece conveniente informar a los donantes actuales o potenciales de los beneficios que este acto les aporta en términos de salud. Esto también vale para los pacientes de más edad.

Es posible, no obstante, que se deba tener en cuenta otro aspecto más a la hora de explicar la eficacia de la donación de sangre y de las sangrías en el tratamiento de la hipertensión arterial: la extracción estimula la médula ósea, de forma que esta empieza inmediatamente a fabricar nuevos glóbulos rojos. Un glóbulo de este tipo suele vivir entre ciento veinte y ciento sesenta días. Como es obvio, los jóvenes son más elásticos y flexibles que los viejos. Si practicamos una sangría, el nivel de glóbulos rojos jóvenes aumenta y el riego sanguíneo se optimiza incluso en los capilares más pequeños. Todo ello puede provocar, en último término, un descenso de la presión arterial. Así pues, la sangría es una especie de «celuloterapia» puesta en marcha por el propio cuerpo.

En general, queda aún mucho por descubrir en el terreno de la circulación sanguínea, como ha puesto de manifiesto un ensayo clínico con ratones en el que los ejemplares de mayor edad recibieron una transfusión de sangre de los ejemplares jóvenes y se observó que con ello se ralentizaba la pérdida de las funciones cerebrales y se ponía freno a la atrofia de las neuronas. Se piensa que en la sangre más vieja existe un factor de envejecimiento, la ß2 microglobulina, que puede reducirse mediante las transfusiones. Es posible incluso que se pueda manipular este factor también mediante las sangrías, aunque hasta ahora no hayamos conseguido demostrarlo.

Sin embargo, la reducción de la ferritina no está indicada para todos los enfermos de cardiopatías. De hecho, debe descartarse sobre todo en el caso de los afectados por insuficiencias cardíacas, a los que, dados los problemas de suministro de oxígeno que sufren, es conveniente incluso administrarles inyecciones de hierro. En cambio, la aplicación regular de sangrías resulta beneficiosa para aquellas personas que presentan hígado graso, una afección cada vez más frecuente y no necesariamente inofensiva, que con este método se reduce. No obstante, sería aún mejor que estos pacientes siguieran una dieta vegetariana pobre en hierro, consejo que es extensible a muchos de quienes presentan hipertensión arterial. Para ellos, las medidas terapéuticas prioritarias serían seguir una dieta más sana, perder peso, moverse más y bajar su nivel de estrés. Las sangrías no deben ser una excusa para no cambiar de estilo de vida.

El caso de un paciente con riesgo de sufrir una apoplejía

Cuando perder sangre significa ganar algo a cambio

Como si tuviera «pequeñas bolas de algodón» en la cabeza: así describía una dentista de poco más de sesenta años lo que sintió cuando se le obstruyó una vena cerebral de gran tamaño. Le costó encontrar las palabras para hablar de aquella experiencia. Su tensión máxima subió a doscientos treinta (en lugar de mantenerse en el valor normal, de ciento veinte). La paciente sufría estrés en diferentes ámbitos de su vida: su consulta estaba pasando por problemas económicos, su marido había cargado sobre ella toda la responsabilidad de la familia y su hija pequeña participaba en competiciones deportivas a las que era necesario acompañarla. Sencillamente, aquello era demasiado.

Tras sufrir un principio de apoplejía, la paciente tuvo que pasar varios días ingresada. Una vez que recibió el alta, acudió a su cardiólogo para tratar de controlar su tensión arterial, pero sus intentos fueron en vano. Durante seis meses estuvo probando todos los medicamentos posibles con el fin de mejorar su estado. Finalmente, un médico que trabajaba en el laboratorio de analíticas del Hospital Universitario Charité le aconsejó abordar su problema de forma global. Así fue como llegó a nuestra Unidad de Medicina Mente-Cuerpo.

Empezamos por reducir los elevados valores de aquella odontóloga practicándole una sangría para activar la creación de nuevos glóbulos, que, al ser aún flexibles, se deslizan mejor a través de las venas de pequeño tamaño. Otro efecto de esta terapia es la disminución de la proteína responsable del almacenamiento del hierro, cuyo exceso contribuye a endurecer las paredes vasculares y a hacerlas menos elásticas. En dos ocasiones (dejando entre ambas un período de reposo de seis semanas) le extrajimos quinientos mililitros de sangre, lo que se tradujo en una evidente bajada de la presión arterial.

Además, nuestro equipo de la Unidad de Medicina Mente-Cuerpo le enseñó a la paciente cómo modificar sus hábitos. Es imposible eliminar totalmente el estrés de nuestra vida, pero está en nuestras manos hacernos conscientes de su presencia y encontrar una nueva forma de lidiar con él. Además, aunque pueda parecer sencillo, ayudamos a la paciente a acostumbrarse a decir «no»: redujo a la mitad su horario laboral, contrató a otro empleado, empezó a practicar chi kung (un tipo de ejercicio que, al no exigir resultados, no le provocaba ningún estrés adicional) y reunió el valor suficiente para poner límites a su familia. Al principio, su marido hacía comentarios del tipo «desgraciadamente, mi abrigo todavía está en la tintorería porque los jueves mi mujer nunca está en casa...». Pero con el tiempo todos comprendieron que era necesario que la paciente mirase por sí misma si quería recobrar su salud. Se tomó tiempo para ella, recuperó antiguas amistades, se sometió a sangrías con regularidad y siguió un tratamiento de musicoterapia.

Hoy en día, cuando siente que el estrés vuelve, recurre a una meditación «exprés» apoyada en la respiración, que consiste en inspirar, contar de forma regresiva de diez a uno y, una vez finalizada esta cuenta atrás, espirar. Además, si el día ha sido especialmente difícil, por la noche se toma un baño con aceite de lavanda. Ha comprobado que, de este modo, su presión arterial se reduce inmediatamente en diez puntos. En la actualidad su tensión es, de media, de 140/80. Casi perfecta.

Los mayores sí que saben

La palabra «anemia» tiene connotaciones negativas en nuestra vida cotidiana, que son totalmente lógicas en aquellas personas que, por sufrir importantes hemorragias durante la menstruación o donar sangre con regularidad, pueden presentar un déficit de hierro, sobre todo si se trata de mujeres jóvenes. Pero el hierro de nuestro organismo es la típica arma de doble filo: si sus valores son insuficientes y aparece la anemia, resulta peligroso, pero si su nivel es excesivo también da lugar a otros inconvenientes no menos importantes. En general, en nuestras sociedades occidentales del bienestar, la falta de hierro es muy poco frecuente. En cambio, en los países que sufren desnutrición supone un grave problema.

Cuando me detuve a analizar diversos estudios sobre los tres grandes elementos en torno a los que giran las terapias tradicionales (las sanguijuelas, las ventosas y las sangrías) me di cuenta de que también los médicos de hace cientos de años eran capaces de aplicar procedimientos muy eficaces (dentro de las condiciones técnicas con las que contaban, claro). Siempre merece la pena revisar estos métodos ancestrales, a pesar de que en el panorama científico actual no despierten curiosidad, precisamente por la escasez de patrocinadores. Hoy en día lo pasado se rechaza por considerarse que se ha quedado anticuado o ha sido superado. Leo Zacharski me confesó que en sus publicaciones pone a propósito en un primer plano el tema de la reducción de la ferritina: «Cuando escribes sobre sangrías, te quedas fuera —me advirtió—. Nadie quiere oír hablar de ellas». En su momento me pareció exagerado, pero con el tiempo descubrí que tenía razón. Cuando envié mi artículo a varias revistas especializadas, recibí una negativa tras otra. Me daban a entender con toda claridad que, efectivamente, los datos científicos que aportaba eran impresionantes, pero que nadie iba a creerse que una terapia tan «anticuada» tuviera cabida en la medicina moderna.

El público, sin embargo, reaccionó de una forma completamente distinta. Cuando, por ejemplo, publicamos un anuncio en el periódico *Westdeutsche Allgemeine Zeitung* para encontrar voluntarios para nuestro primer estudio sobre las sangrías, casi no dimos abasto ante el número de solicitudes recibidas. Este tratamiento ha encontrado una excelente acogida y se ha consolidado como una nueva posibilidad terapéutica útil y prometedora. Sin embargo, siempre recomiendo contar con el acompañamiento de un médico que se encargue de examinar los valores obtenidos.

El agua como medicamento

La hidroterapia

Desde mi más tierna infancia, las curas con agua inventadas por Kneipp, que forman parte de la actual hidroterapia, han estado presentes en mi día a día. No en vano, mi padre y mi abuelo eran médicos especializados en este tipo de tratamientos. Para mí, vivir entre chorros y baños de agua fría era de lo más normal, aun cuando no acabara de comprender por qué mi padre seguía bañándose por las mañanas en el jardín, en el agua helada de nuestra piscina, incluso en noviembre, a las puertas del invierno: es algo que yo no habría hecho ni por todo el oro del mundo.

Aquella fue la época dorada de la medicina termal en Alemania. En mi pequeña ciudad balneario, Bad Waldsee, pero también en localidades como Essen, existían parques con piscinas en las que los vecinos podían realizar sus paseos en agua. Las asociaciones locales de fomento de los tratamientos de Kneipp velaban por la conservación de la hidroterapia y la transmitían de generación en generación. Sin embargo, cuando concluí mis estudios de Medicina todo cambió: si hasta los años ochenta y noventa se consideraba normal que cualquier hospital dispusiera de una unidad de fisioterapia e, incluso, de hidroterapia, con el tiempo ambas disciplinas se vieron rápidamente relegadas a un segundo plano. Las bañeras se eliminaron y las áreas de tratamiento mediante chorros de Kneipp fueron acumulando polvo, hasta que acabaron reconvirtiéndose definitivamente en espacios para endoscopias, exámenes de pulmones y otras pruebas diagnósticas.

Por desgracia, la fisioterapia y la hidroterapia han ido desapareciendo de nuestros hospitales.

El agua: probablemente, el remedio más antiguo del mundo

El agua es uno de los remedios más antiguos del mundo. En Roma, las termas tenían una disposición clásica. El circuito empezaba por una sala de agua caliente (el *caldarium*), a la que había que entrar con zuecos de madera, ya que en ella el suelo alcanzaba temperaturas de hasta cincuenta grados centígrados. En esa zona había bañeras de agua caliente para empezar el proceso. Después se pasaba a una zona intermedia, desde la que se accedía al *frigidarium*, donde había una piscina de agua fría utilizada para bajar la temperatura del cuerpo. En el baño frío de las Termas de Caracalla, en Roma, se instalaron mil seiscientos asientos de mármol, que permitían disfrutar sentados de la terapia. En los grandes centros termales de la Antigüedad también existían baños de vapor sin agua líquida, parecidos a nuestras modernas saunas, así como salas de masajes y consultas médicas.

En la Edad Media se construyeron baños de vapor y de agua también en la Europa del Norte, una novedad que importaron los caballeros y los soldados de las Cruzadas. Sin embargo, las enfermedades infecciosas, como la peste o la sífilis, así como las excomuniones de la Iglesia católica, que no podía ver ni en pintura la alegre agitación de las casas de baño, determinaron que aquellos establecimientos fueran echando el cierre, uno tras otro. No fue hasta el Barroco cuando se redescubrió el poder curativo del agua, gracias a Hahn padre y a Hahn hijo, dos médicos de Silesia. El segundo, Johann Siegmund Hahn, escribió en 1783 la obra *Unterricht von Kraft und Würckung Des Frischen Wassers In die Leiber der Menschen, besonders der Krancken Bey dessen Innerlichen und äusserlichen Gebrauch* («Lección acerca de las propiedades y los efectos del agua fresca sobre el cuerpo humano, especialmente en su uso interno y externo por parte de los enfermos»), que unos cien años más tarde sirvió de inspiración a Sebastian Kneipp, por aquel entonces estudiante de Teología.

El agua es el medio que mejor transporta el calor y el frío. Cuando está caliente, relaja la musculatura, estimula la circulación sanguínea y eleva la temperatura corporal. De ello se derivan numerosas consecuencias positivas: se activan las células responsables de la defensa del organismo y se liberan hormonas y otras sustancias químicas transportadoras de las señales. Los estímulos fríos en forma de agua, en cambio, reducen el dolor y la inflamación. Como los vasos sanguíneos se contraen y el cuerpo se defiende, se produce un marcado efecto de estímulo-reacción, con consecuencias sobre todo el metabolismo. Por eso lo más eficaz es utilizar aplicaciones de agua que alternen el calor y el frío.

Redescubriendo la hidroterapia de Kneipp

La medicina de Kneipp dejó de estar de moda en los años ochenta y noventa del siglo pasado. Carecía, por ejemplo, del exotismo de la acupuntura, modalidad cada vez más en auge. En aquella época se hicieron enormes esfuerzos para cambiar su imagen: se crearon retratos del padre Kneipp al estilo pop de Andy Warhol e incluso se inventaron términos para el márketing, como *kneippness* («kneippedad»). Sin embargo, aquella estrategia no sirvió de mucho. Kneipp se consideraba ya desfasado y siguió percibiéndose así, al menos entre las nuevas generaciones. Si en mis clases mostraba imágenes de personas caminando en el agua y preguntaba a los estudiantes si conocían aquella terapia, pocos de ellos respondían afirmativamente.

Lo más eficaz es utilizar aplicaciones de agua que alternen el calor y el frío.

Kneipp ya no cuenta con ningún grupo de presión en el terreno de la medicina. Y es una pena. Lo que ocurrió en su momento es que el precio de las terapias de Kneipp en las consultas médicas y en los hospitales era ridículamente bajo, pero los costes de la mano de obra y del agua cada vez fueron incrementándose más. Al final, con cada tratamiento de este tipo tanto las clínicas como los médicos perdían dinero, así que las últimas duchas de chorros y baños que quedaban acabaron por desaparecer, salvo los que existían en los centros de rehabilitación y en las clínicas de naturopatía. En mi época de médico residente bajo las órdenes de Malte Bühring, en el Hospital Moabit, ofrecíamos a cada paciente al menos una sesión (y, si era posible, dos) de hidroterapia al día. Y esa sigue siendo la política del Hospital Immanuel de Berlín, en el que se emplean fajas para el pecho y el abdomen, duchas de chorros diseñadas para los muslos y las rodillas, baños para pies o para el cuerpo completo y diferentes compresas húmedas, a veces combinadas con hierbas medicinales.

En la práctica cotidiana, la terapia de Kneipp tiene excelentes resultados cuando se utiliza como tratamiento complementario. El primer estudio clínico que llevé a cabo versaba precisamente sobre la hidroterapia. En él, pedimos a una serie de enfermos con insuficiencia cardíaca que llevasen a cabo dos sesiones diarias de hidroterapia de Kneipp en su propia casa, con instrucciones específicas sobre cómo aplicar las fajas y los chorros para rodillas y muslos. El tratamiento duró seis semanas. La mitad de aquellos pacientes, elegidos al azar, comenzó inmediatamente la terapia; los demás, en cambio, la realizaron entre la séptima y la duodécima semana del estudio. De este modo podíamos comparar ambos grupos en dos períodos diferentes. No solo analizamos su calidad de vida, sino también su rendimiento en un ergómetro tipo bicicleta, además de la evolución de su presión arterial y su pulso. En la fase del estudio en la que se practicó la hidroterapia, observamos una mejora de la calidad de vida y una reducción de las molestias, e incluso un menor incremento del número de pulsaciones, lo cual, en el caso de los pacientes con insuficiencia cardíaca, es un importante indicador del éxito de la terapia. Aunque se trataba de un ensayo pequeño, aportó la primera evidencia de los resultados de la terapia de Kneipp.

La hidroterapia es un eficaz tratamiento complementario en el caso de la insuficiencia cardíaca.

También el investigador japonés Chuwa Tei y su equipo han descrito los efectos positivos del agua, del vapor y del calor. En Japón, las casas de baños públicas (*sentōs*) gozan de una larga tradición, y a los enfermos con insuficiencia cardíaca se les aplica una terapia especial de sauna (la terapia *waon*), en la mayoría de los casos con sesiones diarias de más de quince minutos a sesenta grados centígrados. En el primer y llamativo estudio del equipo de Tei acerca de la eficacia de este tratamiento, incluso los pacientes que tenían un catéter en el ventrículo derecho entraron en la sauna. Los resultados de aquella investigación demostraron que este tratamiento, aplicado a diario, mejora considerablemente el funcionamiento del corazón. Mediante el calor, se genera una vasodilatación y la presión arterial desciende. En consecuencia, el corazón no tiene que esforzarse tanto y se facilita la respiración del paciente.

Sin embargo, a pesar de estos prometedores resultados, la hidroterapia y la hidrotermoterapia aún no han encontrado cabida en la cardiología occidental, lo cual se debe no solo a las bajas tarifas que se aplican en este ámbito, sino también a la falta de tradición de las terapias con agua en los países anglófonos. En 1996 presenté en un congreso internacional sobre medicina complementaria las conclusiones de mis investigaciones sobre la hidroterapia. Cuando concluí mi conferencia, un médico británico se levantó de su asiento y comentó, en un tono algo provocador, que también en el Reino Unido la gente suele lavarse cada mañana, pero que allí a nadie se le ocurre llamar a eso «terapia». En el limitado tiempo del que disponía, intenté explicarle algunas cosas sobre estímulo y reacción y la alternancia de calor y frío, pero no creo que lo convenciera. Así, la terapia con agua que propuso Kneipp sigue siendo todavía una particularidad de Alemania o de los países germanoparlantes.

Por qué tener los pies calientes ayuda a conciliar el sueño

¿Alguna vez te has parado a pensar que tal vez duermas mal porque tienes los pies fríos? Eso es lo que demostraron, en 1990, Kurt

Kräuchi y su equipo del Hospital Universitario de Basilea. La revista científica *Nature* se tomó sus resultados tan en serio que incluso se hizo eco de ellos. Según aquel estudio, mientras que cuando tenemos los pies calientes tardamos de media diez minutos en dormirnos, con los pies fríos necesitamos veinticinco minutos. Esta enorme disparidad de tiempo se explica por las diferencias en el riego sanguíneo que se dan en los pequeños vasos que proporcionan alimento a nuestros tejidos y en los vasos periféricos que influyen en la cascada de sustancias químicas transportadoras de las señales que nos inducen el sueño. Por eso, no está de más recurrir a la bolsa de agua caliente, aunque es aún mejor sumergir los pies en agua caliente antes de irse a dormir. El efecto de estas medidas puede reforzarse si, además, tomamos suplementos a base de plantas como la mostaza (¡pero cuidado con las dosis!) o el jengibre.

Cuando tenemos los pies calientes tardamos diez minutos de media en dormirnos, pero con los pies fríos necesitamos veinticinco minutos.

Con todo, si lo que queremos es prevenir enfermedades, en general, y entrenar nuestro sistema inmunitario, es mejor recurrir a la alternancia entre frío y calor, empleando chorros, baños o fajas de diferentes temperaturas, que son más eficaces que las aplicaciones puramente calientes. En la República Democrática Alemana, donde la hidroterapia gozaba de gran prestigio, una serie de estudios realizados en los años setenta probaron que los escolares que iban regularmente a la sauna sufrían menos infecciones y presentaban un menor absentismo en el colegio. También demostraron que andar en el agua tiene efectos positivos sobre el sistema inmunitario. El famoso ejercicio que consiste en caminar en agua fría levantando bien las rodillas no persigue el objetivo de enfriar los pies, evidentemente, sino de conseguir que se calienten una vez finalizado el tratamiento, ya que después de la caminata los vasos de las extremidades inferiores se dilatan como consecuencia de una reacción fisiológica. Estas señales enviadas al sistema inmunitario crean defensas frente a los enfriamientos. Aún no se sabe muy bien por qué tener los pies fríos provoca resfriados, pero todos nosotros conocemos este fenómeno. Las mujeres suelen relacionarlo también con las cistitis, enfermedad para la que un baño de pies con agua caliente o una caminata por el agua fría constituyen un buen tratamiento.

En la terapia de Kneipp también desempeña un papel importante el establecimiento de la dosis adecuada. Las personas que son especialmente sensibles al frío y que siempre tienen los pies o las manos helados se adaptan mejor si durante la primera semana solo tienen contacto con el agua caliente y no empiezan hasta la segunda semana con las duchas de agua a diferentes temperaturas o las caminatas sobre la hierba cuajada de rocío con los pies descalzos. En estos casos, una exacta autoobservación resulta muy útil. Tal vez hayas vivido ya la siguiente experiencia cuando has acudido a una sauna: si se permanece mucho tiempo en ella o se realizan demasiadas sesiones, lo que se provoca es justo el efecto contrario al deseado, y al día siguiente se empieza a sentir fatiga o a sufrir los primeros síntomas de un resfriado. El encanto de los métodos de Kneipp reside precisamente en que muchos de ellos son idóneos para que el paciente se los aplique por sí mismo, lo cual, no obstante, exige asumir la responsabilidad sobre la propia salud y estar dispuesto a cuidarse.

Muchos de los métodos de Kneipp son idóneos para que el paciente se los aplique por sí mismo.

Cómo aplicar la terapia de Kneipp en la ducha

Cada mañana, después de tomar una ducha caliente, me aplico un chorro de agua fría por todo el cuerpo, recorriéndolo en sentido ascendente: empiezo por la cara externa del pie derecho, continúo subiendo hacia la ingle y después vuelvo a bajar por el lado interno. Acto seguido, paso al pie izquierdo y voy subiendo por la pierna correspondiente. Siempre aplicando el mismo principio, me mojo los brazos. Después describo movimientos circulares sobre el tórax y la cara y acabo con un chorro sobre la espalda. Si me siento cansado o incluso exhausto, me conformo simplemente con un pequeño chorro sobre las rodillas (que, además, suele ser un buen remedio contra el dolor de cabeza).

Estas medidas de la terapia de Kneipp, tan fáciles de aplicar, son excelentes como medio de prevención, incluso en el caso de los niños. En las guarderías Kneipp, creadas por la Liga Kneipp, los pequeños aprenden a cuidarse con poco esfuerzo. Por su parte, el profesor de Naturopatía Benno Brinkhaus, compañero del Hospital Universitario Charité, intenta integrar estos recursos en el tratamiento de los pacientes de más edad, en la mayoría de los casos multimórbidos, es decir, con varias patologías que se refuerzan entre sí.

Así pues, según demuestran los diferentes estudios y las experiencias clínicas, la terapia de Kneipp no está en absoluto anticuada, sino que se trata de una opción de lo más actual. En ella no solo se cuenta con el principio estímulo-reacción, sino también con el de la autoeficacia, con el de una relación constante y mejor con la propia salud. Además, a la mayoría de las personas les gusta el agua. Lo importante sería, pues, difundir en los balnearios y centros termales más información sobre esta terapia, porque, desde luego, lo que no es sano es pasarse una hora entera nadando en agua caliente o hacer cuatro sesiones de sauna con calefactor de piedras tras un duro día. No es casualidad que el personal que supervisa los baños de Kneipp cuente con una formación específica y fundamentada.

La terapia con agua da mejores resultados que los medicamentos

En el Hospital Immanuel de Berlín aplicamos los tratamientos de Kneipp como terapia complementaria para pacientes que padecen dolores, trastornos del sueño, cuadros de agotamiento o estrés, depresiones, cardiopatías crónicas o enfermedades del sistema circulatorio. En los casos de presión arterial alta, precisamente,

Aplicación de chorros por todo el cuerpo

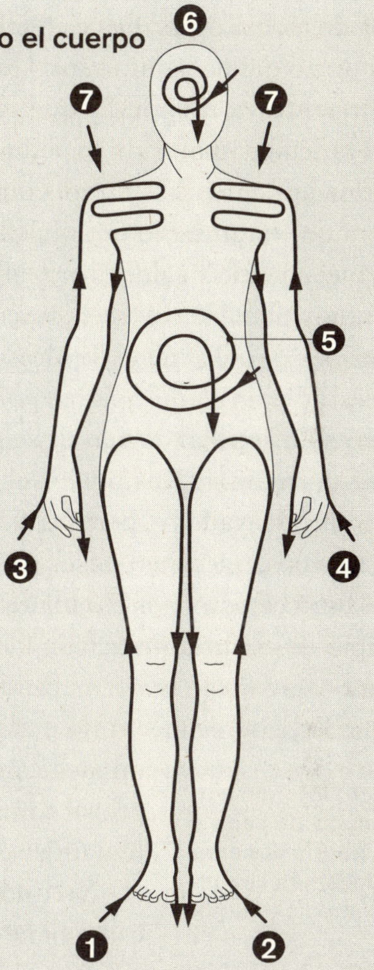

1. Empieza por la cara externa de la pierna derecha. Después, ve pasando el chorro de agua por los glúteos y las caderas y llega finalmente a la cara interna de la pierna. Desde ahí, ve bajando.
2. Repite el procedimiento en la pierna izquierda.
3. Pasa ahora al brazo derecho: desplaza el chorro de agua desde el dorso de la mano hacia arriba, hasta que alcances el hombro. Desde allí, deja que el agua moje la mitad derecha del cuerpo, tanto por delante como por detrás, y sigue bajando para llegar a la palma de la mano derecha.
4. Repite el procedimiento en el brazo izquierdo.
5. Recorre la barriga con el chorro de agua, describiendo círculos en el sentido de las agujas del reloj.
6. Pasa el chorro por la frente y la cara, describiendo también círculos en el sentido de las agujas del reloj.
7. Termina aplicando un chorro en la espalda.

Las normas son sencillas:

- Ve siempre de derecha a izquierda, de fuera adentro y de abajo arriba.
- Utiliza un chorro de agua (en lugar de la típica lluvia que sale de las alcachofas de ducha).
- Mantén la temperatura del agua como máximo a diez grados.
- Moja con agua fría únicamente las zonas cálidas de la piel.
- Procura que la operación sea rápida: aplica el agua solo hasta que empieces a sentir un hormigueo o hasta que la piel se enrojezca.
- Al alternar las temperaturas, recuerda que debes empezar con el calor y concluir con el frío.
- Si es posible, evita secarte el cuerpo.

se pone en evidencia la extraordinaria eficacia de las aplicaciones con agua, que, en las crisis graves de hipertensión, permiten reducirla de forma específica y efectiva. Para ello, se debe sumergir el antebrazo del paciente en un lavabo con agua que se encuentre a la temperatura corporal y que se irá calentando hasta el límite de tolerancia, establecido en cuarenta y dos grados centígrados, aproximadamente. Esta terapia también puede aplicarse en casa.

Para un tratamiento prolongado de la hipertensión arterial, la alternancia de frío y calor es muy eficaz, como demostró, hace unos veinte años, el médico especialista en rehabilitación Christoph Gutenbrunner, de la Facultad de Medicina de Hannover, en un apasionante estudio en el que analizó pormenorizadamente la evolución de la presión arterial de más de seiscientos pacientes que se sometieron a una cura de Kneipp. Resultó que aquellos que presentaban valores muy elevados experimentaron una considerable reducción de los mismos, mientras que los que tenían niveles demasiado bajos (y, por tanto, trastornos circulatorios) observaron un aumento: el principio de estímulo-reacción facilitó la autorregulación del organismo y favoreció la normalización de los diferentes estados de partida. Este doble efecto no podría haberse obtenido jamás con un medicamento, ya que los fármacos siempre se concentran en un solo objetivo, en una única dirección.

El efecto logrado con la alternancia de calor y frío no podría haberse obtenido jamás con un medicamento.

No dudes en incorporar a tu día a día estas beneficiosas aplicaciones del agua. Para ello, no necesitarás de gran cosa: bastará con agua fría y con una alcachofa de ducha que pueda adaptarse para que por ella salga un chorro firme. En cualquier tienda especializada en bricolaje encontrarás modelos baratos. Para los baños de pies tan solo necesitarás un barreño. Aplicarse un chorro de agua fría por las mañanas, después de una ducha caliente o templada, es maravilloso. Según la constitución de cada cual, se puede contemplar la posibilidad de mojarse solo hasta la rodilla. Si sigues este tratamiento a diario, notarás como te reactivas. Al principio te resultará difícil soportar el agua fría en la zona de la pelvis y los genitales o en la espalda, pero después de un tiempo incluso echarás de menos su efecto estimulante o refrescante. Lo ideal es que el agua se mantenga por debajo de dieciocho grados. Aplicada en la cara, te resultará especialmente refrescante.

Durante los fines de semana o las vacaciones, es decir, cuando dispongas de más tiempo, también puedes aplicarte fajas en el pecho o en el abdomen para conseguir una sensación intensa y, al mismo tiempo, relajante. De hecho, nuestros pacientes aseguran que con estas compresas han vivido algunas de las experiencias que más les han impresionado. En este caso, se trata de envolver el tronco en tres capas: primero con pañuelos fríos y húmedos de lino, a continuación con un paño intermedio de algodón y finalmente con una manta de lana. Pasados unos minutos, se produce una agradable sensación de calor. Por decirlo así, el cuerpo se «estofa» dentro de la faja. Muchos sienten tal relax que se quedan dormidos. Sin embargo, hay que tener cuidado: antes de empezar, se debe comprobar que los pies están calientes, ya que, de lo contrario, no se obtendrá el efecto deseado. Si los pies se encuentran fríos, se pueden sumergir en un baño cálido o calentarlos practicando algún deporte o movimiento.

Cuando se padecen trastornos del sueño, la primera medida a la que hay que recurrir es el baño de pies con agua caliente. En todo caso, provocará muchos menos efectos secundarios que los medicamentos y, a menudo, logrará, además, el propósito perseguido. Por otra parte, si dispones de un jardín, prueba a caminar sobre la hierba húmeda de rocío en primavera y otoño o sobre la nieve en invierno. Kneipp aseguraba que en estos casos lo que hay que hacer es imaginar que durante toda la noche las estrellas han brillado sobre ese prado...

El fortalecimiento: por mal que suene esta palabra en Alemania (recuerda a la instrucción y la ideología de la época nazi), nos viene de perlas cuando hablamos de prevenir enfermedades, ya que los estímulos y los retos, en realidad, nos fortalecen, como recogió el ilustrado ginebrino Jean-Jacques Rousseau en su obra *Emilio o la educación*, en la que alababa esta idea y, con ella, los hábitos de caminar descalzo, dormir sobre un colchón duro y experimentar hambre, sed, cansancio y frío. En nuestra actual sociedad del bienestar podemos alegrarnos de que no tengamos que exponernos a semejantes estímulos vitales. Por eso precisamente es tan importante que el organismo se enfrente a ciertos retos, aunque, eso sí, siempre en la justa medida.

Las terapias con agua de Sebastian Kneipp se encuentran, en mi opinión, entre las más eficaces que el paciente puede aplicarse a sí mismo.

Una valiosa renuncia

El ayuno como potenciador de la autocuración

«There is no love sincerer than the love to food»: no hay amor más sincero que el amor por la comida, aseguraba el dramaturgo George Bernard Shaw, que era vegetariano. Y, sin embargo, el hambre puede ser nuestro mejor aliado. Para ayudarte a entenderlo, primero explicaré un par de cosas sobre la importancia de la nutrición.

Es cierto que no existe un consenso sobre cuántas de las grandes enfermedades crónicas propias del mundo occidental y, cada vez en mayor medida, también de Asia y África podrían evitarse mediante una alimentación correcta. Sin embargo, una cosa es segura: serían muchas. Con ello me refiero a la artrosis, a las inflamaciones reumáticas, a la hipertensión arterial, a la diabetes *mellitus*, a la demencia, al infarto de miocardio y a la apoplejía, así como a los numerosos casos de cáncer que aumentan cada año y que llenan las camas de los hospitales y las consultas de los médicos.

En la actualidad, la nutrición y la prevención constituyen dos temas extraordinariamente importantes, aunque también muy ingratos. El problema, como dirían los especialistas, es la «gratificación aplazada»: ¿qué le importa a un adolescente o a un joven la posibilidad de que dentro de cincuenta años sufra una apoplejía? Y si la patología da la cara cuarenta y ocho años más tarde, evidentemente ya será demasiado tarde para hacer algo. No existe ningún tema en el que resulte tan evidente la necesidad de despertar conciencias. Créeme: tu nutrición va a determinar si en la segunda mitad de tu vida estarás sano o enfermo o, incluso, si morirás prematuramente.

Una nutrición correcta nos protege frente a las enfermedades

El otro factor que explica que este debate resulte tan complicado son las afirmaciones contradictorias que lanza la «ciencia». En el sector de la alimentación son muchos los grupos de presión y las instituciones pseudocientíficas; además, la industria arroja cortinas de humo para que se extienda la sensación de que nadie sabe exactamente qué es lo que debemos considerar sano. Pero se trata de un error. Si analizamos todas las investigaciones —experimentos de laboratorio, ensayos con animales, recogida de datos epidemiológicos, ensayos clínicos y experiencia sobre el terreno—, comprobaremos que no existen dudas acerca de lo que es una alimentación saludable. Eso sí, cada uno de estos cinco tipos de investigaciones presenta sus debilidades. Por eso los resultados se tergiversan. De hecho, se ha llegado incluso a utilizar un estudio concreto de población para asegurar que las grasas animales «tampoco son taaaaan» dañinas.

Tu nutrición puede determinar si en la segunda mitad de tu vida estarás sano o enfermo.

No es serio: a partir de una única encuesta poblacional como la que se citó en aquel momento resulta imposible deducir si el interrogado está siguiendo una alimentación sana. Imagínate: en un día concreto de un año concreto se le pide a un paciente que responda a un cuestionario sobre su nutrición. Puede ocurrir que en ese momento el enfermo esté de mal humor o que en los últimos días no se haya alimentado especialmente bien y prefiera pasar este detalle por alto, así que cuenta una mentirijilla. Tal vez no preste atención a lo que come o no tenga ni idea de los ingredientes que se ocultan en sus comidas, porque suele almorzar en restaurantes o comedores de empresa o porque en casa es su mujer quien se encarga de cocinar.

Y, a pesar de ello, si veinte años más tarde este paciente sufre un infarto de miocardio, se rescata el cuestionario y a partir de él se concluye que la comida podría tener alguna influencia en lo ocurrido. No es difícil comprender que este método induce fácilmente a errores. Pero tampoco los experimentos en laboratorio y los ensayos con animales son claros. Gracias a la investigación de la farmacología sabemos que solo entre un diez y un veinte por ciento de todas las sustancias que en un primer momento parecen ser positivas cumplen al final los requisitos necesarios para obtener una autorización. ¿Por qué en el caso de los alimentos debería ser diferente?

Por eso tenemos que analizar todos los datos, incluyendo los procedentes de la experiencia sobre el terreno y del sentido común. La dieta más sana es la vegetariana o la vegana, que utilizan ingredientes como las lentejas, las alubias, el arroz, las espinacas o las zanahorias. Sin embargo, ¿has visto alguna vez un anuncio de brócolis en prensa o en televisión? El negocio está, sobre todo, en los productos procesados grasientos, salados o dulces, que seducen con sus envases de colores llamativos. Y como en este sector fluye el dinero suficiente para la investigación, también hay estudios que parecen probar que tales alimentos son inofensivos o que presentan beneficios adicionales. Así, por ejemplo, se llega a argumentar que los refrescos de cola son saludables porque contienen mucha agua.

Pero volvamos al principio: ¿cuáles son los alimentos realmente saludables?

Lo que más perjudica al cuerpo es el exceso de alimentación

Las primeras respuestas a esa pregunta las obtuve en mi época de médico residente en la Unidad de Naturopatía de Berlín, que dirigía por aquel entonces el catedrático Malte Bühring. Ya en mi primer día de trabajo, allá por marzo de 1999, me encontré con una gran sorpresa: yo venía directamente de la Unidad de Cardiología, donde salvábamos vidas mediante catéteres cardíacos, medicamentos de última generación, operaciones e intervenciones de medicina intensiva, esto es, mediante todo el repertorio de la medicina de alta tecnología. Sin embargo, cuando llegué a mi puesto me encontré en una habitación de hospital en la que no había ni rastro de todo aquello. En ella, dos pacientes, ambos hombres, estaban almorzando. Uno de ellos tomaba un pequeño plato de sopa de verduras de un color claro, mientras que el otro masticaba lentamente pequeñas rebanadas de pan de pueblo, acompañadas de un poco de leche. El primero estaba ayunando, por prescripción del médico Otto Buchinger, uno de los creadores del ayuno terapéutico, y el otro hacía lo mismo, pero siguiendo el método de Franz Xaver Mayr, especialista austríaco en medicina termal. A pesar de la escasa comida que estaban ingiriendo, ambos enfermos tenían un buen aspecto y explicaban entusiasmados como, en los pocos días de ayuno que llevaban, habían ido disminuyendo sus trastornos.

Los detractores de este método argumentan que el ayuno es antinatural. Y es cierto: a lo largo de la historia de la evolución, la búsqueda de alimentos ha sido siempre nuestro principal motor. Sin embargo, el ayuno también resulta beneficioso: muchos animales renuncian a los alimentos cuando se sienten enfermos y de este modo avanzan de forma intuitiva hacia su curación. También hay numerosas especies que hibernan o que realizan algún tipo de reposo similar y cuyos organismos están adaptados a este ritmo. Y un dato no menos importante: cada año millones y millones de personas en todo el planeta abandonan los alimentos por un tiempo y se ejercitan en la renuncia a la comida. El ayuno como práctica religiosa es casi tan antiguo como la historia de la humanidad que conocemos. En este sentido, existen rituales en el cristianismo, el islam, el hinduismo y el judaísmo (Yom Kipur), así como en el bahaísmo, el jainismo y en muchas otras corrientes religiosas. De Buda, Moisés y Jesús se dice que ayunaron durante cuarenta días.

Si mantenemos un estilo de vida adecuado, podemos eliminar el noventa por ciento de los factores de riesgo asociados a las enfermedades cardiovasculares.

A veces la medicina está tan concentrada en sus datos y detalles científicos que los árboles le impiden ver el bosque. Sin embargo, el propio sentido común nos dice que si pasar unos días sin comer causara problemas graves de salud, la humanidad no habría sobrevivido hasta nuestros días. A la fuerza, el organismo tiene que disponer de programas precisos para esos momentos de carencia que sean capaces de regular la temperatura, el pH de la sangre o el suministro de azúcar a las neuronas cuando las circunstancias cambian.

Hasta hace solo unos decenios, lo habitual, de hecho, era que los seres humanos no dispusieran siempre de comida: había cosechas buenas y malas, inviernos duros y, con demasiada frecuencia, una lucha por los alimentos. En su desarrollo genético, nuestro cuerpo se ha ido adaptando extraordinariamente bien a estas carencias regulares. Sin embargo, aunque gracias a ese prolongado proceso de adaptación se encuentra perfectamente preparado para lidiar con el hambre y los períodos de ayuno, no puede asimilar la sobrealimentación, ya que nuestros genes aún no se han acostumbrado a ella. Cada año aumenta el número de personas con sobrepeso (mayoritariamente, hombres) y los casos de enfermedades graves, como la diabetes, la hipertensión arterial, el cáncer y la artrosis. Y no solo se debe a que la esperanza de vida es cada vez mayor. A pesar de todos los éxitos puntuales que se cosechan en el ámbito de la cardiología y del tratamiento de la hipertensión, la historia de la prevención en este terreno es, en realidad, una sucesión de fracasos. Sin embargo, si nos alimentáramos bien, nos moviéramos bastante y abandonáramos nuestro ajetreado estilo de vida, podríamos evitar el noventa por ciento de los factores de riesgo asociados a las enfermedades cardiovasculares.

El ayuno refuerza nuestro sistema inmunitario

Los niños tienen el impulso natural de evitar la comida cuando se encuentran enfermos, por ejemplo cuando tienen gripe. A menudo los padres, con la mejor intención del mundo, tratan de hacerles comer con el siguiente argumento: «¡Nene, tienes que alimentarte para recuperar fuerzas!». Sin embargo, algunas investigaciones en el terreno de la ciencia básica demuestran que ayunar en caso de enfermedad no solo no debilita el sistema inmunitario, sino que incluso lo activa. En 2016, el equipo de inmunólogos bajo la dirección de Ruslan M. Medzhitov, de la Universidad de Yale, en Estados Unidos, probaron que el sistema inmunitario combate mejor las bacterias si se ayuna, ya que esta medida refuerza los cuerpos cetónicos disponibles. Estos cuerpos son productos metabólicos que surgen en situaciones de carencia de energía, como por ejemplo en caso de hambre (véanse las pp. 123 y s.). No ocurre lo mismo con los virus: ante su ataque, las células del sistema inmunitario requieren energía procedente de la glucosa para poner en marcha la defensa del organismo. «Feed a cold and starve a fever», se aconseja en los países anglófonos («alimenta al resfriado, pero haz pasar hambre a la fiebre»). Así pues, el ayuno es beneficioso en caso de infecciones que cursan con fiebre o supuración.

«Cuando notamos que hemos comido, eso quiere decir que hemos comido demasiado». Sebastian Kneipp

Médicos de todas las épocas, desde Hipócrates hasta incluso Kneipp, han observado que la renuncia al alimento —siempre y cuando no sea exagerada— puede mejorar la salud. Kneipp, de hecho, aseguraba que «cuando notamos que hemos comido, eso quiere decir que hemos comido demasiado». Cuando empecé a interesarme por las tradiciones de la naturopatía en el mundo entero comprobé que el ayuno se practica en todas las culturas. Desde luego, es fascinante que tantos tratamientos y métodos sigan unas líneas tan sorprendentemente parecidas a lo largo y ancho del planeta, aunque muchos de ellos no hayan estado en contacto entre sí ni haya existido un intercambio entre unos y otros. Lo mismo ocurre con el uso de las ventosas (véanse las pp. 80 y s.) como remedio contra el dolor.

En la isla japonesa de Okinawa se ubica una de las legendarias «zonas azules» (lugares en los que la longevidad de la población es especialmente alta). En ella se sigue la norma de comer solo hasta que uno se sienta saciado en un ochenta por ciento (o, como se diría en japonés, «hara hachi bu»). En la medicina tradicional china existe una regla similar: «Chi fan qi fen bao, san fen han» («si quieres mantenerte sano, come solo hasta que te sientas saciado en un setenta por ciento y vístete solo con un tercio de la ropa que desearías ponerte»). En el ayurveda rige el principio de que se debe llenar un tercio del estómago con líquido y otro tercio con alimentos sólidos, y dejar el otro tercio vacío.

Ayunar con regularidad permite vivir más tiempo y con más salud

En la Unidad de Naturopatía del Hospital Moabit se prescribe ayuno a casi todos los pacientes que acuden por dolencias crónicas, entre ellas, como ya he mencionado, la diabetes, la hipertensión arterial, el reumatismo, las enfermedades intestinales y multitud de cuadros de dolor, especialmente migrañas, artrosis y molestias en la espalda. Rápidamente comprendí también que el ayuno supone mucho más que renunciar a la comida. La técnica que se aplicaba en aquel centro era un sofisticado sistema de comidas especiales y terapias de acompañamiento, como la disposición de fajas sobre el hígado o el uso de chorros de Kneipp, así como baños, ejercicios y técnicas de respiración. También se daba una gran importancia al momento de iniciar el ayuno y al de pasar a una alimentación normal. Unos días previos de depuración, comiendo fruta o arroz, preparaban poco a poco y con la debida precaución al cuerpo y al intestino para la transición hacia el ayuno. Aún más importante era el momento en que se dejaba de ayunar, ya que requería una reestructuración gradual y cuidadosa hasta llegar a una ingesta normal de calorías. Los pacientes celebraban en comunidad (por decirlo así) el primer bocado tras el ayuno, practicando un pequeño ritual en el que ponían plena atención al masticar y tragar trocitos de manzana recién cortados.

Para todos los que ayunaban por primera vez, ese momento representaba una verdadera sorpresa: ¡resulta increíble lo sabroso y sensual que puede llegar a ser el acto de morder un pedacito de esta fruta! Percibirlo es determinante para sentir la motivación que se necesitará en lo sucesivo para alimentarse de una forma más sana y moderada. De hecho, el ayuno brinda una excelente oportunidad: los receptores del sabor y todos los sentidos, en general, se encuentran particularmente despiertos y sensibles. Lo que antes tal vez nos parecía rico (una salchicha salada o una grasienta *pizza*) ahora nos resulta demasiado condimentado y difícilmente digerible. La progresión después del ayuno, que debe durar, si es posible, tres días, también es muy importante.

Como era algo que yo ignoraba en mi época de estudiante, mi primer ayuno —que hice, digámoslo así, a modo de experimento conmigo mismo— fue un fracaso. En aquel momento, mi novia de entonces y yo decidimos llevar a cabo una cura de ayuno en nuestro piso, situado en el barrio berlinés de Kreuzberg, preparando cuidadosamente zumos y sopas. Sin embargo, al cabo de seis días estábamos tan impacientes que celebramos el final del proceso zampándonos una *pizza*, seguida de pasteles y de café. Pasamos el resto de la jornada con malestar y dolor de barriga.

Si se realiza un seguimiento diario de la lengua del paciente en proceso de ayuno y se observan también, desde el punto de vista médico, el aspecto y el color de su rostro, se constatarán los excelentes efectos de esta terapia. Los músculos de la cara se relajan, el tejido conjuntivo se drena y las irritaciones de la piel se calman. En muchos afectados por dolor de espalda es posible ver como el tejido conjuntivo y los músculos de la zona se descontraen. En apenas unos días, las molestias desaparecen completamente, en muchos casos durante meses o incluso años.

El ayuno ayuda al drenaje, relaja la musculatura de la cara y calma las irritaciones de la piel.

Gracias a Malte Bühring conocí también a los descendientes del médico alemán más importante en materia de ayuno, Otto Buchinger (1878-1966), que en los años veinte experimentó con su propio cuerpo y logró curarse una artritis reumatoide renunciando a la comida durante un tiempo. Las clínicas que dirigen sus nietos en Überlingen, Marbella y Bad Pyrmont constituyen aún hoy un verdadero punto de referencia del ayuno terapéutico. Pero no confundas este ayuno con una cura de adelgazamiento: la pérdida de peso no es más que un agradable efecto colateral. Aquí no se trata de reducir las calorías. En realidad, si en lugar de ayunar se opta sencillamente por comer menos, el efecto logrado no será el mismo. La idea es colocar al cuerpo, a través de una renuncia casi total a su alimentación y siguiendo el principio de estímulo-reacción ya descrito (véase la p. 51), en una situación de estrés bien dosificado que desintoxique el organismo y restablezca su regulación. Otros centros alemanes de ayuno, como la Kurparkklinik, en Überlingen, o la Klinik von Weckbecker, en Bad Brückenau, dejaron claro ya en los años noventa, mediante sus datos y sus experiencias publicadas, que esta técnica sirve para mucho más que para proporcionar bienestar.

Sin embargo, han sido necesarios muchos años para que la ciencia reconozca el ayuno terapéutico. Poco antes de las Navidades de 2015 varios de mis compañeros del Hospital Universitario Charité y yo mismo invitamos a Valter Longo para que viniera a dar una conferencia. Longo es un biogerontólogo estadounidense (aunque de origen italiano), titular, en la Universidad del Sur de California, de una de las cátedras de investigación sobre la vejez más importantes que existen. La sala en la que se organizó el evento, en el Centro Max Delbrück de Berlín, estaba llena a rebosar. Numerosos científicos contemplaron embelesados los datos que presentó el conferenciante, que había pasado años y años realizando un sinfín de experimentos con bacterias, levadura de cerveza, gusanos y roedores para analizar de forma sistemática los efectos del ayuno y de la reducción de los alimentos. Al final de su investigación, que fue muy complicada porque se estructuraba en multitud de pequeñas partes, elaboró un sistema teórico sorprendentemente consistente. ¿Su conclusión? Todos los organismos vivos que existen en el pla-

«Después de ayunar durante diecinueve días con el doctor Gustav Riedlin en Friburgo, me quedé débil y delgado, ¡pero volvía a mover las articulaciones como un jovenzuelo!». Otto Buchinger

neta disponen de un método para vivir más tiempo y, en la medida de lo posible, sanos: ayunar de cuando en cuando o, como alternativa, no saciarse, sino reducir en entre un veinte y un cuarenta por ciento la ingesta diaria de calorías.

El caso de una paciente afectada por reúma

El ayuno cambia la vida

Cabello corto y negro, ojeras oscuras, piel pálida: la paciente era también médico y tenía unos cincuenta años. La artritis reumatoide la había atacado por sorpresa. Sus elegantes dedos estaban hinchados y doloridos. Ya no podía operar a sus propios pacientes. Durante la larga conversación que mantuvimos con ella para elaborar su anamnesis, descubrimos que se trataba de una persona desbordada por las preocupaciones. Llevaba años librando una guerra contra su marido por el divorcio, en concreto por una cuestión de dinero. Además, la consulta que había abierto junto con otra médica estaba ahogada por las deudas. La paciente nos habló de su estrés, de su soledad y de su angustia existencial.

El reumatólogo le había recetado citotoxina metotrexato (MTX) y cortisona, medicamentos ambos que pueden ser muy útiles para el tratamiento de la artritis reumatoide, aunque en el caso de esta enferma no sirvieron para mejorar sus molestias y, además, le provocaron importantes efectos secundarios. Por eso acudió a nuestra Unidad de Naturopatía para Medicina Interna.

Quise saber si estaba dispuesta a practicar ayuno. Ella vaciló y preguntó si aquella idea no sería más bien un disparate. Dudaba de que diese frutos. Sin embargo, al final se decidió a probar. Apenas unos días más tarde, observó como la inflamación de las manos remitía: un efecto característico. Pronto mejoró su estado de ánimo, lo cual también tuvo consecuencias positivas para su cuerpo y su bienestar.

Después del ayuno, modificó su alimentación. Hoy en día solo toma carne y pescado cada dos semanas, aproximadamente. Además, ha trabajado con una especialista en terapia del orden* sobre los conflictos de su vida y sobre los esfuerzos que realmente merece la pena dedicar a las cuestiones del dinero y del nivel adquisitivo. Evidentemente, este trabajo no va a resolver sus problemas, pero sí le permitirá aprender a examinar sus prioridades y evitar la presión que ejerce sobre sí misma.

Su reumatólogo le había indicado que debía empezar a plantearse la posibilidad de renunciar a su profesión, ya que su enfermedad era crónica, según aseguró, y su estado iría empeorando. Pero la evolución fue diferente. A pesar de que al principio fue necesario retirar el MTX por los efectos secundarios que estaba provocando a la enferma y de que unos meses más tarde también se dejó atrás la cortisona, los dolores han desaparecido. Solo cuando la paciente vive situaciones demasiado estresantes vuelve la inflamación de los dedos, aunque ya es pasajera. Por eso, ha decidido dejar la consulta que compartía y que tantos quebraderos de cabeza le ocasionaba, y abrir otra, más pequeña y en la que solo trabaja ella. Evidentemente, la enfermedad sigue estando ahí, de forma latente, pero la paciente ha encontrado la forma de ponerle freno. Hoy en día, tres años después del tratamiento, en las radiografías de sus articulaciones no se observan lesiones.

* También conocida como «terapia reguladora», se trata de un método ideado por Sebastian Kneipp y Max Bircher-Benner para restablecer el ritmo natural del paciente, tanto en el plano físico como en el psíquico. (*N. de la t.*)

Un experimento con un resultado sorprendente

El mentor de Valter Longo fue Roy Walford, médico y patólogo que, junto con otros siete científicos, pasó dos años, entre 1991 y 1993, en una estructura con forma de bóveda y aislada del mundo, en el desierto de Arizona, en el marco del proyecto Biosfera 2, que se hizo famoso en todo el planeta. Con aquella iniciativa se pretendía comprobar si un ecosistema creado artificialmente puede mantenerse por sí mismo. Para ello se contó con la financiación de un mecenas, aunque la NASA también prestó su apoyo, ya que se esperaba que el estudio sirviera para averiguar si es posible colonizar de esta forma planetas inhóspitos, como Marte.

Sin embargo, el experimento fue un enorme fracaso. La estructura de hormigón del hábitat absorbió el oxígeno, por lo que pronto empezó a faltar el aire, que hubo que reponer desde el exterior. Rápidamente surgieron también problemas con las cucarachas y las arañas, y sobre todo con las cosechas de hortalizas, frutas y cereales, que fueron peor de lo que se esperaba. Así pues, los dos años de Biosfera fueron, para los participantes, dos años de hambre.

Valter Longo estaba allí cuando los científicos abandonaron la estación. Los describió como «hungry and angry men» («hombres hambrientos y enfadados»). Pero, a pesar de que Roy Walford y sus compañeros se habían quedado en los huesos, cuando se sometieron a los exámenes médicos se descubrió que no presentaban malnutrición. Casi todos los parámetros de riesgo —desde la presión arterial hasta los niveles de colesterol— se encontraban en valores increíblemente bajos y saludables. Longo se sintió tan impresionado por aquello que decidió dedicarse en el futuro a la investigación sobre la vejez, en lugar de a la guitarra de jazz-rock (pasión esta que ambos compartimos, por cierto).

Tras su experiencia en Biosfera 2, Walford se convirtió en un defensor de la restricción calórica, es decir, de mantener permanentemente cierta hambre, como método probado para llegar a los ciento veinte años (él murió con setenta y nueve debido a la enfermedad hereditaria ELA, pero se trata de una edad avanzada para alguien que padece esta patología incurable). Se creó un grupo de fans, los «croners» (Calorie Restriction with Optimal Nutrition, «Restricción Calórica con Nutrición Óptima»), algunos de los cuales siguen llevando a la práctica el principio de la restricción diaria de calorías. Entre ellos se encuentra la hija de Walford, Lisa, a la que conocí en 2008 en Bombay, con ocasión del noventa cumpleaños del gurú indio del yoga B. K. S. Iyengar. De hecho, Lisa es una conocida maestra de esta disciplina en Estados Unidos y no tiene un ápice de grasa en su cuerpo. Los «croners» toman de media mil ochocientas calorías diarias (en lugar de las entre dos mil y dos mil quinientas recomendadas).

El poder sanador del ayuno intermitente

Sin embargo, los problemas que conlleva esta restricción calórica eran y son evidentes: nutrirse por debajo de lo necesario se paga a largo plazo con oscilaciones del humor, una clara tendencia a sentir frío y una menor fertilidad. O sea, que lo mismo los «croners» se acaban extinguiendo. Además, la reducción permanente de calorías resulta poco atractiva para la mayoría de las personas. Y, sin duda, también hay que tener cuidado con los efectos de una potencial malnutrición, que en algunos adeptos estrictos podría ocultar un cuadro de anorexia. Valter Logo también es de la opinión de que una limitación permanente de las calorías no constituye una opción sensata, así que él, su compañero Luigi Fontana y otros especialistas han buscado alternativas. En una serie de experimentos con animales han demostrado que no hay por qué pasar hambre de forma constante. En lugar de eso, basta con organizar ayunos regulares, con los que, al final, se logrará una mayor eficacia. Los investigadores probaron con diferentes variantes, por ejemplo con dietas que van cambiando con el tiempo, como la Every Other Day

Diet (dieta de días alternos): en ella, los animales de laboratorio, en concreto ratas, podían comer durante un día todo lo que quisieran, pero al día siguiente ayunaban, y así sucesivamente. El resultado fue que ni perdían peso ni sufrían malnutrición, pero evitaban, eso sí, la mayoría de las enfermedades de la civilización. Aquellos ejemplares que se habían sometido a este ayuno intermitente no solo no desarrollaron diabetes ni hipertensión arterial (y sufrían de infartos de miocardio o apoplejías tan solo en contadas ocasiones), sino que, además, eran mucho menos propensos a contraer enfermedades neurológicas como la esclerosis múltiple, la demencia o el párkinson. También se redujo considerablemente su riesgo de padecer cáncer.

Para alargar la vida se debería ayunar cada cierto tiempo.

Un ayuno específicamente diseñado mejora los resultados de las terapias contra el cáncer

Volvamos ahora al Centro Max Delbrück: en él, Valter Longo expuso unos datos especialmente impresionantes, que indicaban que en los animales que ya presentaban cáncer se había conseguido frenar el avance del tumor y alargar la vida. Con todo, Longo fue lo suficientemente prudente como para subrayar que los resultados de estos experimentos con cobayas no pueden trasladarse sin más a los seres humanos, aunque, a su juicio, la quimioterapia y la radioterapia serían mucho más soportables y provocarían menos efectos secundarios si se combinasen con el ayuno intermitente. Es lo que él denomina la «resistencia diferencial al estrés».

¿A qué se refiere con ello? Las células de nuestro cuerpo se las apañan bien en períodos de ausencia de alimento, al menos durante un tiempo. Cuentan con un programa de miles de años de antigüedad que en su momento, desde luego, era, sencillamente, imprescindible para la supervivencia, ya que no siempre había comida disponible. Como reza el título de un libro de Detlev Ganten, presidente durante varios años de la Junta de la Facultad de Medicina Charité, *Die Steinzeit steckt uns in den Knochen* («Llevamos la Edad de Piedra en nuestros huesos»). Comer regularmente por la mañana, a mediodía y por la noche, y picar tal vez entre horas es, en la larga historia de nuestra evolución, un avance cultural muy reciente, y también insano.

Lo habitual en esa historia era más bien devorar rápidamente el alimento que se encontrase, antes de que se estropeara o de que otro lo reclamara para sí. Durante mucho tiempo el hambre fue nuestro pan de cada día. Los inviernos eran especialmente duros y a ellos se sobrevivía durmiendo mucho y comiendo poco. Nuestros genes, nuestra síntesis proteica y nuestras hormonas están, como ya he mencionado, muy integrados en este programa de transformación. Tan pronto como se reduce el aporte de energía que llega a través de la alimentación y se mantiene ese estado durante más de doce o catorce horas, las células sanas del organismo pasan a un modo de protección que frena su crecimiento y la actividad metabólica. Por decirlo así, realizan una ligera hibernación, se encuentran en una especie de fase de reposo, que puede protegerlas de ataques externos, por ejemplo de toxinas, como si se tratara de un escudo.

Picar entre horas es un avance cultural muy reciente, y también insano.

Esta capacidad de las células sanas es lo que llevó a Longo a considerar la necesidad de acabar con un tabú: propuso entonces una terapia de ayuno para los enfermos de cáncer. Hasta ese momento, todos los oncólogos aseguraban que había que evitar que los pacientes perdieran peso para que el tumor no evolucionase a peor. Sin embargo, Longo y su equipo sospechaban que dejar de comer durante períodos breves haría a las células sanas más robustas frente a la quimioterapia, lo que supondría menos náuseas, menos diarreas, menos daños al sistema nervioso y más calidad de vida.

Las células cancerosas, en cambio, se encuentran programadas a través de sus oncogenes para un crecimiento y una productividad incontrolados e irrefrenables. Los oncogenes son mutaciones características de genes que permiten a las células tumorales desarrollarse más rápido sin necesidad de que se envíen señales para ese crecimiento. Además, a diferencia de las células sanas del organismo, tampoco obedecen a las señales de parada. Mientras que durante el ayuno las células normales pasan a un antiquísimo modo de protección, las células cancerosas «ignoran» este estado de carencia y siguen creciendo sin cesar, lo que, en caso de que se aplique quimioterapia, las hace especialmente vulnerables, mientras que las células sanas resultan menos dañadas. Para los tratamientos oncológicos del futuro, esto podría significar que el ayuno facilitará que la quimioterapia, y posiblemente también la radioterapia, sean más selectivos y, en consecuencia, provoquen menos efectos secundarios. Hasta aquí, la teoría. La pregunta sobre si el ayuno realmente consigue que las células cancerosas sean más vulnerables se acabará respondiendo después de unos años de investigación, seguro. Sin embargo, la pregunta sobre si el ayuno hace a las células sanas más fuertes frente a la terapia contra el cáncer ya tiene respuesta: nuestro grupo de investigación de Charité inició en 2014 un estudio piloto al respecto junto con el Hospital Immanuel de Berlín. En él incluimos a treinta y cuatro mujeres con un diagnóstico de cáncer de mama o de ovario y un plan de quimioterapia, en la mayoría de los casos de seis sesiones. Elegimos al azar a la mitad de ellas para que ayunara entre sesenta y setenta y dos horas —al menos treinta y seis horas antes del inicio de la inyección y hasta veinticuatro horas tras el final de la misma—, mientras que la otra mitad se alimentaba con normalidad. Después les pasamos un cuestionario detallado sobre su calidad de vida y los efectos secundarios, para comprobar hasta qué punto les resultaba soportable la quimioterapia.

En los tratamientos oncológicos del futuro, el ayuno podría reducir los efectos secundarios de la quimioterapia.

Los resultados que obtuvimos nos permitieron confirmar en el ser humano los datos que Longo había obtenido en sus experimentos con animales: de hecho, entre las pacientes que habían ayunado, la tolerancia frente a los ciclos de quimioterapia era mayor y se observaba tan solo una ligera reducción de su calidad de vida. En cambio, las pacientes con alimentación normal no se encontraban tan bien y aseguraban que su calidad de vida era mucho menor. Conclusión: muchas de las enfermas consideraron que el ayuno les aportaba efectos tan positivos que decidieron que, si tras el estudio debían someterse a otras sesiones, volverían a dejar de comer.

Sin embargo, cuando se trata del tema de ayuno y cáncer aún se anda con pies de plomo. En el futuro nos gustaría aclarar, mediante un estudio amplio con ciento cuarenta pacientes, si dejar de comer facilita la aplicación de la terapia oncológica. Tal vez bastaría con reducir un poco las calorías y evitar las proteínas animales y el azúcar durante la quimioterapia o la radioterapia. Para obtener respuestas definitivas en este sentido, es necesario realizar otros ensayos.

No obstante, ya hay dos pequeños estudios piloto con humanos que parecen corroborar la teoría de Valter Longo. En ellos, un grupo de trabajo y un equipo de investigadores de Leiden han demostrado que la quimioterapia aplicada durante el ayuno resulta algo menos dañina para el material genético de las células sanas del organismo y perjudica en menor medida la producción de sangre en la médula ósea. Así pues, esta «resistencia diferencial al estrés» que se genera en el ayuno durante la quimioterapia también podría darse en los seres humanos. Sin embargo, para determinar si el ayuno sirve para combatir mejor las células cancerosas en las personas (véase la p. 121) será necesario realizar estudios a largo plazo.

Además de esta diferencia fundamental en el comportamiento de las células sanas y las cancerosas durante el ayuno en condiciones de quimioterapia, es posible que haya que tener en cuenta el papel de ciertas hormonas y de determinados alimentos en la prevención de los tumores. Por ejemplo, muchos estudios epidemiológicos concluyen que las proteínas animales favorecen el desarrollo de cánceres, lo que llevó en 2015 a la Organización Mundial de la Salud a calificar la carne, sobre todo la procesada, de carcinógena. En numerosos ensayos realizados con animales se apunta especialmente a las proteínas animales que contienen azufre, como la metionina y la cisteína, cuyos niveles se reducen si se ayuna de forma periódica (en la dieta vegana, estas sustancias incluso desaparecen).

También el azúcar parece desempeñar un papel importante en el metabolismo de las células cancerosas. De hecho, al dejar de consumir este ingrediente y los hidratos de carbono de absorción rápida (harina blanca de trigo, alcohol), se produce en la sangre un descenso de la cantidad de insulina y de IGF-1, dos factores relevantes para el crecimiento de los tumores, especialmente el segundo, según subrayan los datos obtenidos por Longo. El ayuno repetido contribuye a reducir considerablemente el nivel de IGF-1. Además, ayunar o renunciar a los hidratos de carbono permite producir cuerpos cetónicos, que también frenan la inflamación y el crecimiento en el metabolismo.

Cómo el cuerpo se limpia y se desintoxica por sí mismo

«Purificarse. Pero ¿de qué "impurezas" estamos hablando?». Los médicos que no tienen gran idea de naturopatía suelen sonreír ante la idea de que haya algo que limpiar en el tejido conjuntivo. Y, sin embargo, conocemos dos mecanismos de acción que están detrás de los beneficios proporcionados por el ayuno: el metabolismo de la cetona y la autofagia, un proceso por el que las células desintegran y reutilizan las proteínas mal plegadas y los orgánulos celulares dañados.

Si pasamos hambre o ayunamos, al cabo de unos días el metabolismo se adapta, ralentizándose, para consumir menos energía. Con el fin de conservar las principales funciones corporales, el organismo recurre a sus reservas (primero, al glucógeno, en el hígado; más tarde, a la grasa del abdomen) y, en menor medida, a la proteína de los músculos y del tejido conjuntivo. En su transformación se liberan glicerina y aminoácidos glucogénicos, que proporcionan energía, sobre todo al cerebro, cuyas necesidades en este sentido son relativamente elevadas. Especial importancia tienen aquellos cuerpos cetónicos que surgen de la oxidación de los ácidos grasos y cuya presencia puede detectarse tras apenas unos días de ayuno por el ligero olor a acetona que adquiere el aliento.

Los cuerpos cetónicos también pueden generarse a través del movimiento, cuando se quema grasa. En este sentido, el ayuno y la actividad física tienen sorprendentes semejanzas. En consecuencia, la mejor forma de prevenir enfermedades degenerativas como el párkinson o la demencia sería salir al parque a correr o caminar después de una larga noche de ayuno, antes de tomar el desayuno. Estas dos medidas (ayuno y movimiento) también mejoran nuestra capacidad de pensamiento, la cognición. Un equipo de científicos del Hospital Universitario de Schleswig-Holstein ha descubierto que los cuerpos cetónicos no solo nutren el cerebro, sino que también protegen frente a las células inflamatorias (que, por ejemplo, desempeñan un importante papel en las enfermedades degenerativas que afectan al cerebro).

De todas formas, mantener durante mucho tiempo una dieta cetogénica da mucha tristeza. Por mucho que en ciudades como Berlín vayan apareciendo «cetocafeterías» de lo más moderno, una vida sin pan, pasta, arroz, patatas o dulces es algo inconcebible para la mayoría de las personas. A la larga, hay que cubrir las necesidades energéticas también con proteínas y grasas, y resulta difícil hacerlo sin productos de origen animal. Sin embargo, con el tiempo estos productos acaban resultando contraproducentes, ya que sus proteínas constituyen un factor de desarrollo de la mayoría de las enfermedades de la civilización y también del cáncer. En la actualidad se está planteando la posibilidad de aumentar las reservas de cetona a través del consumo de aceites de coco y palma, formados, en un diez por ciento, por ácidos grasos de cadena media, que pueden metabolizarse directamente en el hígado para producir cuerpos cetónicos. Durante mucho tiempo, estos aceites han tenido muy mala prensa, ya que contienen abundantes ácidos grasos saturados, incluso más que la mantequilla o la carne. Sin embargo, es posible que esas grasas saturadas deban valorarse de un modo diferente desde el punto de vista médico y que no sean tan insanas como las grasas saturadas animales. Con todo, es más que cuestionable que los beneficios que aportan compensen los perjuicios. En la mayor parte de los estudios realizados hasta la fecha se señala que un consumo elevado de aceites de coco y palma provoca un aumento del colesterol LDL, dañino para el corazón. En la actualidad se intenta crear extractos con ácidos grasos de cadena media como terapia clínica, pero aún se está pendiente de conocer los resultados de otros ensayos. En estos momentos, por tanto, yo no aconsejaría abusar de los aceites de coco y palma.

No aconsejo abusar de los aceites de coco y palma, dado que aún se está pendiente de conocer los resultados de varios ensayos sobre estos alimentos.

No se trata solo de lo que comemos, sino también de cuándo lo hacemos

La concesión del Premio Nobel de Medicina en 2016 fue una sorpresa para muchos; para otros, en cambio, llegaba tarde. El galardón recayó sobre el japonés Yoshinori Ohsumi, especialista en autofagia, que había descubierto que en las células del cuerpo existe una especie de programa de reciclaje con el que pueden descomponer desde proteínas viejas, dañadas o mal plegadas hasta las estructuras más pequeñas (orgánulos) y construir con ellas nuevas agrupaciones. Durante años, este científico realizó experimentos para demostrar que una célula es capaz de darse cuenta de que algunas de sus partes no funcionan, rodearlas con una membrana (lisosoma) y, con ayuda de enzimas, desmenuzarlas. Este proceso se pone en marcha sobre todo cuando la célula se encuentra estresada, por ejemplo en caso de ayuno. Al desintegrar los componentes que ya no necesita, consigue liberar energía, que emplea para producir rápidamente las moléculas requeridas. Esta especie de digestión interna se controla mediante unos treinta y cinco genes.

Frank Madeo, germanoitaliano de la Universidad de Graz, es experto en vejez y en autofagia (término que procede del griego y que significa «comerse a sí mismo»). Lleva muchos años investigando las cadenas de señales que incitan al organismo a iniciar la autofagia y ha descubierto que el reciclaje tiene lugar fundamentalmente cuando el organismo deja de liberar insulina. Esta hormona, producida por el páncreas y segregada tras cada comida para permitir la digestión, frena la maquinaria molecular de la autofagia.

La reparación celular tiene lugar fundamentalmente cuando el organismo deja de liberar insulina.

El biólogo estadounidense Satchidananda Panda, del Instituto Salk, en La Jolla (California), ha realizado un experimento al respecto: en él, suministró a todas horas alimentos ricos en grasas a una serie de ratones de laboratorio, que desarrollaron hígado graso, produjeron abundante insulina hasta quedarse con un páncreas exhausto y al final acabaron contrayendo diabetes. Además, empezaron a sufrir ciertas inflamaciones que también se producen en enfermos de arteriosclerosis. A un segundo grupo de ratones les administró exactamente la misma cantidad de calorías, pero solo durante ocho horas al día. Pues bien, lo sorprendente es que estos últimos se mantuvieron delgados y sanos durante mucho más tiempo.

Resultados como estos demuestran que no se trata solo de lo que comemos, sino también de cuándo lo hacemos. Madeo dedujo de su investigación que deberíamos reducir todo lo posible el número de comidas que tomamos a diario, ya que las células necesitan tiempo para limpiarse, tiempo del que no disponen si el cuerpo se ve obligado a producir constantemente insulina como reacción a los alimentos.

Así pues, como hemos visto, una reducción constante de calorías produce tristeza, y una dieta cetogénica mantenida durante largo tiempo resulta contraproducente. La investigación sobre la autofagia y el metabolismo de la insulina y la hormona del crecimiento, sin embargo, indica que un ayuno intermitente (es decir, pasar hambre de cuando en cuando, con una frecuencia regular) podría ser una solución. De hecho, renunciar a ingerir calorías (ni siquiera en forma de líquidos) entre catorce y dieciséis horas varias veces por semana tiene ya un efecto positivo. La autofagia podría incluso contribuir a frenar el avance de enfermedades degenerativas asociadas a la edad. Madeo y su equipo descubrieron, más bien por casualidad, una sustancia importante para el proceso de limpieza celular, capaz de activarlo incluso cuando circula insulina por la sangre: se trata de la espermidina, un fluido presente en todas las células del cuerpo, aunque sobre todo —y de ahí su nombre— en las del semen, y que con la edad va disminuyendo. En una serie de costosos experimentos, los investigadores de Graz consiguieron suministrar espermidina a levaduras, primero, y después también a gusanos, moscas de la fruta y ratones. Todos esos organismos vivieron durante más tiempo que aquellos similares a los que no se administró la sustancia.

Renunciar a ingerir calorías entre catorce y dieciséis horas varias veces por semana tiene ya un efecto positivo.

Madeo descubrió que la espermidina retrasa el envejecimiento de las células, ya que impulsa la autofagia. En el caso de las moscas de la fruta, incluso observó una mejora de la actividad cerebral. Dado que en el alzhéimer se produce un aglutinamiento de las proteínas, lo cual neutraliza las neuronas, en la actualidad se están buscando mecanismos para reactivar los procesos de limpieza de las células. Sin embargo, para que sea posible hacerlo en el cerebro, se necesitará mucha investigación. Solo los ensayos clínicos nos podrán confirmar si estos procesos también resultan tan eficaces en el organismo humano, que es más complejo.

La clave está en el ritmo de las comidas

Aún quedan muchos obstáculos por superar para que se acepte de forma generalizada que el ritmo de las comidas resulta determinante. Por ejemplo, la Sociedad Alemana de Nutrición se interesa únicamente por las cantidades de nutrientes que son necesarios para la vida, pero no se pronuncia sobre el ritmo que debemos seguir en la alimentación. En nuestra cultura de comida rápida no damos ya ninguna importancia a la regularidad de las comidas. Y, sin embargo, es crucial no ingerir alimentos de forma constantemente incontrolada a lo largo del día, sino limitarse, en la medida de lo posible, a tomar dos buenas comidas.

Además, el intestino necesita hacer pausas para repararse: el tubo digestivo se mueve con una sucesión de contracciones musculares que se extienden, con diferentes fases de intensidad, desde el estómago hasta todo el intestino delgado y parte del grueso. Después de comer, este tubo descansa para que la comida pueda descomponerse. A continuación, sin embargo, vuelven las contracciones, a intervalos irregulares, que culminan en violentas sacudidas, con las que se «barre a fondo», como a golpe de escoba, todo el tubo digestivo para eliminar cualquier resto de comida. A este proceso se le conoce como el «efecto *housekeeper*» («ama de casa»). Estas «olas de limpieza» son precisamente las que originan los ruidos estomacales, ya que a la salida del estómago se presiona aire y se generan torbellinos. En su conjunto, el proceso dura hasta una hora y media y se va repitiendo una y otra vez, siempre y cuando no se coma nada. En cambio, si se pica un aperitivo poco saludable —algo que hacemos a menudo— o incluso un alimento saludable, este proceso se altera.

Comer entre horas, inluso alimentos saludables, puede interferir en las fases de reparación del intestino.

Entonces, ¿qué debemos hacer en nuestra vida cotidiana ahora que sabemos todo esto? Yo, personalmente, intento pasar cada día catorce horas seguidas sin comer, lo cual no es tan difícil, ya que la mayor parte de ese tiempo estoy durmiendo. Además, con esa medida incluso consigo dormir mejor. Algunas personas renuncian a la cena, aunque para mí es importante sentarme cada noche a la mesa con mi familia, así que lo que hago es no desayunar, y de este modo el almuerzo se convierte en mi primera comida de la jornada. Hasta ese momento, evito picar. Como máximo, me bebo una taza de café solo, que, por cierto, según ha descubierto Frank Madeo, aumenta el nivel de espermidina en el cuerpo. ¡Por fin una buena noticia sobre esta bebida!

La curación a través de la renuncia

Así pues, un ayuno de entre catorce y dieciséis horas tiene ya efectos positivos sobre el organismo, independientemente de que tan solo se lleve a cabo durante una noche o un día a la semana o de que se extienda, bajo supervisión médica, hasta siete o catorce días, siempre y cuando, eso sí, se practique de forma adecuada. De todas formas, pese a los numerosos descubrimientos que se han venido haciendo últimamente, el clásico ayuno terapéutico sigue siendo la modalidad que goza de gran reconocimiento en la medicina. Además, aporta numerosos beneficios, como tuve ocasión de comprobar una y otra vez en la Unidad de Naturopatía de Malte Bühring y también más tarde, en mi época como jefe médico en la Clínica de Especialidades de Bad Elster o en la Clínica de Essen-Mitte. Los efectos inmediatos tienen lugar sobre todo en el caso de las enfermedades reumáticas. Ya en 1990 se demostró que el ayuno es positivo como parte de la terapia reumatológica y se publicaron artículos al respecto, aunque todavía son muchos los especialistas que lo ignoran y que, en lugar de aprovechar las propiedades antiinflamatorias de este método como remedio complementario, se limitan a recetar constantemente cortisona o medicamentos específicos como el ibuprofeno o el diclofenaco para mitigar el dolor; medicamentos que, aunque le facilitan la vida al enfermo, con el tiempo también le provocan graves efectos secundarios.

El ayuno actúa sobre multitud de hormonas y regula el metabolismo del azúcar y el de las grasas.

Un grupo de trabajo escandinavo, bajo la dirección del médico noruego Jens Kjeldsen-Kragh, dividió al azar un conjunto de pacientes afectados por artritis reumatoide en dos grupos: uno que recibió terapia convencional y otro que se sometió a un ayuno de diez días, primero; a un régimen vegano, después; y, por último, a una dieta vegetariana. Pasado un año, los pacientes del segundo grupo habían experimentado una clara reducción del dolor. También la inflamación y la rigidez de las articulaciones habían disminuido. Otros tres estudios volvieron a demostrar este efecto, y en 2002 incluso se publicó un metaanálisis (a modo de resumen de investigaciones anteriores) sobre el tema: todo un hito en este proceso de fundamentación científica.

Trabajos como estos determinaron que ya en mi época en la clínica de rehabilitación de Bad Elster aplicáramos el ayuno terapéutico como principal tratamiento. La mayoría de los pacientes de aquel centro padecían enfermedades reumáticas y cuadros de dolor. Casi a todos ellos les recomendamos ayunar, siempre y cuando no existieran contraindicaciones. Rápidamente empezó a conocérsenos en la zona con el sobrenombre de «la casa del hambre», una denominación que, desde luego, no era nada agradable. Cada noche, cuando volvía a casa después del trabajo, veía como los taxis llevaban a algunos de nuestros pacientes, teóricamente en proceso de ayuno, a un restaurante cercano a la frontera, especializado en gastronomía de la región de Bohemia. Pensaban que allí nadie los vería. Aquello me enseñó que el ayuno terapéutico no debe imponerse desde fuera, sino que ha de seguirse de forma voluntaria y por propia motivación.

En aquellos tiempos también empezamos a estudiar sistemáticamente el ayuno como medicina. Gustav Dobos y yo iniciamos una colaboración con el experto en cerebro Gerald Hüther, de la ciudad de Gotinga, para averiguar cuál es el papel que desempeñan las hormonas del estrés cuando se deja de comer. Hüther había comprobado a través de diversos experimentos con animales que, al reducir la ingesta de alimentos durante cierto tiempo, la serotonina, conocida como la «hormona de la felicidad», aumenta en el cerebro. Yo mismo tuve ocasión de observarlo en mis propios pacientes: si bien los dos primeros días del ayuno experimentaban ciertas dificultades para mantener ese régimen (algunos, de hecho, se quejaban de sufrir problemas circulatorios o jaqueca), ¡al cabo de tres o cuatro jornadas todos se sentían de maravilla! Su pulso se ralentizaba y su presión arterial bajaba, signos evidentes de su estado de relajación.

El ayuno actúa sobre multitud de hormonas que regulan y controlan el crecimiento y el metabolismo del azúcar y de las grasas. Sin embargo, cuando analizaba la orina nocturna de los enfermos, descubría que también las hormonas del estrés aumentaban, lo cual me hacía sentirme contrariado. El resultado era inequívoco y lo dimos a conocer a través de la revista especializada *Nutritional Neuroscience*. Hubo que esperar aún un tiempo para que la ciencia explicase este fenómeno bajo el nombre de «hormesis» (véase la p. 39). Hoy en día sé ya que se trata de un estrés controlado, de un «eustrés» propiamente dicho, que genera en el organismo una reacción sana, como después han demostrado pormenorizadamente los estudios de Longo, Fontana y Madeo.

El ayuno terapéutico no es una dieta

Pese a lo que pueda pensarse, durante el ayuno rara vez se siente hambre; en todo caso, si esta sensación aparece, se limita a los dos o tres primeros días. Además, como hemos podido demostrar, la calidad del sueño mejora. Así pues, ayunar, sobre todo si se realiza bajo supervisión médica, es más sencillo de lo que creen muchos pacientes. No son pocas las personas que dudan debido al coro de objeciones que cada año se lanzan contra esta terapia. Aparecen en forma de falsas evaluaciones y leyendas y, al igual que suele ocurrir también con las leyendas, nunca llegan a desaparecer del todo. La mayoría de las advertencias proceden de «expertos» que jamás han ayunado ni han conocido o tratado a pacientes que lo hayan hecho.

Un argumento que se esgrime una y otra vez es que el ayuno

daña y deteriora el miocardio. Sin embargo, se trata de un razonamiento que puede rebatirse: si se acude a las fuentes originales en las que se basa esta afirmación, con casos registrados en los años setenta en Estados Unidos, se puede comprobar que en ellos el daño no guardaba relación alguna con el ayuno terapéutico practicado en el contexto de la naturopatía, ya que los pacientes afectados, que presentaban un sobrepeso grave, mantuvieron durante meses una dieta consistente en ingerir únicamente líquidos hipocalóricos y complementos vitamínicos o bien batidos proteicos, y ninguna de esas opciones es sana. El segundo mito es el del famoso «efecto yoyó», que asegura que todo lo conseguido con el ayuno se pierde después, porque los pacientes engordan a continuación tan rápido como han adelgazado. Sin embargo, este efecto es más propio de los habituales regímenes de la operación biquini y otras dietas milagro, que siguen estrategias más o menos arbitrarias para conseguir la pérdida de kilos. Los estudios demuestran que todas las dietas de adelgazamiento, independientemente de la lógica en la que se muevan, conducen, a largo plazo, a un incremento de peso. En cambio, el caso del ayuno parece ser diferente: los estudios observacionales realizados hasta la fecha no constatan ningún efecto yoyó.

Todas las dietas de adelgazamiento, independientemente de la lógica en la que se muevan, conducen, a largo plazo, a un incremento de peso. El ayuno, en cambio, no.

Lógicamente, quienes practican el ayuno recuperan después algo del peso perdido, ya que parte de este corresponde al exceso de agua que penetra en los tejidos a través de la sal de los alimentos. Al ayunar se suelen perder entre uno y dos kilos de agua, que, por tanto, se «drena», pero al finalizar el tratamiento se recuperan parcialmente. En algunas personas también se incrementa la grasa: después de la limitación de calorías, el organismo necesita en un primer momento menos energía, ya que ha ralentizado muchos «procesos de producción» e incluso ha disminuido su «temperatura de funcionamiento». Sin embargo, si, llevados por un hambre canina, comemos después demasiado, los kilos perdidos vuelven en un santiamén.

Pero si el ayuno se dirige correctamente, es posible modificar la conciencia del enfermo acerca de sus hábitos nutricionales, lo cual explica que en nuestra continua recogida científica de datos no hallásemos indicios de efecto yoyó. Algunos de los pacientes que ayunan cada año recuperan pasados doce meses su peso inicial del año anterior, pero esto también puede contemplarse como un éxito, porque tanto en Europa como en Estados Unidos es habitual que, a partir de los cuarenta, cada año de vida se ganen kilos.

Quien sabe controlarse sale ganando

Para ayunar hay que saber controlarse, como es natural. En mi tierra, Suabia, existe una especialidad gastronómica local, las *Maultaschen* (una especie de pasta rellena), que se inventaron única y exclusivamente para esconder en ellas la carne que estaba prohibido comer durante la Cuaresma. De ahí su sobrenombre: *Bescheißerle* («mentirosillas»). También la historia de la elaboración de la cerveza fuerte (*Starkbier**) en los monasterios era una artimaña para burlar la prohibición de comer. En el ayuno, pues, afloran las debilidades humanas. Sin embargo, multitud de estudios científicos ponen de relieve el enorme potencial de esta práctica cuando se emplea como terapia. Y si hace diez años yo estaba cansado de que mis compañeros sonrieran cuando les recomendaba que prescribiesen ayuno a sus pacientes, hoy en día, en cambio, encuentro entre ellos mucha comprensión.

La historia de éxito del ayuno fue recogida hace unos años por los directores franceses Sylvie Gilman y Thierry de Lestrade en el documental *Le jeûne, une nouvelle thérapie ?* («El ayuno: ¿una nueva terapia?»), realizado para el canal Arte. En él entrevistaron a va-

* Cerveza bávara de alta graduación y elevado contenido en calorías, que se solía tomar durante la Cuaresma. (*N. de la t.*)

rios médicos y pacientes de nuestro equipo del Hospital Immanuel de Berlín, en el que cada año tratamos a unos mil enfermos. Pero también en mis anteriores lugares de trabajo (Moabit, Bad Elster y Essen) el ayuno terapéutico era de una importancia fundamental. Por eso, hasta ahora he tenido ocasión de acompañar como médico a unas veinte mil personas en su proceso de ayuno y he observado la evolución de sus enfermedades: reúma, diabetes, hipertensión arterial, dolores crónicos y, cada vez en mayor medida, esclerosis múltiple, párkinson, síndrome de colon irritable y las intolerancias alimentarias más variadas.

¿Es posible desintoxicar el organismo?

Si ayunas, hazlo bajo la supervisión de un médico, especialmente si se trata de tu primera vez. Pero sé prudente a la hora de elegir al profesional. Algunas clínicas privadas se llenan los bolsillos con el márketing *detox*, con el que soy muy crítico. Muchas personas tienen un concepto equivocado de los productos «tóxicos». El efecto de una sustancia sobre el organismo depende de la dosis en la que se administre y, como también demuestra la hormesis (véase la p. 39), en principio nuestro cuerpo puede gestionar extraordinariamente bien los elementos no deseados, siempre y cuando se tomen en pequeñas cantidades.

Sin embargo, también es cierto que existen numerosos contaminantes del medio ambiente (con sus interacciones) cuyos efectos negativos no salen a la luz hasta que no pasa cierto tiempo. Por ejemplo, hoy en día sabemos que las partículas en suspensión entrañan un grave riesgo en el caso de las enfermedades cardiovasculares. El problema es que, por muchos estudios que se hayan realizado hasta la fecha, aún ignoramos qué provoca qué en nuestro organismo. Con todo, es seguro que cuando se da prioridad al consumo de productos ecológicos y se reduce así la cantidad de pesticidas ingerida a través de la alimentación, se aporta algo bueno al cuerpo. Y, al igual que, por suerte, en su momento se puso fin a la canalización del agua mediante tuberías de plomo, hoy deberíamos dejar atrás, en la medida de lo posible, el agua embotellada en envases de plástico. De todas formas, no podemos protegernos de todos los contaminantes del entorno, porque están demasiado presentes en el aire, el agua y la tierra.

Muchas de las personas que experimentan una sensación de sobrecarga o de «intoxicación» presentan estrés, una alimentación insana y sedentarismo.

Aun así, es posible que la sensación de sobrecarga o de intoxicación que experimentan muchas personas no se deba tanto a esas sustancias, que ponen a las células y al organismo en general en una situación verdaderamente difícil, como al estrés o a una alimentación insana y un sedentarismo mantenidos durante años y años. Gracias a la investigación sobre la hormesis hoy sabemos que una sustancia tóxica administrada en pequeñas dosis no tiene por qué resultar perjudicial para el cuerpo. Ahora bien, ¿dónde podemos establecer la frontera individual en la que los contaminantes del entorno empiezan a resultar enfermizos? Es difícil fijarla en cada caso, pero más difícil aún es responder a otra pregunta: ¿existe alguna terapia que permita desintoxicar el organismo? ¿Podemos eliminar de nuestro cuerpo esos venenos a través del ayuno? En realidad, lo que ocurre es que los contaminantes orgánicos del entorno se van acumulando en el tejido adiposo. Según un estudio de 2011, en las personas con sobrepeso que adelgazan, la concentración en la sangre de productos químicos difíciles de eliminar (conocidos como «COP», contaminantes orgánicos persistentes) experimenta en los primeros momentos un incremento, pero aún no se sabe en absoluto si este cambio tiene alguna importancia para la salud. Lo único seguro es que una pérdida de peso es, en general, algo beneficioso en el caso de las personas obesas.

Dado que en el ayuno el flujo de bilis aumenta espectacularmente, quienes padezcan pequeños cálculos biliares deben iniciar el tratamiento de una forma más suave, si es posible renunciando a la sal de Glauber y optando más bien por la sal de Epsom o por un preparado de los que se utilizan para las colonoscopias. Por otra parte, quienes tiendan a la gota deberán realizar el ayuno siempre bajo la constante supervisión de un médico.

La autorreparación del organismo

El ayuno activa una serie de mecanismos, como, por ejemplo, los procesos de mantenimiento de las células. Mark Mattson, especialista estadounidense en vejez, y sus colaboradores de la Universidad Johns Hopkins han demostrado que después de una terapia de ayuno de una semana en régimen ambulatorio la capacidad de reparación del organismo aumenta: en concreto, se corrigen de forma más eficiente los daños que provocan en el material genético factores negativos como los rayos UV o diversos productos tóxicos. Un grupo de trabajo dirigido por Agnes Flöel, investigadora en materia de demencia del Hospital Universitario Charité, ha logrado demostrar en un primer estudio, de alcance más modesto, que también las funciones cognitivas y la memoria aumentan si se realiza un ayuno de tipo modificado, en el que se permite ingerir líquidos. Es posible que ello se deba a que se segregan más factores que refuerzan las neuronas (es decir, factores neurotróficos), y tal vez también a que las proteínas que se depositan en forma de placas sobre esas neuronas en el caso del alzhéimer se reducen, ya que durante el ayuno las enzimas aumentan su actividad.

Hace unos años, otro grupo de trabajo, dirigido por Angelika Bierhaus, por aquel entonces profesora del Hospital Universitario de Heidelberg, publicó conclusiones determinantes sobre las proteínas «caramelizadas» o, como se dice en la jerga, los Advanced Glycation Endproducts (AGE, productos finales de la glicación avanzada), que aceleran la arteriosclerosis, las enfermedades cardíacas y renales y otros procesos asociados a las inflamaciones crónicas. A través de la alimentación, nos exponemos a esas proteínas, que en la mayoría de los casos son el fruto de los procesos industriales aplicados en la producción de la comida preparada, con un consumo de proteínas, azúcares y grasas a muy alta temperatura. El ejemplo más conocido desde hace ya muchos años es el de la acrilamida, que aparece cuando se fríen los alimentos y que se detectó por primera vez en las patatas fritas, aunque también está presente en el café, en ciertos tipos de pan como el sueco *Knäckebrot* y en las galletas que se hornean a más de ciento veinte grados.

El ayuno de tipo modificado, en el que se permite ingerir líquidos, aumenta las funciones cognitivas y la memoria.

Estas proteínas AGE creadas industrialmente son tan complejas y voluminosas que el cuerpo es incapaz de deshacerse de ellas con sus habituales mecanismos de limpieza. Es posible que el ayuno permita eliminarlas, aunque aún no existen pruebas concluyentes en este sentido. De todas formas, un grupo japonés de trabajo ha conseguido probar en un primer estudio que tales proteínas se expulsan en mayor medida a través de la orina si se sigue una dieta alternada con fases de ayuno durante varias semanas.

Pero ¿qué ocurre si durante el ayuno la grasa abdominal «se funde» junto con las sustancias tóxicas que se almacenan en ella, como las dioxinas o los metales pesados tipo plomo, mercurio y cadmio? No existe todavía una respuesta clara. Se ignora si esas sustancias se desplazan y se evacuan, pero es posible que así sea. Tal vez se traspasan del tejido adiposo al intestino a través de la bilis, lo cual explicaría lo que se persigue con las técnicas de ayuno tradicionales: en las curas *panchakarma* del ayurveda, se administra mantequilla *ghee* y aceites medicinales con el objetivo de disolver los productos tóxicos y captarlos de esta forma para que se expulsen mejor a través de los intestinos. Lo mismo podría ocurrir en el caso de las tierras medicinales que se tomaban a menudo en los ayunos monacales y que también favorecían la concentración de sustancias tóxicas para su posterior drenaje.

Quizás estos movimientos aún poco claros de las toxinas son los responsables de que las personas que ganan y pierden constantemente mucho peso (quince kilos y más) se encuentren más expuestas a una muerte súbita cardíaca por trastornos en el ritmo del corazón, como apuntan los resultados de un nuevo proyecto científico presentado en el Congreso de Cardiólogos Estadounidenses.

Sin embargo, si el ayuno se aplica correctamente, no hay motivo alguno para temer que los pacientes padezcan estos cambios de peso extremos. Además, en este caso mejoran otras muchas e importantes variables de control de la salud del corazón, como el ritmo cardíaco (pulso), la tensión arterial y la variabilidad de la frecuencia cardíaca.

El ayuno regula el metabolismo y reduce considerablemente la tensión arterial

Uno de los efectos más importantes del ayuno, según sabemos hoy, es la corrección de los niveles de hormonas. Si la temperatura corporal baja, también lo hacen las hormonas responsables de la actividad metabólica, como la insulina o la T3, una hormona tiroidea, así como el factor de crecimiento IGF-1, al tiempo que aumentan de forma inmediata las hormonas que favorecen la eliminación a través de la orina, un efecto que el paciente percibe ya desde el primer día.

En nuestros estudios, además, hemos demostrado que la leptina, hormona de la grasa que se produce fundamentalmente en el tejido adiposo y que tiene efectos sobre la regulación del apetito y la actividad metabólica, experimenta una considerable reducción. Si atiborramos el cuerpo con alimentos grasos y azucarados, las células se protegen de este exceso de energía desarrollando una resistencia a la leptina (algo similar a lo que ocurre con la insulina), es decir, se cierran en banda ante esta hormona. En ese caso, el organismo intenta contrarrestar el efecto y genera aún más leptina. Por desgracia, un nivel alto de leptina o de insulina tiene consecuencias negativas sobre todo el cuerpo y genera enfermedades cardiovasculares y cáncer.

Mediante el ayuno, todo el sistema puede «poner el contador a cero», por decirlo de alguna forma. Parece que la reducción de la leptina y la insulina y la eliminación del agua son los factores que explican que el ayuno provoque una bajada de la presión arterial, como hemos probado una y otra vez en nuestros propios estudios. El naturópata estadounidense Alan Goldhamer recogió en dos publicaciones que, sorprendentemente, la presión sistólica baja hasta los 30 mm Hg (milímetros de mercurio), que es el mismo efecto que se obtendría si se administrasen dos o tres medicamentos. Por eso, antes de practicar el ayuno puede ser necesario limitar la dosis de los fármacos correspondientes o, incluso, eliminarlos por completo. Es cierto que una vez concluido el período de ausencia de alimentos la tensión vuelve a subir, pero en la mayor parte de los casos solo hasta la mitad del valor de partida.

Ejemplos de éxito en el tratamiento de la diabetes

En los pacientes con diabetes *mellitus* la reducción de calorías es extraordinariamente positiva, como demuestran los recientes trabajos de Sarah Steven, de la Universidad de Oxford. La mayoría de los veintinueve enfermos participantes en su experimento, que solo ingirieron seiscientas calorías diarias a lo largo de ocho semanas, alcanzaron valores normales de presión arterial sin necesidad de tomar ninguna medicación. Incluso los afectados por hígado graso, que es una secuela frecuente de esta enfermedad, experimentaron una clara mejoría.

Este hecho llevó a los investigadores del Centro Helmholtz, de Múnich, y del Instituto Alemán de Investigación sobre la Nutrición (DIfE, por sus siglas originales), de Potsdam, a concluir que el estrés provocado por el ayuno genera una proteína especial en el hígado que elimina esa grasa tan enfermiza para este órgano. En los pacientes que padecen diabetes con o sin hígado graso, a menudo combinamos el ayuno con las sangrías (véanse las pp. 83 y s.), método este último que también tiene efectos probados sobre ambas enfermedades. La combinación de las dos aplicaciones refuerza los beneficios para el paciente.

Además, el ayuno reduce enormemente la inflamación, como se ha demostrado incluso a nivel molecular. Después de una abundante comida, se produce un aumento pasajero de los glóbulos blancos, lo que se conoce como «leucocitosis posprandial». Se trata de una reacción a una ligera inflamación que tiene lugar en las células durante la digestión, debido a la sucesión de una serie de procesos moleculares. Sabiendo esto, no es difícil llegar al siguiente razonamiento: si cada vez que se ingieren alimentos se produce una ligera inflamación del cuerpo, las inflamaciones pueden disminuir si se ayuna. En última instancia, comer supone siempre enfrentar a nuestro organismo con proteínas que no genera él mismo y con otras sustancias externas. El intestino tiene que buscar un equilibrio entre elementos ajenos y tóxicos que deben expulsarse y elementos importantes y necesarios para nosotros. En general, el cuerpo solo puede procesar la comida mediante una ligera reacción de inflamación y protección, que no se produce si ayunamos.

El ayuno mejora las reservas energéticas de las células

En los metales, el oxígeno puede generar oxidación. En el cuerpo, ataca y destruye las moléculas, y esa es una de las principales razones de que nuestras células envejezcan. Sin embargo, si comemos menos o si ayunamos, el estrés oxidativo al que estas se ven sometidas se reduce considerablemente. Cuantos menos alimentos tengan que procesar las mitocondrias (fábricas en las que se genera la energía celular), menor será el estrés oxidativo y el número de radicales libres. Estos radicales libres son moléculas o átomos muy propensos a reaccionar químicamente, que disponen de un electrón libre y que, en su búsqueda de otro electrón con el que aparearse, pueden dañar diferentes compuestos, como las proteínas o el material genético ADN. La mayoría de los radicales libres presentes en el organismo proceden de las mitocondrias, que llevan a cabo la digestión final de las grasas y del azúcar ingeridos para transformarlos en energía. Para ello necesitan oxígeno, un elemento que resulta difícil de controlar. El estrés oxidativo puede aumentar en caso de que se fume o se tome demasiado el sol.

Es fundamental reducir el estrés oxidativo empleando los recursos naturales del propio organismo. Muchas personas están convencidas de que, para ello, basta con tomar suplementos vitamínicos u otros micronutrientes que se publicitan como antioxidantes. De hecho, los antioxidantes gozan de muy buena fama. El problema es que las cosas no son tan sencillas. En realidad, practicar algo de ejercicio es bueno para las mitocondrias y las células, pero si durante un período de estrés corporal, por ejemplo cuando el organismo se somete a un entrenamiento deportivo, se toman suplementos vitamínicos (comercializados como antioxidantes), es posible incluso que se provoque un daño y que no se obtenga el supuesto beneficio que aporta el movimiento al metabolismo. Esto es al menos lo que se deduce de un sorprendente experimento clínico realizado por Michael Ristow, médico internista y profesor de Metabolismo Energético en la Escuela Politécnica Confederal de Zúrich.

Es fundamental reducir el estrés oxidativo empleando los recursos naturales del propio organismo.

Cuando el cuerpo sufre estrés, lanza un llamamiento a las mitocondrias para que le suministren energía, bien sea para la digestión o para una actividad deportiva exigente. En esas circunstancias, se producen más radicales libres. Como el cuerpo es inteligente, utiliza este aumento como una señal para activar sus mecanismos de defensa, unos antioxidantes que produce él mismo y que son extraordinariamente eficaces. Para ello, sin embargo, es necesario que el organismo sea capaz de reconocer la necesidad, algo que probablemente le impedimos hacer si le suministramos raciones extra de antioxidantes a través de pastillas de vitamina C, E o betacaroteno.

Ese era el punto del que partía el estudio de Ristow, cuyos participantes debían seguir un programa de entrenamiento deportivo de cuatro semanas de duración. El deporte aporta beneficios muy conocidos al metabolismo de las grasas y los azúcares, por lo que, además, protege frente a la diabetes. En el estudio en cuestión, el metabolismo de los participantes que no tomaron vitaminas, sino placebo, mejoró claramente. Este resultado cuestiona los hábitos de muchos deportistas aficionados o profesionales que ingieren suplementos vitamínicos con la convicción de que eso les permitirá aumentar su rendimiento. Lo que ocurre, en realidad, es que cuando practicamos una actividad física exigente se liberan muchísimos radicales libres, ante los que el cuerpo reacciona de inmediato produciendo más neutralizadores de radicales libres y poniendo en marcha más procesos de reparación de las células de los músculos y los vasos sanguíneos. Cuando se practica deporte de forma continuada, este proceso se traduce en un mejor rendimiento físico, pero si durante el entrenamiento se ingieren abundantes vitaminas, los mecanismos de autoayuda del cuerpo se frenan.

Esto no quiere decir, desde luego, que los suplementos vitamínicos sean siempre perjudiciales, pero sí que deben tomarse en las dosis adecuadas y según la constitución de cada cual. A una persona enferma o de avanzada edad que no coma bien o cuyo cuerpo ya no sea capaz de curarse por sí mismo, las vitaminas le pueden resultar útiles, como indican los muy prometedores resultados de algunos estudios realizados con pacientes ancianos o con múltiples enfermedades, o bien con pacientes que presentan una insuficiencia cardíaca avanzada. En cambio, en las personas sanas la ingesta de vitaminas solo tiene sentido si se realiza en su envase natural, es decir, a través de la fruta y la verdura. Y si no hay más remedio que recurrir a las pastillas, recomiendo tomarlas únicamente en pequeñas dosis y dos veces por semana, como máximo, para no reprimir tanto la producción de antioxidantes por parte del organismo.

La capacidad antioxidante del organismo no solo aumenta con el deporte, sino también con el ayuno.

La capacidad antioxidante del organismo no solo aumenta con el deporte, sino también con el ayuno, que, además de reducir el estrés oxidativo, contribuye a que, una vez finalizado el tratamiento, los centros de producción de energía (las mitocondrias) sean más numerosos y estén recién reparados.

Estos nuevos conocimientos científicos me han permitido comprender mejor los resultados de nuestro primer estudio sobre el ayuno, que llevamos a cabo en colaboración con Gerald Hüther. Para nuestra sorpresa, inmediatamente después de que los pacientes comenzaran a ayunar, observamos un claro aumento de la producción de las hormonas del estrés en el cuerpo: la adrenalina, la noradrenalina y el cortisol habían experimentado un evidente incremento. La explicación a tal fenómeno es sencilla: al ayunar, el organismo sufre en un primer momento un ligero estrés, ya que le faltan el azúcar y la energía de los alimentos. Las hormonas del estrés inducen entonces una sana reacción por parte del cuerpo. Las reservas de glucógeno en el hígado se vacían y se empieza a quemar grasa. Las células del organismo pasan con relativa celeridad al modo de reposo para protegerse. Mientras tanto, se elimina agua, baja la presión arterial, se descongestiona el intestino y aumenta la disponibilidad de las hormonas de la felicidad. Eso explica que, a pesar de la presencia de las hormonas del estrés, nuestros pacientes se sintieran relajados y presentaran un ritmo cardíaco más lento y una menor presión arterial.

Cuanto más se prolongue o repita el ayuno, mayor será el efecto de compensación positivo para la salud. Los datos del grupo de trabajo de Lars Göhler en el Hospital Universitario Charité demostraron ya en los años noventa que el nivel de las hormonas del estrés cae al cabo de dos o tres semanas y que, al final del proceso, incluso es más bajo que al principio. Muchos de los enfermos que han seguido un tratamiento de ayuno supervisados por nuestra clínica nos han informado de que, a medida que han ido viviendo experiencias y terapias de ayuno, su cuerpo ha pasado más rápidamente al modo de relajación y autocuración. Parece que con el estrés que provoca la privación de alimentos en este contexto ocurre lo mismo que con el estrés de la vida cotidiana o el estrés mental: lo importante es que sea un estrés controlado y bien dosificado y que tenga su origen en una decisión del propio paciente. En ese caso, será un estrés sano. Este principio no solo es aplicable al ayuno, sino también al deporte, a la hidroterapia de Kneipp y al estrés psíquico «bueno».

El ayuno estimula la producción de células madre y provoca un efecto «rejuvenecedor».

Además, el ayuno incrementa la producción de células madre, como ha demostrado en algunas de sus más recientes investigaciones el grupo de trabajo de Valter Longo. Su hallazgo constituye un indicio más del efecto regenerador y «rejuvenecedor» de esta terapia.

Las bacterias intestinales saben adaptarse

En los últimos años se han multiplicado los estudios que relacionan el microbioma, es decir, el conjunto de bacterias de nuestro organismo, con la aparición y el desarrollo de determinadas enfermedades. Cada vez resulta más evidente que las bacterias que se encuentran en nuestro cuerpo, especialmente en el intestino, desempeñan un papel crucial en nuestra salud, tanto para lo bueno como para lo malo. La conexión entre la microbiota (flora intestinal) y los sistemas nervioso e inmunitario es básica para la autorregulación (homeostasis) del organismo.

En el intestino habita una desconcertante variedad de seres vivos: aproximadamente cuarenta billones de bacterias, que se agrupan en colonias de unos cuantos géneros y unos pocos cientos de especies. Nuestro entorno determina quién nos va a colonizar.

De hecho, el canal del parto está cuajado de bacterias y, tras ellas, el hambriento recién nacido se encuentra con las que pueblan los pezones y la piel de su madre. Estas bacterias, que nos ayudan a asimilar el alimento que tomamos, modifican su composición de forma relativamente rápida a medida que cambiamos nuestros hábitos nutritivos.

Si, por ejemplo, pasamos de una alimentación variada normal a una dieta vegetariana, al cabo de unos días será posible constatar una serie de transformaciones en la microbiota, aunque sigue siendo difícil valorar de forma precisa esas modificaciones desde el punto de vista médico. ¿Qué es bueno y qué es malo? Lo que sí se sabe con seguridad es que la variedad de la microbiota intestinal es positiva. Los habitantes de los países desarrollados presentan menos diversidad de estos pequeños ayudantes que los habitantes de otras regiones del mundo. Sin embargo, si pasamos una semana ayunando esa diversidad aumenta, probablemente porque la reducción del suministro de energía les brinda una oportunidad a determinados tipos de bacterias que hasta ese momento llevaban una existencia marginal. De todas formas, aún se tardará unos años en comprobar qué tipo de modificaciones fomenta el ayuno y hasta qué punto esas modificaciones son duraderas.

El ayuno proporciona combustible para el cerebro

Ya he hecho referencia en varias ocasiones a los cuerpos cetónicos, que parecen ser determinantes para los efectos saludables del ayuno. Recordémoslo: cuando ayunamos, el cuerpo dispone de reservas de glicógeno en el hígado, con las que obtiene energía y azúcar para resistir entre doce y veinticuatro horas. Este glicógeno se convierte rápidamente en azúcar, destinado sobre todo al cerebro, que lo necesita constantemente, ya que es la única fuente de energía que pueden utilizar sus neuronas. Si las provisiones de glicógeno se agotan, se inicia entonces el consumo de grasa del propio organismo, es decir, la lipólisis. Los ácidos grasos liberados se utilizan entonces para generar energía, en general, aunque para nutrir al cerebro el organismo produce un combustible especial: los cuerpos cetónicos. Las proteínas también pueden proporcionar energía hasta cierto punto. En cualquier caso, cuanto más largo es el ayuno, mayor será el número de cuerpos cetónicos generados.

El ayuno proporciona nuevo combustible a nuestro cerebro, al impulsar la producción de cuerpos cetónicos.

La dieta cetogénica, sin azúcar ni hidratos de carbono, está de moda. Sin embargo, no se trata de una alternativa sana, ya que apenas incluye grasas y proteínas procedentes de fuentes vegetales para cubrir las necesidades energéticas, por lo que incrementa el riesgo de desarrollar arteriosclerosis. Si queremos aumentar la cantidad de cuerpos cetónicos podemos recurrir a otro método: practicar un ayuno intermitente, ya que bastan apenas entre doce y catorce horas para obtener ese efecto. Hace ya tiempo que se sabe que los cuerpos cetónicos tienen una influencia positiva en el caso de las enfermedades nerviosas. De hecho, los médicos llevan decenios empleándolos en el tratamiento de la epilepsia. En la antigua Roma, a las personas que sufrían de convulsiones graves se las encerraba y se las dejaba varios días sin comida, en la creencia de que de esta forma expulsarían a los demonios de su cuerpo. Es probable que sus síntomas remitiesen precisamente gracias a que se estaba forzando a su organismo a producir cuerpos cetónicos.

El ayuno aporta felicidad

Además de estos marcadores fisiológicos, me fascina de forma particular otro efecto que provoca el ayuno en la mente de los pacientes: a partir del tercer, cuarto o quinto día de la terapia, la mayoría de ellos presenta un excelente humor y se mantienen contentos (cuando no incluso eufóricos) hasta el final del proceso. Se trata de una experiencia muy significativa. Es habitual que sintamos bienestar cuando estamos ante un plato sabroso, cuando nos invitan a comer o cuando cocinamos para otras personas. Pero ¿cómo es posible que nos invadan la felicidad y la satisfacción en el caso de una renuncia ascética? La respuesta hay que buscarla en la evolución. Si nuestros antepasados, los hombres primitivos, se hubiesen encerrado en las cavernas, dejándose llevar por la apatía o la depresión, cada vez que sintiesen hambre, seguramente hoy no habría tantos humanos en este planeta. Lo que les ocurría en esos casos, en realidad, era que sus cerebros se activaban de un modo especial. Mantener una actitud dinámica es, sin duda, una de las herramientas más útiles a la hora de buscar comida. En un estudio de 2005 comparamos el comportamiento alimentario que adoptaron varios pacientes durante los seis meses posteriores a su ingreso en el hospital: cotejamos los resultados de un grupo que había mantenido un ayuno a lo largo de una semana con los de otro que se había alimentado a base de una sana dieta mediterránea y que no había ayunado en ningún momento. Pasado un semestre, los hábitos alimentarios de quienes habían ayunado eran mucho mejores, porque estos pacientes daban prioridad a las frutas y a las verduras y habían renunciado a la carne y a los embutidos, es decir, se alimentaban de forma más saludable. Estos resultados sobre la influencia del ayuno en el estado de ánimo se publicaron, junto con las conclusiones del psiquiatra francés Guillaume Fond, del Instituto Nacional de la Salud y de la Investigación Médica (Inserm, por sus siglas en francés), en 2010 y 2013 en varias revistas especializadas.

A partir del tercer, cuarto o quinto día de la terapia, la mayoría de los pacientes que ayunan presentan un excelente humor y se muestran contentos (cuando no incluso eufóricos).

La satisfacción emocional que se genera durante el ayuno se debe en parte a la mayor disponibilidad de la serotonina en el cerebro. Ya en 1997 Gerald Hüther demostró en un estudio que esta hormona aumenta en períodos de restricción calórica y ausencia de alimentación. Durante el ayuno también se produce un incremento de las endorfinas, opiato que el cuerpo fabrica por sí mismo. Además, Mark Mattson, uno de los neurobiólogos y expertos en cerebro más famosos del mundo, demostró a través de un sinfín de experimentos de laboratorio que los factores de crecimiento nervioso contribuyen de forma determinante a que el cerebro se mantenga sano y de buen humor. El más conocido de todos ellos es el BDNF (*brain-derived neurotrophic factor* o factor neurotrófico derivado del cerebro), que aumenta enormemente con el deporte y el ejercicio físico regular, así como con el ayuno y con la reducción de la ingesta de calorías.

Pero la cosa no acaba aquí: los animales de los ensayos de Mattson que ayunaron de forma intermitente presentaron un riesgo mucho menor de desarrollar posteriormente párkinson, esclerosis múltiple o alzhéimer. Incluso las enfermedades no evitables, como el corea de Huntington, se ralentizan con este tipo de ayuno en las cobayas. En 2016 publicamos un estudio que habíamos llevado a cabo en colaboración con el grupo de trabajo de Valter Longo y del clúster de excelencia del Charité NeuroCure, y con el que demostramos que un ayuno seguido de una sana dieta mediterránea, así como una alimentación cetogénica con especial presencia de vegetales, mejoran la salud y la calidad de vida de los enfermos de esclerosis múltiple. En la actualidad estamos investigando si estos resultados se mantienen a largo plazo. Todo ello indica que el ayuno resulta muy prometedor como nueva terapia en el caso de las enfermedades del sistema nervioso.

¿Cómo ayunar de forma adecuada?

De repente, el ayuno terapéutico se ha puesto de moda y se ha convertido en una auténtica tendencia en Estados Unidos y en Europa. Los expertos que hace apenas unos años tachaban este tratamiento de peligroso se están pasando ahora al bando de los defensores. ¿Qué ha ocurrido? Este salto que ha experimentado el ayuno se debe a los espectaculares datos experimentales de los que se dispone ahora. No obstante, debemos insistir en que, aun cuando en los animales de laboratorio se hayan obtenido resultados extraordinarios con diferentes formas de ayuno, no resulta sencillo extrapolarlos a los seres humanos, en parte porque los tiempos y la esperanza de vida de las cobayas no son los mismos que los nuestros. Para un ratón, un ayuno de veinticuatro horas significa algo diferente a lo que significa para una persona. Por eso, en estos momentos nuestros conocimientos al respecto se encuentran en una fase inicial: se sabe que, en muchos sentidos, el ayuno intermitente es bueno para el organismo, pero resulta mucho más difícil averiguar qué tipo de ayuno es el mejor.

¿Y qué decir de las dietas que imitan el ayuno? Pues que es casi seguro que algunos de sus efectos positivos tienen que ver con el hecho de que en ellas se evitan tanto el azúcar (y con ello no me refiero solamente al azúcar de mesa, sino también a todo aquel que resulta de la descomposición de los hidratos de carbono) como las proteínas animales. A partir de esta idea, Valter Longo desarrolló, en colaboración con una empresa californiana, una serie de productos dietéticos para la prevención (línea Pro-Lon) y para la quimioterapia (línea Chemolieve): se trata de paquetes que contienen alimentos preparados para ingerirlos a lo largo del día, con entre seiscientas y ochocientas calorías, y que deben tomarse en el marco de un programa de ayuno de cuatro o cinco jornadas. La verdad es que en estos momentos resulta difícil valorar ese programa. Longo, que destina los ingresos obtenidos a una fundación para el fomento de la investigación sobre el ayuno, parte de la hipótesis de que solo mediante esos productos listos para su consumo es posible ayunar con éxito de forma regular a lo largo de toda la vida.

El ayuno supone una experiencia novedosa y compleja, tanto para el cuerpo como para el espíritu.

Yo no opino lo mismo. La línea de productos de Longo se aparta de forma evidente del concepto de ayuno que defiende la naturopatía, en el que no se aboga por las sopas de sobre y las barritas de almendra, sino que se brinda una experiencia novedosa y compleja, tanto para el cuerpo como para el espíritu. Si se desea practicar un ayuno repetido con regularidad, no hay duda de que resulta más beneficioso y, sobre todo, más barato desarrollar una cocina propia al gusto de cada cual.

Todas las esperanzas de obtener los efectos positivos del ayuno sin tener que renunciar a los alimentos han demostrado ser, al menos hasta ahora, infundadas. Además de este «ayuno imitado» (la dieta Fast-Mimicking de Longo), está el probado medicamento contra la diabetes metmorfina, que provoca efectos muy parecidos a los del ayuno, pero como aún no se conocen sus consecuencias para las bacterias intestinales, conviene ser prudentes a la hora de administrarlo a personas no diabéticas. También se piensa que el resveratrol, una sustancia vegetal secundaria procedente de la piel de la uva, produce el mismo efecto antienvejecimiento que el ayuno, pero para ello se necesita tomarlo en dosis elevadas, así que puede entrañar riesgos, especialmente si se consume a través del vino.

Mis recomendaciones a partir de mi experiencia clínica

En la tradición de la naturopatía, y de acuerdo con mi propia experiencia, lo mejor parece ser combinar el ayuno bajo supervisión médica con el ayuno intermitente en la vida cotidiana, por ejemplo del siguiente modo:

- Un **ayuno terapéutico** una o dos veces al año durante una o dos semanas, como apoyo al tratamiento de enfermedades crónicas tipo reúma, psoriasis, fibromialgia, diabetes, hipertensión arterial, dolor, migrañas o colon irritable.
- Además, un **ayuno intermitente** incorporado al día a día (y adecuado también para las personas sanas, a modo de medida de prevención), de acuerdo con las siguientes instrucciones: saltarse la cena o el desayuno, de modo que se pasen al menos

catorce horas sin comer nada (y sin tomar bebidas alcohólicas); en general, comer solamente cuando se sienta hambre de verdad; renunciar a las «tentaciones» entre horas; pasar un día a la semana o dos días al mes ayunando o, al menos, depurándose con arroz o frutas, sin sobrepasar las ochocientas kilocalorías diarias.

En la medida de lo posible, el ayuno terapéutico debe ser una experiencia plena, es decir, practicarse en un estado de calma y concentración. Se trata de algo más que renunciar a la comida sólida. Las personas sanas tienen que ayunar entre cinco y siete días, aunque en las clínicas especializadas este período puede prolongarse hasta las dos, tres o cuatro semanas. Cuanto mayores sean las reservas de grasa del paciente, más sencillo le resultará el ayuno y más tiempo podrá mantenerlo. Hay quienes incluso alcanzan la bíblica cifra de cuarenta días. Aun cuando en mi ambulatorio los pacientes me hablan con entusiasmo de experiencias de este tipo, la verdad es que me parecen arriesgadas y las desaconsejo.

En esos días de ayuno tampoco se trata de hacer una dieta consistente únicamente en líquidos hipocalóricos y complementos vitamínicos, sino de tomar entre doscientas cincuenta y cuatrocientas kilocalorías a través de alimentos líquidos. La técnica con mayores garantías es la de Buchinger: por la mañana y por la noche se bebe un vaso pequeño de zumo de frutas o verduras, y a mediodía se toma un caldo de verduras sin sal y filtrado. A lo largo de la jornada hay que beber, además, entre dos y tres litros de líquidos (infusiones y agua sin gas) para limpiar los riñones. Según nuestros estudios, la eficacia obtenida es aún mayor si en lugar de zumos de frutas dulces se toman exclusivamente zumos de verduras, con el fin de provocar un descenso más acusado de los niveles de insulina y de IGF-1, aunque esta medida debe aplicarse caso por caso: en el ayuno, no todo es beneficioso y saludable para todas las personas. Por ejemplo, si tienes problemas para digerir los zumos, puedes optar por un ayuno a base de «gachas», elaboradas con pequeñas cantidades de arroz o avena.

Cómo el ayuno afecta al cuerpo

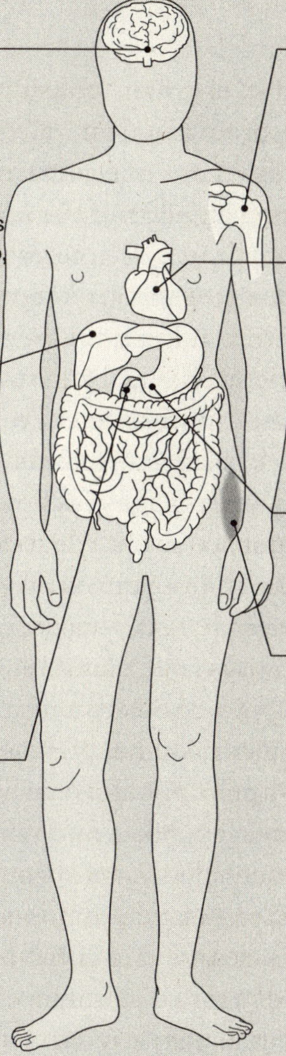

Cerebro
Aumento del factor de crecimiento BDNF, modificación de las reservas de sustancias químicas transportadoras de las señales del organismo, mejora del estado de ánimo, producción de neuronas, prevención de la demencia

Hígado
Producción de cuerpos cetónicos y glicógeno como fuentes alternativas de energía, reducción de la hormona de crecimiento IGF-1

Páncreas
Reducción de la producción de insulina, reposo

Articulaciones
Reducción del reúma, de la artritis y del dolor

Sistema cardiovascular
Disminución de la presión arterial y de los niveles de colesterol, ralentización del ritmo cardíaco (pulso), mejora de la variabilidad de la frecuencia cardíaca

Tubo digestivo
Mayor variedad de las bacterias intestinales

Tejido adiposo
Pérdida de grasa, modificación de las sustancias químicas transportadoras de las señales del organismo (p. ej., menos producción de leptina), reducción de la inflamación

Yo ya no recomiendo seguir la clásica dieta de F. X. Mayr, en la que se toma pan de pueblo con leche, dado que los estudios más recientes demuestran que la eliminación de las proteínas animales favorece de un modo determinante el efecto positivo de la reducción de calorías, por lo que no tendría sentido tomar leche en el contexto de un ayuno. De hecho, es algo que tienen ya en cuenta las variantes modernas de esta dieta, que excluyen tales proteínas.

Tampoco se debe proponer una dieta consistente en líquidos hipocalóricos y complementos vitamínicos, ya que la pérdida de masa muscular aumentaría de forma innecesaria.

Muchos pacientes me han hablado también de otras curas de ayuno, como la del ayuno alcalino, que consiste en alimentarse durante varios días exclusivamente a base de vegetales, con abundantes verduras de raíz y sin pan. Sin duda, se trata de un plan sano, pero no de un ayuno terapéutico, porque lo que se persigue en este último caso es, fundamentalmente, la reducción calórica, por debajo de las quinientas kilocalorías diarias, algo que resulta imprescindible si se quiere quemar la grasa del cuerpo, además de obtener los beneficios que aporta el ayuno a través de un ligero estrés a nivel celular. Otras formas de ayuno, nuevas o antiguas, son descabelladas o incluso peligrosas, como ocurre con la cura tradicional de Schroth, en la que se alternan días «de bebidas» con días «secos». En los primeros, se anima incluso a consumir dos copas de vino, lo cual será excelente para el ánimo, pero no para el cuerpo.

Otro punto importante es que durante el ayuno hay que moverse para expulsar los ácidos, más abundantes, a través de la respiración. Además, el ayuno y la actividad física se complementan muy bien a la hora de impulsar los mecanismos de reparación celular. Sin embargo, es importante que cada cual encuentre un buen equilibrio entre descanso y movimiento. Algunas personas se sienten con tanta energía cuando ayunan que se pasan toda la semana trabajando sin parar. Para otras, en cambio, es mejor buscar un convento, un hotel o una clínica en donde poder olvidarse de todas las obligaciones y del estrés (y, sobre todo, del *smartphone*). De hecho, la reducción del estrés es un importante componente de esta terapia. Recomiendo sin lugar a dudas que en la fase de ayuno se dedique al menos una hora al día a practicar alguna técnica de relajación, como el yoga, la meditación, el taichí o el chi kung.

La reducción del estrés es un importante componente del ayuno.

¿Es necesario limpiar los intestinos?

En la tradición europea, al inicio de cualquier ayuno se realiza una «limpieza de intestinos», tomando una sal laxante (sal de Glauber o de Epsom), y durante el proceso del ayuno se suele recomendar también llevar a cabo una lavativa cada dos días. Cuando se ingiere algún alimento, los intestinos aumentan la intensidad de sus movimientos en forma de olas, es decir, de sus movimientos peristálticos: cualquiera de nosotros es capaz de percibir claramente como por la mañana o a mediodía, justo cuando acaba de comer, experimenta una mayor necesidad de defecar. A esto se lo conoce como el «reflejo gastrocólico». Sin embargo, si se ayuna, esta motricidad intestinal se frena en seco. Mediante la sal o, como alternativa, mediante una lavativa, los restos de comidas anteriores se expulsan de forma segura.

Ahora bien, no existen datos que confirmen si este procedimiento mejora realmente los resultados del ayuno desde el punto de vista médico: toda la investigación al respecto está marcada por los factores culturales. Por ejemplo, en Estados Unidos, país muy mojigato, se prescinde de cualquier tipo de limpieza intestinal, ya que este es un tema tabú. Desde luego, una de las desventajas de limpiar los intestinos es que con este acto se pierden minerales y oligoelementos. También he observado arritmias a corto plazo (aunque benignas), así como calambres en las piernas. Por eso suelo recomendar una dosis moderada. Las personas con un intestino sensible o que no tienden al estreñimiento, sino que presentan deposiciones diarias, no necesitan realizar esta limpieza intensa al principio del ayuno, aunque también es cierto que se trata de un paso que forma parte del ritual y que puede facilitar los primeros momentos, ya que reduce la sensación de hambre. Además, vaciar los intestinos siempre resulta agradable. A la mayoría de los pacientes les gusta hacerse lavativas en la siguiente fase, pero, en mi opinión, es algo que no tiene ninguna influencia en el éxito de la terapia.

En algunas clínicas especializadas se lleva a cabo lo que se conoce como «hidroterapia de colon», es decir, limpiezas intestinales mecánicas, una medida que, sin embargo, no sirve prácticamente para nada: por una parte no existen evidencias de que mejore el efecto esencial del ayuno (como máximo, añade algún beneficio complementario); por otra, los resultados de la terapia no se miden en términos de «evacuación» o «drenaje», sino que, en realidad, son invisibles y tienen lugar a nivel celular y molecular.

Una forma sensata de complementar el ayuno terapéutico clásico es colocar cada mediodía una faja sobre el hígado: la idea es disponer una compresa húmeda y cálida sobre la zona y permanecer treinta minutos en reposo. De ese modo, se mejora la circulación sanguínea del hígado y la vesícula biliar, y se activa su metabolismo. También es bueno sudar en la sauna o en el baño de vapor. Para mejorar la circulación en la piel, se puede pasar por ella cada mañana un cepillo natural en seco. Otra medida complementaria es cepillar la lengua (con un cepillo de dientes o un aparato específico para esta zona). Cuando en el hospital me paso a ver a los pacientes ingresados que están ayunando, observo como, cada día, el aspecto de la superficie de su lengua va cambiando. Esta parte del cuerpo es una especie de «escaparate» de los intestinos y da indicios de los procesos metabólicos que se encuentran activos. Por eso parece conveniente cepillarse la lengua cada mañana.

En cambio, no es necesario tomar pastillas o vitaminas de ningún tipo, porque el ayuno es, por sí mismo, un proceso completo e integral y no requiere ningún medicamento complementario. Lo mismo cabe decir de los denominados «polvos alcalinos», que pueden ser una terapia complementaria muy adecuada para las enfermedades renales crónicas, la diabetes *mellitus* o la osteoporosis, ya que reducen la carga ácida si se sigue una alimentación rica en carne y pan, pero no para el ayuno, donde la producción de ácidos, precisamente, constituye un objetivo y forma parte del proceso de cambio. En un estudio controlado que llevé a cabo en la clínica de Bad Elster comparé el estado general de salud de cien pacientes que se sometieron a un ayuno normal con los de otros cien pacientes que, además de ayunar, tomaron tres veces al día unos polvos alcalinos. En estos últimos la orina, efectivamente, no era tan ácida, pero no existían diferencias en cuanto a las molestias y la sensación de bienestar. Solo cuando se está ante un cuadro de intenso dolor de espalda o de cabeza puede tener sentido probar a administrar pastillas o polvos alcalinos. De todas formas, las jaquecas que suelen aparecer en los tres primeros días del ayuno suelen ser la consecuencia de la falta de cafeína: las personas acostumbradas a tomar café presentan con frecuencia este trastorno en los primeros momentos.

En cualquier caso, si vas a ayunar, empieza por reservar al menos un día para la depuración (es decir, un día en el que tomarás una comida ligera, consistente en arroz sin sal) y, después del ayuno, dos días para la reanudación del ritmo, en los que tomarás solo alimentos ligeros y en escasa cantidad. Si no, te pasará lo que a mí me ocurrió en mi época de estudiante: anularás parte del efecto positivo obtenido con el ayuno.

Ayunar mientras se duerme

Mi consejo es que aproveches la noche. Si, por ejemplo, sueles dormir de once de la noche a siete de la mañana, eso significa que ya pasas ocho horas sin comer, así que solo te faltarán seis horas más para alcanzar la meta de las catorce horas. Así pues, no es mala idea cenar no demasiado tarde (como máximo a las siete de la tarde) para añadir esas cuatro horas. En el desayuno, limítate a beber un café solo o un té y, en todo caso, a comer una pequeña pieza de fruta. No ingieras nada contundente hasta mediodía, pero al llegar al almuerzo no te prives de nada: puedes comer hasta que te sientas saciado. Posiblemente tu peso no varíe, aunque es cierto que las personas obesas suelen adelgazar con este método, que en Estados Unidos se ha consolidado bajo la denominación «time-restricted feeding» («alimentación con restricción temporal»).

De todas formas, los científicos no se ponen de acuerdo en cuál es la duración óptima de esta pausa: ¿doce, catorce, dieciséis o dieciocho horas? Mark Mattson sostiene que las reservas de glucógeno se vacían en mayor medida y la producción de cuerpos cetónicos aumenta más cuanto más largas son estas pausas, por lo que recomienda estar al menos dieciséis horas (o, aún mejor, dieciocho horas) sin comer. Valter Longo defiende la opción, más prudente, del «12/12», es decir, doce horas seguidas sin comida ni ingesta de calorías, argumentando que las personas suelen experimentar dificultades para mantener dieciséis horas de ayuno y que es posible que este tiempo les provoque estrés, lo cual neutralizaría el efecto positivo de la terapia: «No unhappy fasting!» («¡No a un ayuno triste!»). La decisión, en cualquier caso, está en tus manos. Algunas personas siguen el modelo de italianos y españoles: sencillamente, no desayunan, algo a lo que tal vez estén ya acostumbrados quienes tienen intolerancia al gluten. Para otras, cenar a las seis de la tarde, como se solía hacer antaño, no supone ningún problema. Lo importante es probar bien las diferentes opciones para averiguar cuál es la que mejor nos sienta.

El ayuno, como el deporte, requiere de entrenamiento. Quienes no se sientan bien tras pasar dos días sin desayunar deberán persistir durante dos semanas más y hacer balance únicamente después de que haya transcurrido ese tiempo, que es cuando se habrá producido el cambio en el metabolismo. Es posible modificar nuestro reloj interno, al igual que ocurre cuando estamos en otro huso horario. Lo mismo cabe decir del ayuno diario intermitente. Para ello, hay que tener paciencia, aunque sin dejar de escuchar al propio cuerpo. Si pasado cierto tiempo no se siente ningún bienestar, lo mejor es probar con otra cosa.

Es importante probar bien las diferentes opciones para averiguar cuál es la que mejor nos sienta.

Dos comidas contundentes (pero solo dos)

Las recomendaciones de la ciencia sobre el número de veces que hay que comer al día van variando. Durante mucho tiempo se abogó por hacer varias comidas ligeras. Olvídate de ese consejo: ya está desfasado. Según los conocimientos de los que se dispone actualmente, lo mejor es comer solo dos veces, pero hacerlo bien. Para que resulte más fácil llevar esta recomendación a la práctica, Valter Longo admite otra «media comida», es decir, un refrigerio. En esto, por cierto, la ciencia actual coincide con los consejos del ayurveda, que aboga por tomar de noche una ligera sopa caliente, como máximo, ¡y nada de aperitivos ni de picar entre horas, ni siquiera arándanos o semillas de chía! Eso de ir por ahí mordisqueando comida lista para llevar forma parte, desde hace ya tiempo, de nuestra insana vida cotidiana. Sin duda, la invención del «picoteo entre horas» tiene algo que ver con la falta de tiempo que estamos sufriendo y con la alteración de nuestros ritmos de vida naturales a través de la iluminación artificial, el trabajo por turnos y demás. El resultado es peligroso: se opta por la *fast food* en lugar de por la *slow food*. Pero también los médicos tenemos nuestra parte de culpa en este fenómeno. Es posible que el problema se fomentara en las consultas de los expertos en diabetes: para muchos diabéticos, la insulina es una terapia beneficiosa, ya que salva vidas, pero como no es tan sencillo evitar mediante medicamentos el exceso de azúcar o una peligrosa carencia de este ingrediente, resultó más fácil recomendarles que comieran entre horas para mantener el nivel de insulina en valores relativamente constantes e impedir los picos de glucosa en sangre.

Hoy en día sabemos que la aplicación constante de insulina genera resistencia y provoca un aumento de peso. La insulina engorda y, en consecuencia, forma parte del problema, ya que el sobrepeso conlleva otras enfermedades. La leyenda de que comer entre horas resulta saludable es tan disparatada como los productos para diabéticos que hace apenas unos años tenían tan buena acogida, y que contenían menos azúcar, pero que, debido a su alto contenido en grasas, eran igual de insanos y, además, saciaban aún menos. Además, se ha comprobado que los edulcorantes sin azúcar provocan efectos negativos y que también dañan el páncreas.

La moda de los productos «listos para llevar» cuenta con el apoyo de la industria alimentaria, que, obviamente, puede lucrarse más con los pequeños aperitivos de baja calidad nutricional que con la comida saludable. Y el problema es evidente. A través de una nueva aplicación para *smartphones*, los científicos Satchidananda Panda y Shubhroz Gill llevaron a cabo una investigación apasionante: en ella, pidieron a ciento cincuenta vecinos de San Diego que fotografiasen con sus teléfonos móviles todo lo que comiesen a lo largo de tres semanas. Los datos se transmitían directamente al centro de estudios responsable de la investigación y, de cuando en cuando, se analizaban. Pues bien, aunque casi todos los participantes estaban convencidos de que sus horarios de comidas eran relativamente ordenados, la información que proporcionaron demostró que la realidad era muy distinta: entre el ochenta y el noventa por ciento de ellos se pasaban el día entero picoteando. Este desordenado comportamiento alimentario es puro estrés para el organismo. Además, los fines de semana se registraba un cambio de horarios entre estos vecinos de San Diego: el sábado y el domingo, hacían las comidas bastante más tarde que entre semana, lo cual, aun siendo comprensible, supone para el cuerpo un molesto «desfase horario metabólico» semanal. Panda y Gill pidieron a continuación a ocho de los participantes que nunca hacían pausas largas entre comida y comida que empezaran a comer con regularidad y pasasen al menos once horas sin ingerir nada, incluso los sábados y los domingos, durante dieciséis semanas. Los resultados fueron muy esclarecedores: todos los participantes aseguraron sentirse mejor y dormir más profundamente; además, sin que hubiesen hecho dieta alguna, bajaron de media 3,3 kilos, que no recuperaron en los nueve meses siguientes.

El consejo de comer entre horas parece desfasado incluso en el caso de los pacientes diabéticos. La científica Hana Kahleova, de la Universidad Carolina de Praga, lleva tiempo analizando las terapias nutricionales que siguen los enfermos de diabetes. Además de las ventajas de la dieta vegetariana, le interesa la cuestión de la frecuencia de las comidas. A través de un estudio aleatorizado (es decir, basado en el azar), hizo la prueba: distribuyó en dos grupos a cincuenta y cuatro pacientes con diabetes tipo 2 que tomaban medicamentos. A todos ellos les administró la misma cantidad de calorías a lo largo de tres meses, pero el primer grupo las ingería en dos comidas (el desayuno, entre las seis y las diez de la mañana, y el almuerzo, entre las doce del mediodía y las cuatro de la tarde) y el segundo grupo, en seis comidas (tres principales y tres pequeñas), siguiendo la pauta que se suele recomendar a los diabéticos.

Picotear constantemente supone un estrés para el organismo.

El resultado no podía ser más claro: al cabo de tres meses, el grupo que había tomado solo dos comidas al día había perdido más peso y presentaba en las analíticas mejores valores de los factores relevantes para la diabetes. También mejoró en ese grupo el estado de los pacientes con hígado graso.

Almuerza como un rey

Automáticamente surge la siguiente pregunta: ¿de cuál de las comidas del día sería más conveniente prescindir? Ha llegado el momento de cuestionar otra leyenda. Todos nosotros conocemos ese dicho que reza así: «Desayuna como un rey, almuerza como un príncipe y cena como un mendigo». Sin embargo, apenas existen pruebas de que el desayuno merezca la excelente fama de la que goza. De hecho, dado que con esta comida se acorta el ayuno nocturno, no parece adecuado desayunar en abundancia. ¿Y por qué precisamente los países mediterráneos, en los que la gente hace grandes cenas (algo que en otros lugares nos parece insano), disfrutan de una esperanza de vida más larga que la de los países de Centroeuropa o de Europa del Norte? Sin duda, en este punto entran en juego otros factores, como el clima, la temperatura, la luz durante el día, la intensidad del sol..., que influyen en el metabolismo. Cuando fuera la temperatura es cálida, se siente menos anhelo de calentarse desde el interior a través de las calorías.

En todo caso, es posible que no debamos desayunar como un rey, sino más bien almorzar como tal. Un estudio publicado recientemente ha comparado los efectos de almorzar en abundancia con los de cenar copiosamente. Pues bien, los participantes que ingerían su ración principal de calorías a mediodía se encontraron con que, al final, habían adelgazado más que aquellos que cenaban a lo grande. A mediodía, el cuerpo necesita más energía para mantener su temperatura, por lo que destina menos a construir sus reservas de grasas. Sin embargo, los almuerzos abundantes plantean un pequeño problema cultural: Mattson, experto en cerebro, dedujo de sus investigaciones que, para que el organismo se mantenga sano, es importante que, después de un estímulo como el deporte o una comida abundante, pase por una fase de reposo. La clásica siesta tiene un efecto positivo sobre la salud, pero en Centroeuropa resulta imposible de llevar a la práctica porque los centros de trabajo y los hogares de los trabajadores se encuentran demasiado separados. Y claro, no vamos a echarnos una siestecita en un atasco en la circunvalación de Berlín, por ejemplo. Pero dormir a mediodía es recomendable para aquellos que puedan permitírselo, por ejemplo para quienes trabajen en casa.

Los estudios que se están llevando a cabo en la actualidad nos aportarán en los próximos años más información sobre cuál es la duración óptima del tiempo en que podemos ingerir comidas y de las fases de ayuno. La Universidad de Padua ha realizado una investigación sobre los ayunos intermitentes de dieciséis horas, en la que participaron treinta y cuatro deportistas jóvenes y sanos. A la mitad de ellos se les pidió que, a lo largo de ocho semanas, comieran tres veces al día, en sus horarios habituales, mientras que los demás debían concentrar sus ingestas entre la una y las ocho de la tarde, en la medida de lo posible. Las pausas de ayuno más prolongadas que se dieron en este segundo grupo provocaron una serie de cambios positivos en su metabolismo. Por ejemplo, el nivel en sangre de factores que aceleran el envejecimiento, como la insulina, el IGF-1 y los factores inflamatorios, se redujo. El director del estudio, el especialista en medicina del deporte Antonio Paoli, y sus compañeros no observaron estas mismas modificaciones en los participantes que habían comido a las horas normales.

Posiblemente un ayuno prolongado durante la noche resulte también eficaz para evitar las recaídas en los casos de cáncer, como indican los primeros resultados de un estudio epidemiológico llevado a cabo en Estados Unidos, en el que se recogieron los datos de unas dos mil cuatrocientas mujeres afectadas por un cáncer de mama en sus primeros estadios, que en el inicio de la investigación proporcionaron información sobre sus horarios de comidas. En unas cuatrocientas de ellas el tumor se había repetido en algún momento del estudio (que duró siete años). Sin embargo, aquellas que, después de la última comida del día, habían hecho una pausa de ayuno de al menos trece horas presentaban muchas menos recidivas. Estas conclusiones se confirman también a través de los datos obtenidos por Valter Longo en sus experimentos con animales, que demuestran que los tejidos malignos soportan mucho peor la falta de glucosa que los sanos. Las células normales son capaces de recurrir a otras fuentes de energía en tiempos de carencia: en concreto, a los cuerpos cetónicos. En cambio, las células cancerosas no poseen esta especie de motor híbrido, por lo que sucumben si existe un déficit de azúcar (véanse las pp. 121 y s.).

Es recomendable pasar por una fase de reposo después de una comida abundante.

Si analizamos en general los múltiples mecanismos que intervienen en el efecto protector y sanador del ayuno, comprenderemos que es mucho más sensato ayunar periódicamente que limitarse a tomar un medicamento específico para influir en los procesos corporales que se ven afectados por la enfermedad. Por supuesto, la estatina, el medicamento reductor de lípidos más recetado en todo el mundo, es eficaz, al igual que lo son los inhibidores de la bomba de protones para el bloqueo de los ácidos gástricos o los antidepresivos para las depresiones. Pero los medicamentos que bloquean moléculas concretas provocan, forzosamente, alteraciones de todo el circuito regulador correspondiente en el organismo. Cuando se autoriza un fármaco, se suele saber poco acerca de estos efectos a largo plazo, más complejos, que no aparecen hasta unos años más tarde, una vez que millones de personas ya lo han tomado.

El ayuno: una experiencia integral

A menudo se define el ayuno exclusivamente a través del número de calorías consumidas o de la ingesta de nutrientes, pero este planteamiento es muy reduccionista. En realidad, el ayuno constituye una experiencia integral y, para muchas personas, incluso espiritual. A lo largo de nuestra vida sentimos constantemente carencias: la carencia de dinero, de éxito, de apoyo. De hecho, en el budismo zen se habla de las «siete hambres» que nos impulsan a comer cuando no estamos realmente hambrientos: el hambre de los ojos, de la nariz, de la boca, del estómago, de la mente, de las células y del corazón.

En cambio, el ayuno constituye una renuncia consciente, una experiencia controlada y autorregulada de carencia. Por eso, un ayuno llevado a cabo adecuadamente aumenta la autoeficacia, es decir, el conocimiento y la motivación que resultan necesarios para modificar con éxito nuestro estilo de vida. Con el ayuno, superamos un hambre existencial de una forma que nos fortalece física y espiritualmente. En *Siddharta*, Herman Hesse lo describió de un modo maravilloso: «Nada es obra de los malos espíritus, estos no existen. Cualquiera puede ejercer la magia si sabe pensar, esperar, ayunar».*

---

* Traducción de Carmen Grossi, *Siddharta*, Editores Mexicanos Unidos, S. A., Ciudad de México, 1982 (*N. de la t.*)

La clave de la salud

El alimento como medicina

Cuando paso a ver a los pacientes ingresados en mi hospital y abordamos el tema de la nutrición, nuestras conversaciones suelen ser de lo más animado. No en vano, se trata de un asunto que nos afecta a todos y al que, como todos comemos, le damos importancia. La Organización Mundial de la Salud calcula que entre un cincuenta y un setenta por ciento de las enfermedades crónicas están relacionadas con la alimentación. Es una cifra impresionante. Los científicos que investigan los métodos de prevención constatan que los intentos llevados a cabo hasta la fecha para modificar el estilo de vida de la población y, especialmente, sus hábitos alimentarios han fracasado, y exigen que el Estado intervenga en mayor medida, por ejemplo imponiendo la obligatoriedad de indicar el valor nutritivo de los alimentos mediante símbolos en forma de semáforos (rojo, amarillo y verde) en el etiquetado o gravando con nuevos impuestos las bebidas azucaradas. Seguramente son medidas útiles. En cualquier caso, desde mi perspectiva como naturópata, los tratamientos nutricionales siguen siendo un importante reto y están más justificados que nunca. Sin embargo, en ellos no se trata simplemente de contar calorías o de dictar prohibiciones.

No es tan sencillo conseguir datos científicos serios que sirvan de base para las recomendaciones médicas: dado que los estudios sobre nutrición deben realizarse en las condiciones de la vida real, resultan mucho más difíciles de llevar a cabo que, por ejemplo, los estudios farmacológicos, que tienen lugar en un entorno experimental. Por otra parte, la industria que está detrás de este gigantesco mercado sigue intentando arrojar cortinas de humo para provocar confusión en torno a los hechos, como ya he mencionado antes. De forma muy consciente, se disimulan los resultados de las investigaciones o, incluso, se ocultan los datos que demuestran algo que, de todas formas, se sabe ya desde hace mucho tiempo: que el azúcar, las grasas animales y el alcohol son sumamente insanos.

La comida es amor, sensación de bienestar, hogar: algo de lo que nos cuesta desprendernos y que, en esencia, está más marcado por nuestra cultura que por la racionalidad. Y luego está la falta de voluntad, que se dedica a ponernos palos en las ruedas cada vez que queremos actuar de forma responsable. Nuestros pacientes, sin embargo, descubren que la comida sana no tiene por qué saber mal y que implica mucha menos renuncia y aporta muchos más beneficios de lo que pensaban en un principio. Prácticamente no hay otro ámbito de nuestra vida que sea tan crucial para la salud. Y, pese a ello, la medicina se ha posicionado muy mal con respecto a él desde el punto de vista profesional. ¿Quién se ocupa de la nutrición? Los científicos especializados en la materia, conocidos en los países germanoparlantes como «ecotrofólogos», que, naturalmente, saben mucho, pero en la mayoría de los casos no tienen un trato diario con los pacientes, así que dan consejos «prácticos» que, en realidad, resultan difíciles de llevar a la práctica. Durante años, los médicos no se han interesado en absoluto por la nutrición ni se han formado en ella. Así era en mis tiempos como estudiante y así sigue siendo prácticamente aún hoy, lo cual, todo hay que decirlo, constituye una verdadera catástrofe.

Sin embargo, en un momento dado, y de forma incomprensible, la nutrición experimentó un *boom*. Desde entonces, a través de elementos como los libros y programas sobre cocina o la constante aparición de nuevas dietas de moda e innumerables asesores, todo aquello que comemos ha despertado un interés que hace treinta años resultaba inimaginable y que hoy en día continúa

Entre el cincuenta y el setenta por ciento de todas las enfermedades crónicas tienen su origen en una mala alimentación o, al menos, empeoran con ella.

siendo irritante. En la época en la que realicé mis primeras prácticas en un hospital como internista, la medicina especializada en la nutrición estaba prácticamente muerta. A lo más a lo que se llegaba era a prescribir algo así como una dieta a las personas que acababan de sufrir una intervención quirúrgica, a recomendar a los diabéticos que comieran muchas veces a lo largo del día (algo perjudicial desde el punto de vista médico) y a contar las calorías y las unidades de hidratos de carbono o de pan (lo cual está ya completamente desfasado). La opinión unánime de los internistas de aquella época era que daba igual lo que se comiera: lo importante era que los medicamentos fuesen los adecuados.

Por desgracia, son muchos los médicos que han aprendido muy poco desde entonces. Sigo encontrando a pacientes que aseguran que sus doctores se niegan a hablar de nutrición. No se tiene en cuenta que el reúma, la hipertensión arterial o las migrañas pueden remitir enormemente con los alimentos adecuados. Como ya he explicado, se cree que entre un cincuenta y un setenta por ciento de las dolencias tienen que ver con una mala alimentación o, al menos, empeoran con ella. Muchos pacientes se quejan, con razón, de que ya no saben qué es sano y qué no lo es, porque desde hace años reciben información contradictoria a través de los medios de comunicación. A veces se dice que la grasa es mala y otras, que es buena; a veces se aconseja prescindir de los hidratos de carbono y otras se asegura que los cereales integrales son útiles frente al cáncer; un poco de vino tinto protege el corazón, pero demasiado es perjudicial, y así sucesivamente con otras muchas cuestiones. Pero ¿cuál es la realidad?

El reúma, la hipertensión arterial o las migrañas pueden remitir enormemente con los alimentos adecuados.

Evitar en lo posible los platos precocinados

Sin duda, la industria alimentaria y los grupos de presión de la agricultura industrial ejercen una enorme influencia en el terreno de la investigación. Por ejemplo, en los años sesenta y setenta, cuando hacía ya tiempo que se sabía que el azúcar no es sano, se pagó en secreto a una serie de destacados científicos del centro Harvard Medical School para que publicasen artículos en importantes revistas y negasen de forma indirecta los hechos comprobados, recurriendo a la astuta artimaña de pasarlos por alto. O, como se diría hoy, presentando «hechos alternativos». Grandes grupos empresariales como Coca-Cola llevan decenios pagando y apoyando a grupos de investigación de diferentes universidades e instituciones «independientes» que tienen una responsabilidad determinante en las recomendaciones sobre nutrición. Las industrias cárnica y lechera también ejercen una enorme influencia, sobre todo en Estados Unidos. Sistemáticamente han aparecido y siguen apareciendo estudios formulados de tal manera que, bajo el paraguas de la «ciencia», llegan a conclusiones lo más beneficiosas posible para estos alimentos, empleando métodos sencillos como realizar las mediciones en el momento inadecuado, modificar las cantidades de forma poco realista o proporcionar una peor alimentación a los grupos de control.

La neurobiología nos ha demostrado que un consumo elevado de grasas y azúcares provoca que el cerebro segregue sustancias a modo de recompensa que crean la misma dependencia que las drogas duras. Es lo que ocurre, sobre todo, con los productos que combinan lo graso con lo dulce, como los helados. Y la abstinencia no es agradable. Tiene que pasar un tiempo para que la persona afectada sienta que es maravilloso poder comer sin un sentimiento de ansia y premura.

Pero no es este el único camino equivocado. A menudo se confunde la alimentación sana con aquella que sirve para adelgazar. En los últimos años, la cuestión de la pérdida de peso en los casos de obesidad está siendo crucial. El sesenta por ciento de los alemanes presentan sobrepeso, así que es natural que muchos de ellos tengan el deseo apremiante de adelgazar. Es cierto que las dietas y una alimentación no equilibrada hacen perder peso a corto plazo, pero no son sanas. Un buen ejemplo de ello es la dieta Atkins, sumamente rica en grasas y proteínas animales y con una ausencia casi total de hidratos de carbono, como el pan, la pasta o las patatas. Como la abundancia de proteínas y grasas permite saciar el hambre y la carencia de hidratos de carbono mantiene bajo el nivel de insulina, con este régimen se adelgaza bastante bien y de forma rápida. Sin embargo, la elevada cantidad de proteínas animales y grasas saturadas aceleran la arteriosclerosis. Si queremos ser cínicos, podríamos expresarlo así: se muere más delgado, pero también más pronto.

Adelgazar no es sinónimo de mejorar la salud. Las personas que tienen un peso normal según la media estadística presentan menos riesgo de contraer enfermedades, pero solo si, además, practican ejercicio físico y comen de forma sana. No debemos olvidar que quienes tienen un ligero sobrepeso, pero realizan ejercicio, gozan de mejor salud que quienes están delgados, pero no se mueven.

Lo bueno de la terapia nutricional es que no requiere tomar medicamentos, aplicarse inyecciones o someterse a operaciones. En sí, comer no supone ningún esfuerzo. No nos obliga a encontrar un tiempo extra y, si lo hacemos de la forma correcta, tampoco nos lleva a gastar un dinero extra. Además, no provoca dolor. Lo único determinante es cómo y qué comemos. Habrá personas que objeten que es muy probable que alimentarse siempre a base de platos sanos es un verdadero dolor para el alma, pero puedo tranquilizarlas: ese dolor se mantendrá tan solo por un cierto tiempo, ya que todos nosotros somos capaces de modificar nuestros gustos. Es algo que ocurre una y otra vez a lo largo de nuestra vida. ¿Te acuerdas de lo raro que te supo tu primer trago de cerveza o de vino? ¿O el primer queso que probaste en tu infancia? Y, a pesar de aquello, te acostumbraste a esos sabores, ¿verdad? A mí antes me encantaba el vino, pero hoy en día no pruebo el alcohol y puedo vivir perfectamente sin él.

No comemos por salud, sino por disfrutar del sabor al que nuestra cultura y nuestra educación nos han acostumbrado. Por eso, cambiar los hábitos alimentarios es difícil y, al mismo tiempo, fácil: siempre intento hacer ver a mis pacientes que cualquier costumbre puede modificarse.

Cada uno de nosotros tiene un plato favorito diferente, y quien suela viajar habrá constatado que en cada región del mundo sus habitantes están convencidos de que su comida es la mejor. Los genes no bastan para explicar estas preferencias. Parece que los principales factores de la configuración del gusto son la cultura y el entorno social. Por ejemplo, muchos estudios demuestran que las familias de emigrados adoptan en algún momento la gastronomía de su nueva patria, pero al hacerlo suelen contraer también las enfermedades de su ambiente.

Dean Ornish: un cardiólogo revolucionario

«Que tu alimento sea tu medicina». Esa es la fórmula que se atribuye al padre de la ciencia médica, el griego Hipócrates. Cuando, en 1998, comencé mi etapa como médico residente, apenas quedaba rastro de aquella divisa. Por eso me sorprendió tanto un estudio de Dean Ornish, un cardiólogo estadounidense por aquel entonces aún joven, pero muy reconocido. Ya durante su formación en la Universidad de Harvard este médico empezó a sentir dudas y a preguntarse si tal vez la medicina moderna no estaría pasando por alto las posibilidades que brindan las sencillas terapias naturales. En su obra *Reversing Heart Disease* («Dar marcha atrás a las enfermedades cardíacas») escribió: «Me parecía curioso que los médicos considerasen normal abrir el pecho a sus pacientes y extraerles vasos sanguíneos de la pierna para cosérselos al corazón, y que en cambio juzgasen absurdo explicarles cómo llevar una alimentación sana y un programa de ejercicio físico». Ornish era vegetariano y en casa de sus padres ya había estado en contacto con la tradición del yoga. En un célebre experimento, el *Lifestyle Heart Trial* («Ensayo acerca de la influencia del estilo de vida sobre el corazón»), puso a prueba las opciones que ofrecía la terapia nutricional. Para ello, invitó a varios enfermos con cardiopatías graves a participar en el estudio y los distribuyó aleatoriamente en dos grupos, uno de los cuales se seguiría tratando con los medicamentos habituales, mientras que el otro recibiría una formación muy intensiva y completa sobre alimentación y control del estrés. Para esos pacientes, que hasta ese momento habían seguido el patrón nutricional habitual de Estados Unidos (rico en carne), el tratamiento de Ornish supuso un cambio radical. El médico les pidió que durante todo un año llevasen una dieta prácticamente vegana y con muy pocas grasas. Los resultados fueron espectaculares: los participantes no solo perdieron mucho sobrepeso, sino que además mantuvieron los niveles de colesterol en sangre y la hipertensión en los valores normales. Sin embargo, lo más importante es que la arteriosclerosis de los vasos coronarios empezó a remitir, como mostraron los exámenes realizados mediante cateterismo. En cambio, en el grupo de control la arteriosclerosis, el nivel de lípidos en sangre y la hipertensión experimentaron un aumento en ese mismo período. Más tarde, Ornish tuvo ocasión de confirmar estos resultados a través de un análisis realizado a los mismos pacientes a los cinco años y también a través de otro estudio más amplio.

En Estados Unidos la dieta Ornish es una terapia reconocida. Para mí, el estudio de este cardiólogo ha marcado un antes y un después.

En Estados Unidos la dieta Ornish es una terapia reconocida. Este cardiólogo ha contado entre sus pacientes con famosas personalidades, como el expresidente de Estados Unidos Bill Clinton, que tuvo que someterse a un baipás y a una aplicación de estents y que, poco antes de volver a entrar en el quirófano, decidió seguir el régimen de Ornish. Desde entonces, ha perdido peso y su salud ha mejorado considerablemente. «Pensé: si no hago nada ahora mismo, estoy acabado», explicó, en una entrevista para la televisión, este político, en el pasado gran aficionado a los dónuts.

El estudio de Ornish es, desde hace tiempo, todo un clásico. Para mí sigue marcando un antes y un después. Sin embargo, tengo claro que un cambio en los hábitos alimentarios tan exigente como este es un inconveniente si queremos que la terapia se extienda ampliamente en el terreno de la medicina. Ornish difundió su dieta antes de que la alimentación basada en los vegetales fuera tendencia y de que los doctores supieran qué es un plato vegano. Uno de los retos que planteaba este régimen para enfermos del corazón era su estricta escasez de grasas: prácticamente eliminaba incluso los aceites vegetales, los frutos secos y los aguacates. El problema es que, si se ingieren muy pocas grasas, es necesario comer muchísima verdura para saciar el hambre.

Eso es lo que les ocurría a los pacientes afectados por enfermedades cardíacas a los que prescribí la dieta Ornish en los primeros años posteriores a este estudio. Muchos de ellos llevaban siempre consigo fiambreras con algo de verdura y «hierbas» para matar el gusanillo. Hubo que esperar un tiempo hasta que se descubrió que no hay por qué limitar tanto las grasas para cuidar la salud del corazón: solo algunas de ellas son perjudiciales, y otras incluso resultan beneficiosas para la elasticidad de los vasos sanguíneos. A pesar de todo, la dieta de Ornish cosechó un gran éxito, y mantenerla a rajatabla permite proteger el corazón y prevenir el cáncer. Más tarde, este cardiólogo demostró en otro estudio que, entre los enfermos de tumor de próstata, su régimen también tiene efectos positivos en la expresión génica —es decir, en la forma en la que se activa y desactiva la actividad de los genes— en los tejidos de esta glándula: de hecho, pone freno a los genes asociados al cáncer.

¿Por qué la dieta mediterránea es tan saludable?

Quienes solo renuncian a determinadas grasas, pero consumen otras en abundancia, también llevan una alimentación muy saludable: este fue el sorprendente mensaje que difundió la primera gran investigación sobre los efectos de la dieta mediterránea en las enfermedades cardíacas, el *Lyon Diet Heart Study* («Estudio de Lyon sobre la dieta y el corazón»), publicado en 1994 por un grupo de científicos franceses. El director de aquel trabajo, Michel de Lorgeril, del CNRS (Centro Nacional de Investigación Científica, por sus siglas en francés), pidió a sus pacientes que basaran su dieta fundamentalmente en frutas, verduras y cereales integrales, pero incluyendo también abundantes aceites vegetales, que contienen numerosos ácidos grasos omega 3, como el aceite de colza, de linaza, de nuez o de soja. Para que a los participantes en el estudio les resultase más sencillo consumir este tipo de grasas, durante el experimento se les envió a casa gratuitamente una margarina especial de aceite de colza.

Principios de nutrición, según Dean Ornish

● ● ● ● ● ● ● ● ● ● ● ● ● ● ● ● ● ●

De acuerdo con Dean Ornish, la base de la alimentación cotidiana deben ser los alimentos no procesados, es decir, los productos a base de cereales integrales, verduras crudas o hervidas y fruta, que reducen o previenen la arteriosclerosis.

● ● ● ● ● ● ● ● ● ●

Las necesidades diarias en materia de proteínas deben cubrirse fundamentalmente con fuentes vegetales (por ejemplo, legumbres o soja). El consumo de productos lácteos tiene que limitarse drásticamente.

● ● ● ● ● ●

La cantidad diaria de productos que contengan azúcar, harina blanca de trigo o alcohol deberá ser mínima.

El estudio estaba planteado para varios años, pero al cabo de veintisiete meses hubo que cancelarlo por motivos éticos: en el grupo de control, que mantuvo su dieta normal, se dieron demasiados casos de infartos de miocardio e incluso de fallecimientos, a diferencia de lo ocurrido en el grupo de la dieta mediterránea, así que a sus integrantes se les aconsejó que siguieran también esta dieta, dado que en aquel momento se contaba ya con suficientes datos como para concluir que la protección que brindaba era importante; más incluso que la que ofrecían medicamentos como los betabloqueantes o los inhibidores de la enzima convertidora de la angiotensina.

Cuando un sibarita piensa en la dieta mediterránea, se le vienen a la cabeza alimentos como el pescado, al que se le atribuyen numerosas propiedades saludables. De hecho, muchas de las personas que desean llevar una alimentación sana sustituyen la carne por el pescado. ¿Está justificado que lo hagan? En realidad, el pescado es un alimento mucho menos sano de lo que se suele pensar. Dado que contiene proteínas animales concentradas, genera en el organismo multitud de ácidos (véase más adelante) y, en consecuencia, puede provocar enfermedades inflamatorias, osteoporosis y artrosis. No obstante, me parece mucho más grave el problema ecológico: no son pocas las especies de peces que se encuentran en peligro de extinción. Ciertas regiones marinas sufren una sobreexplotación pesquera, y la recomendación de consumir pescado con regularidad no tiene en cuenta en absoluto la perspectiva de la sostenibilidad. Las piscifactorías no son todavía una alternativa real, porque en ellas se emplean numerosos medicamentos (en concreto, antibióticos). Además, los peces contienen, en general, una gran cantidad de metales pesados, sobre todo las especies azules de agua fría (como el salmón o la caballa), cuyo consumo suele aconsejarse por sus altos niveles de ácidos grasos de tipo omega.

Los efectos positivos de la dieta mediterránea sobre la salud no se deben al consumo de pescado, sino al de aceite de oliva, verduras y frutos secos.

Por otra parte, el pescado no es el principal factor saludable de la dieta mediterránea: el estudio de Lyon y el Predimed (véanse las pp. 172 y 178) han demostrado que sus efectos sobre la salud están ligados al aceite de oliva, a las verduras y a los frutos secos. El consumo de pescado ni siquiera fue objeto de análisis. Otro error de valoración es considerar que los ácidos grasos de cadena larga tipo omega procedentes del pescado son absolutamente necesarios para tratar los procesos inflamatorios del organismo e incluso la demencia, y que los ácidos grasos omega de cadena corta derivados de los vegetales no son capaces de provocar el mismo efecto. No es cierto. De hecho, está probado que el ácido alfa-linolénico, procedente de plantas como el lino, consumido en grandes cantidades se convierte en un ácido graso de cadena larga omega de forma proporcional al nivel tomado. Por otra parte, las algas proporcionan también importantes ácidos grasos omega, por lo que, dado que la población mundial sigue aumentando, esta fuente de alimentación tiene ante sí un gran futuro. Es probable que el consumo de algas sea uno de los factores que expliquen que la población japonesa goce de tan buena salud (véanse al respecto las «zonas azules» de la p. 112).

El estudio de Lyon y el Predimed despertaron tal furor que la dieta mediterránea entró por la puerta grande en la medicina. Además de prevenir las enfermedades del corazón, es eficaz contra la diabetes, el reúma, la hipertensión arterial, las dolencias renales e incluso la demencia.

La comida es mucho más que una suma de ingredientes

Los científicos especializados en nutrición y muchos médicos tienen la extraña costumbre de no hablar del acto de comer ni de los alimentos, sino solo de sus componentes. Sin embargo, lo que determina que un plato sea sano no son sus ingredientes, sino el porcentaje de proteínas, hidratos de carbono, grasas o vitaminas que contenga. No se trata de hablar de copos de avena, de tomates o de frutos secos, sino de fibra, de licopeno (la sustancia tan saludable que da al tomate su color) y de determinados ácidos grasos.

El hecho de que la alimentación se conciba fundamentalmente como una suma de nutrientes se debe al químico alemán Justus von Liebig. Después de que su compañero William Port describiera los tres componentes más importantes de los alimentos —proteínas, grasas e hidratos de carbono, conocidos hoy como «macronutrientes»—, Liebig añadió un par de minerales y con ello consideró que había desvelado el secreto de la alimentación saludable. A partir de ahí, desarrolló un extracto de carne en forma de pastillas de caldo y la primera leche artificial para bebés (a base de leche de vaca, harina y bicarbonato potásico). Solo con el ejemplo de la leche de fórmula se puede comprender ya lo simple que era la idea de la alimentación que se tenía en tiempos de este científico: la leche materna no solo contiene proteínas, grasas e hidratos de carbono, sino también multitud de micronutrientes y anticuerpos que actúan, por ejemplo, sobre la flora intestinal.

En mi opinión, es un grave error dividir la alimentación en los ingredientes que contiene, actitud que el célebre divulgador estadounidense Michael Pollan denominó «nutricionismo». En su obra *The Defense of Food* (traducido al castellano como *El detective en el supermercado: come bien sin dejarte engañar por la ciencia y la publicidad*) recoge el contenido de una reunión de expertos que se celebró en 1977 y que sería determinante para el futuro: como el número de enfermedades crónicas crecía ya entonces a una velocidad inquietante, el Comité Especial sobre Nutrición del Senado estadounidense presentó los «Objetivos Alimentarios de Estados Unidos», en los que se subrayaba, entre otras cosas, que el porcentaje de enfermedades cardíacas había aumentado en aquel país desde la Segunda Guerra Mundial, mientras que en otras culturas en las que lo tradicional era alimentarse fundamentalmente con productos vegetales los niveles de estas dolencias eran sorprendentemente bajos. Por eso se pedía a los estadounidenses que limitasen su consumo de leche y carnes rojas.

Sin embargo, al cabo de unas pocas semanas, a aquella comisión y a su presidente, George McGovern, les cayó encima un aluvión de protestas, impulsado por los grupos de presión del sector de la carne de ternera y los productos lácteos, lo que obligó a dar marcha atrás. Unas semanas más tarde, aquellas contundentes recomendaciones se sustituyeron por un ejercicio de refinado equilibrio: «Opte por las carnes rojas, las aves de corral y los pescados que contengan menos grasas saturadas», se decía. Así pues, la culpa no recaía ya en el alimento en sí, sino en un componente desconocido, invisible, una sustancia políticamente correcta.

Pero volvamos ahora a la dieta mediterránea: después de su éxito, empezó a prestarse atención también a otras formas de alimentación tradicionales. Así, algunos estudios demostraron los beneficios que proporcionaban para la salud las dietas clásicas de Japón o China. En su libro *Blue Zones* (traducido al castellano como *El secreto de las zonas azules: comer y vivir como la gente más sana del mundo*), todo un éxito de ventas, el periodista estadounidense Dan Buettner habla de las «regiones de la salud», en las que los habitantes viven hasta edades muy avanzadas y conservando su fuerza. Entre esas zonas se encuentran, además de la mediterránea Cerdeña, la isla japonesa de Okinawa, la península de Nicoya, en Costa Rica, y el baluarte adventista Loma Linda, en California. En ellas se registran también los menores índices de enfermedades crónicas.

El denominador común de las personas de estas regiones, etnias y culturas tan diversas entre sí es que todas ellas comen gran cantidad de verduras, frutas, especias, frutos secos, semillas y cereales integrales. Sus grasas consisten fundamentalmente en saludables aceites vegetales, como el aceite de oliva o el de frutos secos. En cuanto a la carne y los embutidos, no forman parte de la dieta o, en todo caso, solo se consumen como nosotros lo hacíamos antaño, es decir, los domingos y festivos.

La dieta mediterránea también nos ha enseñado que no tiene sentido establecer una diferencia entre macronutrientes, porque no todas las grasas son iguales, ni las proteínas, ni los hidratos de carbono. Así pues, esta dieta no tiene por qué ser pobre en grasas. Cuando uno de los primeros científicos que se interesaron por la dieta mediterránea, el fisiólogo estadounidense Ancel Keys, reunió sus observaciones sobre los hábitos alimentarios de la isla de Creta, llegó a la conclusión de que los habitantes de este lugar consumían tanto aceite de oliva que se podría considerar que para ellos se trataba de una bebida. Más tarde, numerosos estudios volvieron a confirmar que las grasas procedentes de los frutos secos, la soja, la colza o el aguacate tienen efectos positivos, mientras que las grasas animales, especialmente las de los embutidos y la carne, provocan un aumento del colesterol y la aparición de enfermedades cardíacas, diabetes y cáncer. Uno de los mayores estudios de nutrición que se han hecho jamás en el mundo lo dejó muy claro: en el ensayo Predimed participaron más de siete mil quinientos pacientes, que se distribuyeron aleatoriamente en tres grupos. Uno de ellos mantuvo una dieta mediterránea y consumió un litro de aceite de oliva a la semana. El segundo grupo también siguió la dieta mediterránea, pero consumió treinta gramos diarios de frutos secos. El tercer grupo se sometió a una dieta normal, aunque pobre en grasas. Al final de aquel estudio, de dos años de duración, los dos grupos que habían consumido aceite de oliva y frutos secos en abundancia no solo presentaban una menor presión arterial y menos casos de diabetes, sino que además sus integrantes padecían menos arritmias, así como menos depresiones y cáncer, y entre ellos apenas se dieron fallecimientos debidos a infartos de miocardio y apoplejías.

Son muchos los estudios que lo demuestran: las grasas animales, especialmente las de los embutidos y la carne, provocan un aumento del colesterol y la aparición de enfermedades cardíacas, diabetes y cáncer.

Si se analizan en general estos amplios estudios sobre nutrición, no es difícil dar una respuesta rotunda a la pregunta de qué es una alimentación sana: la clave está en comer abundantes verduras (por desgracia, mi país, Alemania, está entre los que menos consumen en Europa), frutas (aunque no son tan importantes como las verduras) y grasa sana, en forma de aceite de oliva, aceite de colza, frutos secos (sobre todo, nueces), aguacates y linazas y otras semillas. El pescado es menos importante de lo que se pensaba en un principio. De hecho, los datos científicos demuestran que su efecto sobre la salud no es particularmente relevante. Otro punto en común entre las diferentes formas de alimentación saludable es que en ellas la carne y los embutidos no se consumen o se toman en pequeñas cantidades, y que la ingesta de productos lácteos y huevos es baja (véase el gráfico sobre Ornish, en la p. 173).

Cómo los hidratos de carbono insanos han impulsado la ola de sobrepeso

Cuando en 1998 me incorporé como jefe médico a la clínica especializada en naturopatía que acababa de abrir en Bad Elster, nuestro primer invitado fue Claus Leitzmann, por aquel entonces profesor de Ciencia de la Nutrición en la Universidad de Gießen (Alemania). En esa época Leitzmann había trabajado ya sobre el concepto de la «alimentación de Gießen basada en productos frescos y no procesados», una propuesta saludable para prevenir y tratar diversas enfermedades. Había desarrollado dos variantes, una estrictamente vegetariana y otra con tendencia hacia el vegetarianismo, pero con consumo de pescado o carne una vez por semana. Aún recuerdo su divertidísima conferencia: *Das beste Fleisch ist Fruchtfleisch* («La mejor carne es la pulpa carnosa de la fruta»). En un momento dado, surgió cierta controversia en torno a si la proteína animal es necesaria para el desarrollo de los músculos, algo que Leitzmann negó categóricamente. Su comentario final al respecto fue: «La carne no *es* un trozo de energía vital, *fue* un trozo de energía vital».

Si bien la mayoría de las grasas de origen vegetal son saludables, no ocurre lo mismo con la mayoría de las grasas animales. En parte ello se debe a que los animales de las explotaciones ganaderas de producción masiva llevan una vida insana y estresada y reciben una alimentación de mala calidad, lo cual tiene repercusiones sobre su carne. Si los animales comieran de forma muy «cercana a la naturaleza», es decir, si pudieran pastar en los prados, también la leche y los quesos serían más sanos. De hecho, la leche de las vacas de los prados alpinos presenta una composición en ácidos grasos completamente diferente a la de la leche de las vacas holandesas criadas en establos. Por ejemplo, contiene muchos ácidos grasos omega 3, que son sanos. Los cardiólogos de Zúrich que realizaron un estudio sobre este fenómeno lo bautizaron como «la paradoja alpina»: es posible consumir queso y seguir sano si el producto está elaborado con leche de una vaca feliz de los prados alpinos.

No es cierto que las proteínas vegetales sean menos nutritivas que las animales y que haya que combinarlas de un modo complicado para que puedan desarrollar el mismo potencial biológico en el organismo. Los datos de los que se dispone en la actualidad permiten negar rotundamente esta leyenda: el cuerpo descompone las proteínas y después las recompone según sus necesidades, independientemente de que procedan de animales o de plantas. La Sociedad Alemana de Nutrición (DGE, por sus siglas en su lengua original) es quien decide en el país germano qué recomendaciones dar a guarderías, colegios y hospitales. Pues bien, este organismo aún no ha comprendido la realidad. Y es una pena. Muchos de sus conocimientos llevan un retraso de años con respecto a lo que se sabe hoy gracias a las investigaciones, y sus publicaciones no parecen escapar a la influencia de los grupos de presión.

También en el caso de los hidratos de carbono existen diferencias importantes: en su forma natural (pan, pasta o arroz integrales), son sanos y permiten reducir el riesgo de padecer un infarto de miocardio o una apoplejía. Además, el resumen global de estudios más amplio realizado hasta la fecha demuestra que también disminuyen considerablemente el riesgo de desarrollar un cáncer o una enfermedad vascular, siempre y cuando se consuman como mínimo tres raciones (noventa gramos) de productos integrales al día, lo que equivale, por ejemplo, a dos rebanadas de pan integral.

Los alimentos integrales son una extraordinaria fuente de fibra y también contienen vitamina B y minerales como el magnesio y el zinc, dado que aún conservan el germen, el salvado y la cáscara, componentes que en la harina, en cambio, se eliminan. Sin embargo, la industria suministra en masa a nuestra población este tipo de alimentos con escasos nutrientes, que son sustituidos por enormes cantidades de azúcar en el pan blanco, la pasta y el arroz pulido. Los peores son los hidratos de carbono en forma de refrescos, que no aportan ningún ingrediente saludable, por lo que en Estados Unidos se los conoce incluso como *liquid candy* (caramelo líquido).

El estadounidense John Harvey Kellogg, médico y experto en naturopatía, inventó los cereales para el desayuno con el objetivo de proporcionar un alimento saludable a la población (que por aquel entonces tomaba huevos y beicon). Sin embargo, acabaron convirtiéndose en una mezcla de harina blanca casi sin valor nutritivo, grandes cantidades de azúcar y, frecuentemente, vitaminas añadidas de forma artificial (ya que las naturales se pierden en el proceso de producción). Hasta en los comercios bío se venden cada año menos copos de avena, en detrimento de los cereales del desayuno y las barritas de muesli, cada vez más azucarados.

Es posible que estos hidratos de carbono insanos hayan impulsado la ola de sobrepeso que se está viviendo en Europa y América. La harina blanca se convierte rápidamente en azúcar dentro del organismo, que también transforma rápidamente las grasas en energía. Si la comida rápida (por ejemplo, los dónuts o, en sus variantes saladas, la *pizza* o la hamburguesa) resulta tan problemática es precisamente porque combina estos factores negativos y obliga al páncreas a generar grandes cantidades de insulina, hormona que activa la síntesis de lípidos y conduce los nutrientes hacia las células, lo cual se traduce en un aumento de peso (por eso precisamente se utiliza la insulina para cebar a los animales de granja). Tras esa subida, el nivel de esta hormona vuelve a bajar rápidamente, ya que las calorías se absorben pronto, y aparece de nuevo un hambre atroz. Esto no ocurre con los cereales integrales, dado que la energía que aportan se consume mucho más despacio, con lo que el nivel de insulina se estabiliza.

La OMS recomienda consumir menos de veinticinco gramos de azúcar al día, una cifra muy lejana a la media actual.

También el factor de crecimiento insulínico tipo 1 o IGF-1 (que, por cierto, disminuye cuando se ayuna; véase la p. 123) está detrás de los riesgos asociados a los hidratos de carbono de absorción rápida —desde el azúcar hasta el pan blanco—, entre ellos, sobre todo, la aparición de cáncer. A las células cancerosas les encanta el azúcar. No es una leyenda urbana. La OMS recomienda consumir como máximo veinticinco gramos de azúcar al día, una cifra muy lejana a la media actual.

El azúcar modifica el rendimiento cerebral

En el mercado existen multitud de alimentos perjudiciales. Especialmente problemáticas en este sentido son las patatas fritas. Un equipo de científicos de la Universidad de Erlangen (Alemania) descubrió que en los animales de laboratorio que las consumían se producían cambios en más de ochenta zonas del cerebro, especialmente en aquellas ligadas a la ansiedad, el estrés, el sueño, la atención y el reconocimiento de la recompensa. Además, la combinación de hidratos de carbono y grasas provoca un hambre voraz (hiperfagia). Estas y otras investigaciones llevan a sospechar que el trastorno por déficit de atención, que en los últimos tiempos se ha ido haciendo tan frecuente en los niños, está relacionado en parte con la comida poco saludable, sobre todo con la comida rápida, que, además, contiene aditivos sintéticos que alteran el sistema nervioso.

Otro aspecto importante del problema del sobrepeso es que, como reacción a las advertencias generales sobre el peligro que representan las grasas, una ola de productos liporreductores *light* ha inundado el mercado. Estos productos suelen tener menos sabor, lo que se compensa con más azúcar, sal o hidratos de carbono. De este modo, se provocan nuevos problemas, sobre todo cuando los consumidores los toman en abundancia porque creen que los alimentos *light* no engordan...

En el pasado el azúcar se utilizaba en pequeñas cantidades, como si se tratase de una especia, y para platos muy concretos (postres). De hecho, en siglos pasados apenas representaba entre un tres y un cuatro por ciento de toda la energía que proporcionaba la alimentación, mientras que hoy en día supone entre un quince y un dieciocho por ciento. En la actualidad sabemos que el azúcar no solo daña los dientes, sino también el corazón y el cerebro. Cuando los niveles de esta sustancia son elevados en la sangre, la capacidad cerebral y la concentración disminuyen. Algunos investigadores, como el bioquímico estadounidense Lewis C. Cantley, defienden la hipótesis de que el cáncer se desencadena cuando existe un alto consumo de azúcar. Sea como fuere, es de sobra conocido que las personas que sufren de sobrepeso y diabetes presentan un mayor riesgo de desarrollar tumores.

En último término, el azúcar se encuentra casi en todas partes, mezclado con otros ingredientes —la próxima vez que vayas a comprar, lee con atención la letra pequeña de las etiquetas—: en la *pizza* congelada, en el kétchup, en el yogur, en los embutidos y prácticamente en todos los platos precocinados. Cualquier producto insípido o de mal sabor puede arreglarse con azúcar (y sal). Sin embargo, nuestro elevado consumo de azúcar no se debe solo a las artimañas de la industria de la alimentación, sino también a la dependencia que este producto crea. Nuestro cerebro obtiene toda su energía del azúcar y, como en el pasado esta era un bien escaso, reacciona intensamente ante ella, incluso experimentando sensaciones de felicidad.

El azúcar no solo daña los dientes, sino también el corazón y el cerebro.

El experto californiano en metabolismo Robert Lustig es uno

de los principales detractores del azúcar. Ha demostrado que los animales de laboratorio que se acostumbran a este ingrediente llegan a experimentar las mismas reacciones que los heroinómanos en caso de abstinencia. Pero las hormonas de recompensa del cerebro reaccionan igual ante una copa: es un hecho conocido que el alcohol (que se convierte en azúcar) abre el apetito cuando se toma antes de las comidas. Los científicos han podido demostrar que el alcohol estimula exactamente este eje de comida-recompensa.

Entonces, ¿qué podemos hacer para comer de una forma más sana? Pues tomar, cada vez que sea posible, productos integrales en lugar de refinados, por ejemplo. La pasta integral ha mejorado mucho su sabor y, en cualquier caso, todo es una cuestión de acostumbrar el paladar. También existen buenos pasteles y *pizzas* en versión integral. No caigas en la trampa de la fructosa: en las etiquetas de muchos productos se asegura que contienen «edulcorantes naturales» o «solo fructosa». El prefijo «fruct-» puede inducirnos a creer que su contenido es sano, pero, por desgracia, no es así. La fructosa provoca la síntesis de lípidos en el hígado y apenas sacia. Durante años se ha recomendado esta sustancia a los diabéticos porque no genera una liberación de insulina, pero eso conlleva que no se envíe al cerebro la señal de saciedad y que el hambre persista. Hace unos años, el Instituto Federal de Alemania de Valoración de Riesgos aconsejaba a los enfermos de diabetes que evitasen los alimentos endulzados con fructosa. Desde entonces, se sabe que esta sustancia incrementa los niveles de colesterol malo y favorece el hígado graso. En la fruta, la fructosa no representa un gran problema, ya que la fibra, las vitaminas, las sustancias vegetales secundarias y otros nutrientes se encargan de equilibrarla. También la miel contiene fructosa, pero aporta, además, numerosas sustancias de gran valor.

En cambio, el jarabe de maíz de alta fructosa (HFCS, por sus siglas en inglés), que tan a menudo utiliza la industria alimentaria por ser duradero y barato, es claramente perjudicial. De hecho, se sospecha que aumenta el riesgo de contraer numerosas enfermedades. Hasta ahora se ha empleado fundamentalmente en Estados Unidos, pero también entre nosotros se está popularizando. Este jarabe insano constituye un motivo más para que no se siga subvencionando el cultivo del maíz.

Quien quiera evitar la fructosa, tampoco deberá consumir demasiado sirope de agave, de venta en los comercios ecológicos como alternativa a otros edulcorantes: tanto este sirope como, por cierto, las frutas desecadas contienen una gran cantidad de fructosa. En la actualidad son muchas las personas que han desarrollado una intolerancia a la fructosa: nuestro cuerpo ya no es capaz de digerir adecuadamente las enormes cantidades de esta sustancia que se consumen hoy en día. ¿La consecuencia? La fructosa acaba vagando, sin digerir, por los intestinos delgado y grueso, donde las bacterias provocan su fermentación. De ese modo, aparecen gases resultantes de la putrefacción, que a su vez provocan diarreas, ventosidades y dolor.

Un tercio de los seres humanos de todo el planeta son especialmente sensibles a la sal

Otra sustancia que a menudo se encuentra oculta en los alimentos es la sal. En todo el mundo, cerca de un tercio de las personas son especialmente sensibles a la sal, es decir, reaccionan ante ella con un aumento de la presión arterial. Por eso no tiene sentido aconsejar a todos los enfermos de hipertensión en general que reduzcan la sal. Yo recomiendo a mis pacientes que lleven a cabo un autotest de cuatro semanas, período en el cual deberán evitar prácticamente la sal. También tendrán que comer la menor cantidad posible de pan, alimento que constituye una de las principales fuentes de sal. En Alemania lo consumimos en grandes cantidades, pero, a diferencia de lo que ocurre en algunos países mediterráneos, no tenemos la tradición de evitar añadirle sal al hornearlo. Durante el test, los pacientes deben renunciar también a los productos congelados y a otros tipos de comida rápida, que contienen abundante sal. Igualmente ricos en sal son los embutidos (sobre todo los ecológicos, ya que en ellos no se emplean otros conservantes) y el queso. Los médicos y otros científicos llevan años intentando convencer a la industria alimentaria de que limite la sal, la grasa y el azúcar que añade a sus productos, pero como con ellos gana tanto dinero, aún no se ha logrado este objetivo. Es posible que la sensibilidad con la que algunas personas reaccionan a la sal se deba a que los riñones, donde se elimina el sodio, se vean sobrepasados a la hora de actuar como amortiguadores. Desde el punto de vista de la historia de la evolución tiene sentido que el cuerpo sea capaz de retener la sal, dado que este ingrediente apenas está presente de forma natural en la alimentación. Sin embargo, cuando comenzaron a desarrollarse las técnicas de conservación, como la salmuera, el consumo de sal pasó de uno a diez gramos. Ese fue el origen del problema. Este caso es similar al del azúcar: en casi todos los productos procesados se esconde sal, incluso en las galletas. Sin embargo, podemos probar a sustituir durante un tiempo la sal de las comidas por abundantes especias de sabor intenso: comprobaremos entonces que, en realidad, este ingrediente apenas es necesario.

Si sustituimos la sal de las comidas por especias, comprobaremos rápidamente que, en realidad, este ingrediente apenas es necesario.

El gluten: ¿una trampa del márketing, sin más?

¿Cereales integrales? Habrá quien, al oír esta recomendación mía, se sentirá sorprendido y preguntará por el gluten. El gluten es un conjunto de proteínas aglutinantes que hace que el trigo sea especialmente adecuado para hornearse. Todas las demás harinas de cereales dan lugar a panes con menor volumen y una miga menos flexible, por lo que son menos apreciadas. El gluten del trigo está formado por cientos de componentes proteínicos. Se piensa que en la revolución del Neolítico, hace unos diez mil años, cuando el trigo entró a formar parte del menú de los seres humanos, el sistema inmunitario se vio ante el reto de desarrollar una tolerancia frente a un componente que hasta entonces solo se había consumido en contadísimas ocasiones. El hecho de que la mayoría de nosotros seamos capaces de tolerarlo es, pues, una característica reciente en la historia de la evolución, y podemos perderla rápidamente, por ejemplo debido a una infección intestinal.

Las secciones de los supermercados destinadas a los alimentos sin gluten (por lo general, más caros) no dejan de crecer, así que es lógico que ahora el trigo esté en boca de todos. El asunto, sin embargo, es complicado, ya que hay que diferenciar tres cuadros clínicos distintos. El más conocido, y también el más grave, es la enfermedad celíaca o celiaquía, una dolencia autoinmune que puede detectarse a partir de determinados valores en la sangre y del análisis genético, aunque para mayor seguridad en el diagnóstico hay que recurrir a la gastroscopia. Quienes padecen esta enfermedad deben evitar el consumo de gluten a lo largo de toda su vida, lo que significa que han de renunciar al trigo, al centeno y a la cebada. Se calcula que entre un 0,3 y un 1 por ciento de la población alemana padece celiaquía.

En segundo lugar, existe una alergia al trigo bastante poco común: la inmunoglobulina IgE correspondiente a esta dolencia se encuentra en la sangre de entre un 0,1 y un 4 por ciento de la población. En el 10 por ciento de los molineros, los panaderos y los pasteleros, este tipo de alergia aparece como consecuencia de la harina que respiran y puede desembocar en erupción cutánea y asma. La única solución en este caso es evitar estrictamente el trigo.

El tercer cuadro clínico consiste en una hipersensibilidad que recibe un nombre bastante largo: sensibilidad al gluten no celíaca (SGNC). Es lo que popularmente se suele conocer como «intolerancia al gluten». Parece que cada vez son más las personas afectadas por ella: se calcula que entre un 0,6 y un 6 por ciento. Sin embargo, no es seguro que este síndrome guarde realmente alguna relación con los cereales.

En Estados Unidos el número de ciudadanos que evitan consumir gluten se ha disparado en los últimos años, pese a que las pruebas objetivas no indiquen que haya motivos fisiológicamente fundados para hacerlo. Los deportistas profesionales aseguran que su rendimiento es mayor cuando su alimentación no incluye gluten o trigo. En algunos libros superventas, como *Sin trigo, gracias: recetas en 30 minutos, ¡o menos!*, del médico estadounidense William Davis, llega incluso a afirmarse que el trigo, especialmente el trigo club, que hoy en día tanto se cultiva, es el causante del creciente número de casos de sobrepeso. Sin embargo, no hay suficientes pruebas científicas al respecto, y la argumentación que aporta este autor me parece, en cualquier caso, demasiado simple. Hoy en día, la alimentación sin gluten constituye un lucrativo negocio.

Desde el punto de vista fisiológico, no está claro en qué consiste la sensibilidad al gluten no celíaca ni qué la provoca, aunque el fenómeno se podría explicar del siguiente modo: las personas que presentan este síndrome evitan el trigo porque sufren una serie de trastornos, aunque estos no tienen por qué ir asociados al gluten. Del mismo modo que una expectativa positiva facilita la autocuración, el temor de que no seamos capaces de digerir algo puede provocarnos molestias. Se trataría, pues, del fenómeno opuesto al placebo, que se conoce como «nocebo».

En cualquier caso, la sensibilidad al gluten o la intolerancia al trigo, como a veces nos referimos también a ella, se da sobre todo entre personas con colon irritable. Se piensa que se debe a determinadas proteínas del trigo, los inhibidores de la amilasa y la tripsina (ATI), que están presentes especialmente en los nuevos tipos de trigo, como el trigo club, y que protegen a la planta de los parásitos, aunque también pueden dañar nuestro sistema digestivo. Si sufres de colon irritable, merece la pena que pruebes a seguir una dieta sin gluten. En un estudio se ofrecieron a un grupo de personas con este síntoma magdalenas con y sin gluten, sin que los participantes supieran cuáles estaban comiendo. En el setenta por ciento de los casos, los pasteles con gluten provocaron molestias, mientras que los que carecían de gluten solo generaron trastornos en el cuarenta por ciento de los pacientes.

Lo importante en el caso de la celiaquía es que se diagnostique correctamente sin confundirla con los otros cuadros clínicos. Las personas que la padecen pueden sufrir una inflamación intestinal si comen apenas cien miligramos de gluten al día (es decir, unas migajas de pan). En cambio, los intolerantes al trigo soportan cantidades más altas. Lo que sí resulta muy positivo es que hoy en día existe una amplia oferta de productos sin gluten para los celíacos. A quienes presentan intolerancia al gluten les recomiendo que prueben a tomar gluten y trigo de producción ecológica y en versión integral, y que observen qué les ocurre. En nuestra clínica hemos comprobado que la alimentación ayurvédica, en la que prácticamente no existen ni el pan ni la pasta, puede ser beneficiosa en estos casos y evita tener que gastar grandes cantidades de dinero en alimentos especiales.

Las bacterias intestinales: un universo enigmático

Que estemos sanos o enfermos depende en buena medida de la microbiota, es decir, de ese cosmos de bacterias que habita en nuestros intestinos. En ese lugar, precisamente, que constituye una gigantesca superficie de contacto con la alimentación, es decir, con el mundo exterior, el sistema inmunitario queda profundamente marcado. Aquí es donde se decide si se van a desarrollar enfermedades autoinmunes y, posiblemente, también cáncer y arteriosclerosis. Hoy en día se sabe ya que la microbiota desempeña un papel sumamente importante en muchas dolencias de carácter reumatoide, en artritis, en alergias, en la enfermedad de Crohn y en la colitis ulcerosa, así como en dolencias neurológicas como la esclerosis múltiple o el párkinson, aunque aún se ignore qué consecuencias terapéuticas se pueden derivar de ello.

En cualquier caso, es seguro que en el futuro la alimentación ocupará un lugar diferente al que ha ocupado hasta ahora, ya que puede influir en la composición de las bacterias intestinales y en sus numerosas y variadas cepas. Este es un argumento más a favor de la dieta vegetariana, ya que las bacterias que propician la salud se alimentan sobre todo de fibra. Por eso a este ingrediente se le califica de prebiótico. Un estudio del que se hizo eco la revista científica *Nature* demostró que, si se sustituye una dieta mixta normal por una dieta vegetal, la microbiota cambia de forma drástica en apenas tres o cuatro días. Y si se secuencia la matriz de genes, en seguida se comprueba el efecto antiinflamatorio de esta alimentación. Hoy en día ya es posible describir pormenorizadamente algunos de los cambios que se producen: si se consume lecitina —una sustancia parecida a la grasa, que está presente en la yema de huevo, en la carne y, en menor medida, en la soja—, se favorece la producción por parte de la microbiota intestinal de un factor metabólico muy eficaz para combatir la arteriosclerosis. Si, en cambio, se destruye la microbiota a través del consumo de antibióticos, este factor desaparece del organismo. Este hecho ilustra claramente el papel que desempeñan las bacterias.

En los intestinos se decide si se van a desarrollar enfermedades autoinmunes y, posiblemente, también arteriosclerosis y cáncer.

Un ejemplo positivo es el de la remolacha roja, que incluye más de mil miligramos de nitrato natural por kilo. Cuando comemos este alimento, el nitrato se concentra en las glándulas salivales y allí las bacterias de la boca lo convierten en nitrito, que después se traga y se transforma (ya en el tubo digestivo) en óxido de nitrógeno, una sustancia que protege los vasos sanguíneos. Este ciclo, con la intervención de las bacterias, es precisamente lo que determina que la remolacha roja sea tan sana. El zumo de esta verdura no solo reduce la presión arterial (siempre que se consuma un cuarto de litro o medio litro al día), sino que también actúa como dopante natural: en un estudio realizado en 2009, un grupo de hombres de menos de cuarenta años que tomaron medio litro diario de zumo de remolacha roja durante seis jornadas presentaron al final un cincuenta por ciento más de resistencia en una prueba con ergómetro tipo bicicleta que aquellos que tomaron otra bebida. Como el zumo de remolacha roja ensancha los vasos sanguíneos, los cardiólogos recomiendan su consumo incluso a quienes presentan una insuficiencia cardíaca, ya que permite que el corazón tenga que trabajar menos.

Sin embargo, la clave está en los pequeños detalles: hasta hace unos años, el nitrato y el nitrito se consideraban sustancias que no debían formar parte de la alimentación porque, combinadas con determinadas proteínas, resultan cancerígenas. Sin embargo, hay que tener en cuenta una serie de diferencias minúsculas, pero importantes: si el nitrato se consume a través de la carne, las aminas que esta contiene provocan que se genere nitrosamina, un factor que genera tumores. En cambio, el nitrato de la remolacha roja no se une a la proteína. Por eso, el Instituto Federal de Alemania de Valoración de Riesgos ha relativizado sus advertencias, dado que el consumo de verduras ricas en nitratos presenta más ventajas que inconvenientes.

El caso de un paciente enfermo de párkinson
Ayurveda: la alimentación contra los temblores

El paciente tenía cuarenta y cuatro años. Era padre de tres hijos, tenía una altura imponente y siempre se había alimentado a base de platos sencillos y abundantes, hasta que le diagnosticaron párkinson a una edad muy temprana para desarrollar esta enfermedad, en la que los tabiques de las neuronas cerebrales mueren. Sus síntomas: un temblor característico y trastornos de la movilidad. Por ejemplo, podía ocurrir que, de repente, el paciente se sintiera incapaz de estirar el brazo izquierdo o que, cuando dejaba quieta la mano izquierda, esta temblara. Estaba aún en condiciones de seguir trabajando, pero ¿durante cuánto tiempo más? La enfermedad era una amenaza para su subsistencia.

Los afectados por el párkinson se van debilitando poco a poco. Esta enfermedad no tiene cura, ni siquiera mediante la naturopatía. Eso sí, nos alegra que existan medicamentos para ponerle freno. Nosotros, por nuestra parte, también podemos contribuir en buena medida a este proceso de ralentización, sobre todo a través del ayurveda, la medicina tradicional india, que logra resultados sorprendentes precisamente en el caso de las dolencias neuronales.

En esta disciplina se distinguen tres tipos de constitución o *doshas* (véanse las pp. 269 y s.) y, como el párkinson tiene que ver, según el ayurveda, con un exceso de *vata*, se recomienda una alimentación que reduzca este aspecto «ventoso» y perjudicial para el sistema nervioso. En el caso del paciente tratado, esto significaba tomar verduras subterráneas o que crecen cerca del suelo, como calabazas, nabos o patatas, preferiblemente en forma de líquidos o de salsas, es decir, más estilo curri que verdura seca. Para respetar su constitución básica *kapha*, todo debía ir bien condimentado, con un ligero toque picante, y servirse en raciones no demasiado copiosas. Hoy en día, este paciente casi no consume productos animales; en lugar de eso, toma alimentos que son especialmente saludables en muchos sentidos: legumbres, semillas, frutos secos, brócolis o brotes.

La segunda medida terapéutica podrá parecer repugnante a muchas personas, al menos en un primer momento, pero resulta sumamente beneficiosa: se trata de practicar enemas con aceite, que permiten eliminar las sustancias perjudiciales de la mucosa intestinal. Los defensores del ayurveda parten de la hipótesis de que el extremo del intestino grueso es el principal foco del *vata*, por lo que las lavativas se consideran una intervención local, pero con capacidad para modificar el medio en todo el intestino y, en consecuencia, en el sistema nervioso. Además, el paciente practica yoga, porque la respiración pausada de esta disciplina le calma, y una vez por semana se somete a un masaje ayurveda con aceite, que le relaja el cuerpo y la mente. En el terreno profesional, no ha abandonado su actividad como responsable autónomo de un servicio de *catering*, pero para poder seguir trabajando sin verse obligado a redoblar constantemente sus esfuerzos ha optado por aceptar menos encargos.

La leche: un alimento nada saludable

En nuestro organismo, los procesos metabólicos tienen lugar en un medio acuoso. Nuestras numerosas reacciones enzimáticas y otras actividades químicas requieren un pH constante, que se mueva dentro de valores normales para nuestro cuerpo, es decir, en un entorno ligeramente alcalino (entre 7,35 y 7,4). Cualquier desviación en este sentido, aun cuando sea mínima, resulta incompatible con la vida. Por eso en las unidades de cuidados intensivos se trabaja con analizadores de gases en sangre. El hecho de que la sangre de un paciente se vuelva más ácida, es decir, de que se produzca una acidosis (grave exceso de ácidos) es uno de los indicadores de que el enfermo se debate entre la vida y la muerte.

Pero no en todas las zonas del cuerpo el valor del pH es el mismo. Por ejemplo, el estómago es un entorno extremadamente ácido (con un valor de entre 1,2 y 1,3). La vesícula biliar es alcalina (de 7,4 a 7,7). La saliva presenta un valor de 6,8. Las heces deben ser ácidas, en la medida de lo posible, con un pH de entre 6 y 7.

El equilibrio entre lo ácido y lo alcalino

Alcalino
- Frutas, verduras, patatas
- Zumos de frutas y verduras
- Aguas mineromedicinales con abundante bicarbonato
- Ejercicio físico y relajación

Ácido
- Carne, embutidos, pescado
- Productos lácteos, huevos
- Pan, cereales, pasta
- Estrés cotidiano

El estilo actual de alimentación, con abundantes proteínas de origen animal, suele producir una sobreacidificación gradual del organismo. Para recuperar el equilibrio entre lo ácido y lo alcalino, es necesario tomar alimentos de efecto alcalino y llevar una vida saludable.

La regulación entre lo ácido y lo alcalino tiene lugar a través de un sofisticado sistema de contención, cuyos dos órganos principales son los pulmones (que espiran dióxido de carbono) y los riñones (que eliminan el bicarbonato y regulan de esta manera el valor del pH). Este sistema es sumamente eficaz. Sin embargo, si se abusa de él, el cuerpo se ve obligado a movilizar minerales procedentes de los huesos, lo que conduce a la osteoporosis. Existe una segunda vía para esa movilización: el tejido conjuntivo, que, con el tiempo, acaba secándose y volviéndose sensible al dolor. El exceso de ácido en el organismo se convierte en un problema a medida que se cumplen años, porque la capacidad de funcionamiento de los riñones va disminuyendo y, con ella, la capacidad general de contención. Si, además, se añaden otros factores, como las inflamaciones crónicas, y se sigue una alimentación predominantemente ácida, es posible que la salud se vea perjudicada.

Pero no hay que pensar que los alimentos ácidos son aquellos que tienen un sabor ácido. Por ejemplo, el limón contiene ácidos volátiles que no pasan al torrente sanguíneo, sino que se descomponen en el estómago, de forma que de ellos solo se conservan los componentes alcalinos. Los elementos que influyen negativamente en el equilibrio ácido-alcalino son, sobre todo, las proteínas animales y el ácido fosfórico, presente en las bebidas a base de cola, pero también en el pan y en otros productos elaborados con cereales. Además de degradar los huesos y debilitar el tejido conjuntivo, es posible que los ácidos también dañen el cartílago articular e incluso favorezcan la segregación de las hormonas del estrés, como el cortisol, otro factor perjudicial para el esqueleto, como ha dejado patente el estudio Donald (Dortmund Nutritional and Anthropometric Longitudinally Designed, Estudio Longitudinal Nutricional y Antropométrico de Dortmund) sobre la salud infantil que ha realizado la Universidad de Bonn. Además, la diabetes aparece con más frecuencia en personas que presentan un exceso de acidez.

Desde la perspectiva médica, la relación ácido-alcalino es un tema apasionante: los problemas renales crónicos pueden tratarse muy bien mediante una terapia con álcalis, es decir, mediante el suministro de pastillas o polvos alcalinos. Desde hace tiempo se recomienda también seguir una dieta pobre en proteínas animales.

Estos conocimientos han llevado a valorar la leche de una forma completamente diferente: durante mucho tiempo se pensó que, gracias a su contenido en calcio, servía para proteger los huesos. Hoy, en cambio, sabemos que lo que provoca es justamente lo contrario: debido a los ácidos que genera en el organismo, la salida de calcio supera de lejos la entrada. Así pues, los productos lácteos generan un balance negativo de calcio y no sirven para tratar la osteoporosis.

No es posible determinar con total seguridad cuánto ácido produce cada alimento. Sin embargo, existe el índice PRAL (Potential Renal Acid Load, carga ácida renal potencial), una fórmula en la que se tienen en cuenta los factores acidificantes, como los aminoácidos que contienen azufre, el ácido fosfórico y los factores protectores (minerales, potasio o calcio). Este índice es una propuesta de los científicos expertos en nutrición Thomas Remer y Friedrich Manz y constituye un buen punto de partida. Muestra que la carne, el queso y los embutidos son ácidos, al igual que algunos frutos secos, todos los cereales y el pescado, sobre todo el que se comercializa en conserva, con el atún a la cabeza. Una cosa que me sorprendió: el café solo, que adoro, no es ácido, sino ligeramente alcalino.

Hoy en día se valora la leche de una forma completamente diferente.

Todo ello demuestra una vez más las ventajas de una nutrición basada en los vegetales, es decir, en la que se prescinde de la carne y el pescado y se limita mucho el consumo de queso. Y si se siente el deseo de pecar, siempre se puede recurrir a tomar un vaso de zumo de naranja o de verduras, que sirve de contención para los ácidos y proporciona un sano equilibrio. El agua mineral rica en bicarbonato (también conocido como hidrogenocarbonato) también sirve, especialmente cuando se padece una enfermedad crónica. Otra opción es tomar sales especiales, como las que en Alemania se comercializan bajo la marca registrada Billrich, o álcalis en polvo, como se suele hacer en las clínicas *detox*, aunque los estudios en los que se basan estos productos no son de calidad. Me mantengo en mis argumentos: no tiene sentido alimentarse mal y tomar pastillas para contrarrestarlo.

Existen opciones comerciales en las que se lleva a cabo un ayuno alcalino a base de patatas y verduras de raíz, es decir, de seguir una dieta vegana y rica en verduras. En principio, no hay duda de que se trata de una idea sana, pero no es necesario acompañarla de productos adicionales, tipo sales de Schüssler, como se hace en ocasiones. Además, el ayuno alcalino no debe confundirse con el terapéutico, que provoca efectos mucho más potentes.

Quien, además, desee hacer algo contra el exceso de ácidos, puede practicar las respiraciones yóguicas *pranayama*, en las que se eliminan más ácidos a través de la espiración. También es bueno sudar en la sauna.

La grande bouffe (La gran comilona)

«Cuando perdimos de vista el objetivo, redoblamos nuestros esfuerzos». Siempre que leo detenidamente estudios sobre nutrición, mala alimentación y sobrepeso, como el que realizó acerca de las consecuencias para el metabolismo de una «gran comilona» un grupo de trabajo bajo la dirección de Guenther Boden, me viene a la cabeza esta frase de Mark Twain. En aquella investigación, los científicos administraron durante una semana entera a una serie de voluntarios seis mil kilocalorías diarias de una insana dieta occidental, es decir, casi el triple de lo que suele recomendarse. No obstante, si alguna vez has hecho un crucero, sabrás que estas enormes ingestas pueden darse también en la vida real, por ejemplo en todas las ofertas tipo bufé libre.

En el estudio de Boden y su equipo —que ellos mismos bautizaron como «estudio AIDA»— se observó que el exceso de comida provocaba consecuencias negativas para la salud de los participantes, que engordaron de media 3,5 kilos y entraron en la primera fase de la diabetes *mellitus*. ¿La causa? El estrés oxidativo (los perjudiciales radicales libres) que se desencadena cuando se toman demasiadas calorías. Hasta aquí, todo es lógico. Sin embargo, los investigadores llegaron a una extraña conclusión: a partir del hecho de que una alimentación excesiva provoca efectos nefastos en hombres sanos incluso en apenas unos días, dedujeron lo siguiente: «[...] nuestros resultados [demuestran] la apremiante necesidad de desarrollar medicamentos que combatan el estrés oxidativo». Estos científicos no llegan a la conclusión esperable de que lo que en realidad prueban los resultados es la importancia de mantener una alimentación sana y con menos calorías...

Esta evidencia también funciona en el sentido inverso: el equipo de trabajo de Sarah Steven comprobó en dos estudios que incluso es posible curar la diabetes *mellitus* mediante un ayuno de ocho semanas, algo que hasta hace unos años negaban rotundamente los internistas y especialistas en esta enfermedad, convencidos de que cuando el páncreas se agota es para siempre y que pierde por completo su capacidad para producir insulina.

El caso de una paciente con diabetes
Luchar contra la sensación de hambre

La paciente, titulada en delineación y con un marcado acento de Berlín, medía 1,65 metros y, cuando se subió en la báscula, llegó a unos imponentes cien kilos. No es infrecuente que entre nuestros pacientes haya personas con sobrepeso. A menudo, la causa hay que buscarla en un remedio médico que, por desgracia, hoy en día está generalizado: la insulina. Casi un diez por ciento de la población presenta un páncreas en estado de agotamiento, es decir, una diabetes tipo 2. Como el organismo ya no es capaz de producir suficiente insulina, esta hormona del crecimiento se administra como medicamento, lo cual, en la práctica, conduce a un círculo vicioso: los pacientes engordan, se mueven cada vez menos y el metabolismo, ya cambiado, hace que las células generen una resistencia frente a la insulina, lo que vuelve a aumentar el nivel de azúcar en la sangre y determina, al final, que los enfermos tomen aún más insulina. En el caso de esta paciente se generó un bucle en el que ella se pasó veinte años enferma de diabetes y engordó hasta alcanzar los cien kilos, lo que aumentó el riesgo de que desarrollara arteriosclerosis y enfermedades cardiovasculares. Como, además, se le había diagnosticado reúma y, en consecuencia, necesitaba cortisona, su nivel de insulina se vio aún más afectado: se redujo tanto que tenía que comer incluso a las tres de la madrugada si no quería sufrir una hipoglucemia.

Cuando acudió a nuestra consulta tenía ya en torno a sesenta y cinco años. Pues bien, a esa edad aprendió a ayunar, lo que la hizo mucho menos dependiente de la insulina. En el momento en que llegó a la clínica, tomaba 102 unidades de esta hormona a diario, pero cuando se fue requería solo 15. Además, gracias al ayuno y al tratamiento en una cabina de frío, mejoró mucho de sus molestias reumáticas: sus articulaciones en manos y pies estaban menos hinchadas; la paciente recuperó mucha movilidad y perdió diez kilos.

¿Cuál fue el factor que consiguió romper aquel círculo vicioso? El ayuno funciona como una tecla de reseteo: interrumpe la sobrecarga del sistema de insulina y azúcar. Si se deja de ingerir alimentos durante una semana, las células activan nuevos receptores por los que puede penetrar el azúcar: al fin y al cabo, en caso de carencia hay que aprovechar todo lo que llega. Si después de la cura de ayuno el paciente vuelve a comer, gracias a los nuevos receptores el azúcar alcanzará más fácilmente a las células y el cuerpo requerirá menos insulina. El frío es un estímulo complementario que incrementa la sensibilidad frente a la insulina. En la diabetes tipo 1, el páncreas es incapaz de producir insulina, por lo que esta hormona debe sustituirse.

En cambio, en la diabetes tipo 2, de lejos la más frecuente, es posible aplicar terapias de modificación del estilo de vida y obtener muy buenos resultados si el sensible equilibrio del metabolismo no se sobrecarga al mismo tiempo con insulina.

Después del ayuno, nuestra delineante siguió una dieta de mil cuatrocientas calorías diarias durante dos semanas para mantener su insulina en un nivel bajo. No le resultó difícil, porque su organismo ya no la incitaba a comer constantemente.

Un estilo de vida vegetariano

Diez años más de vida y salud: eso es lo que prometen la alimentación y el estilo de vida que siguen, por ejemplo, los adventistas de California y que es objeto de estudio desde hace años. Los miembros de la comunidad evangélica de Loma Linda contemplan «sus cuerpos como Dios», según tituló en su momento *Los Angeles Times*. No consumen alcohol ni nicotina y dedican muchas de sus energías a llevar una vida sana. Pasean con frecuencia y mantienen una intensa vida social. Por eso esta es una de las «zonas azules», es decir, una de las zonas del mundo en las que la mayoría de los habitantes llegan sanos a una edad muy avanzada. Para algunos adventistas, la dieta vegetariana es el pilar fundamental de esta receta de éxito. También en su caso se constata que los vegetarianos presentan menos infartos de miocardio, apoplejías, cáncer colorrectal y diabetes que los que siguen una dieta mixta.

Una vez más, nos encontramos con la sorpresa de que las alimentaciones tradicionales, sobre todo la asiática, pero también la mediterránea, son más sanas que las variantes occidentales. ¿El motivo? Contienen muchas menos proteínas animales o, incluso, las eliminan por completo. Esto nos lleva a plantearnos ciertas preguntas: ¿por qué comemos carne, si se trata de un alimento que nos mata? ¿No tendría más sentido hacerse vegetariano?

En los debates siempre sale una y otra vez la cuestión del vegetarianismo: se dice que la evolución ha convertido al ser humano en un omnívoro, por lo que no es sensato que se alimente exclusivamente a base de plantas. Bueno, objeto yo, pero es que entre tanto las circunstancias han cambiado. Ya no caminamos entre dieciséis y dieciocho kilómetros al día como los cazadores masáis. No resulta lógico defender una dieta propia de la Edad de Piedra (la dieta paleolítica), rica en carne, cuando se vive con calefacción y vehículos compartidos.

Michael Greger, médico estadounidense que ha publicado varios éxitos de ventas, es un ferviente defensor de la dieta vegetariana y critica que durante decenios la ciencia de la nutrición haya restado importancia a los efectos dañinos de las proteínas animales y haya despreciado las proteínas vegetales. Se refiere a esta desigualdad de oportunidades como el «gran fiasco de la proteína», que ha tenido como consecuencia que la alimentación vegetariana se juzgue de forma negativa porque se considera que no tiene suficiente contenido proteico, al tiempo que se recomienda tomar cada vez más proteínas, a pesar de que no existan pruebas científicas que avalen este consejo. Podría haber sido útil en este sentido tener en cuenta las características de la leche materna: se supone que la evolución ha permitido «concebir» una leche humana lo más beneficiosa posible para el bebé. Lo llamativo es que este alimento contiene pocas proteínas. Ese es uno de los motivos por los que puede ser peligroso suministrar a un niño pequeño leche de vaca. En última instancia, también es un indicio de que necesitamos muchas menos proteínas de lo que se pensaba hasta ahora.

En esta valoración errónea también ha desempeñado un papel determinante el hecho de que, al igual que ocurría en el caso de las grasas y los hidratos de carbono, no se haya establecido una diferencia entre las proteínas. Este panorama cambió hace apenas unos años, dado que cada vez había más estudios que señalaban rotundamente que las proteínas de origen animal incrementan el riesgo de padecer enfermedades cardiovasculares, apoplejías y diabetes. Sin embargo, aún no se sabe con exactitud por qué es así. Se supone que tienen que ver con ello los aminoácidos que contienen azufre, ya mencionados, a partir de los cuales se generan las proteínas, dado que desencadenan en el organismo una serie de procesos inflamatorios. Su presencia en las proteínas animales es mayor que en las vegetales.

Necesitamos muchas menos proteínas de lo que se pensaba hasta ahora.

En un estudio realizado en Harvard con más de ciento treinta mil participantes se compararon los efectos de las proteínas animales con los de las vegetales. De media, la alimentación de las personas que se incluyeron en aquella investigación se componía en un catorce por ciento de proteínas de origen animal y en un cuatro por ciento de proteínas de origen vegetal. Los participantes se fueron dividiendo gradualmente en grupos, según si consumían más proteínas animales o vegetales, y se comprobó que, a medida que iban pasando los años, existían claras diferencias de salud entre ellos. Según constataron los investigadores, la mayor presencia de las proteínas de origen vegetal estaba ligada a una mortalidad por enfermedades cardiovasculares significativamente menor. Finalmente, los autores del estudio hicieron el siguiente cálculo: si se sustituyen apenas tres puntos de ese catorce por ciento de proteínas animales por proteínas vegetales, el riesgo de muerte puede reducirse de forma considerable, especialmente cuando lo que se reemplazan son los embutidos y otras carnes rojas procesadas: en ese caso, el nivel de fallecimientos baja un treinta y cuatro por ciento. El segundo lugar de esta escala lo ocupan los huevos: si se sustituyen, la mortalidad se reduce en un diecinueve por ciento. El reemplazo de las carnes rojas no procesadas supone un descenso del doce por ciento. Las proteínas animales inciden especialmente en el riesgo de padecer diabetes.

Algunos médicos y expertos en nutrición objetan que una dieta pobre en carne y leche conlleva una pérdida de masa muscular y la aparición de osteoporosis. Sin embargo, esto no es así, como ya he explicado al exponer el tema del equilibrio ácido-alcalino (véanse las pp. 193 y s.). De hecho, un importante estudio sueco ha demostrado que el peligro de desarrollar osteoporosis incluso puede ser mayor si se toman varios vasos de leche al día. También una serie de investigadores de la Universidad de Harvard que analizaron el consumo de leche entre niños y adolescentes descubrieron que este, en lugar de aportar ventajas, tendía más bien a generar inconvenientes. En el estudio, diseñado para mantenerse a largo plazo, observaron decenios más tarde la frecuencia de las fracturas del cuello del fémur, entre otros efectos. El calcio de la leche no aportaba protección. Todo lo contrario: se comprobó que los hombres que consumían esta bebida presentaban un nivel de fracturas incluso algo superior a la media. Por lo general, también solían ser más altos, lo que aumentaba el riesgo al que estaban expuestos. Además, se sabe que la leche contiene hormonas del crecimiento.

Consumir carne, aunque sea de forma puntual, incrementa también las hormonas del estrés. Si se somete a alguien que acaba de consumir carne a una prueba de esfuerzo, se comprobará que es menos resistente al estrés que las personas que solo han tomado verduras. Es posible que todo ello explique que las proteínas animales favorezcan la aparición de cánceres.

¿Qué cabe deducir de este dato? ¿Que todos deberíamos hacernos vegetarianos, tal vez? Pues si se analizan estos aspectos y también los problemas éticos que plantean las explotaciones masivas de ganado, el daño al medio ambiente y el consumo de energía, la única respuesta que cabe dar a esta pregunta es «sí».

¿Dieta vegetariana o vegana?

Para muchas personas, adoptar un estilo de vida vegetariano es algo impensable. En Alemania los hombres consumen de media 1,2 kilos de carne a la semana y las mujeres, entre 600 y 700 gramos. La Sociedad Alemana de Nutrición considera —curiosamente— que tomar entre 300 y 600 gramos es razonable, pese a que la carne apenas aporte valor nutritivo, como veremos en seguida, e incluya una gran cantidad de factores de riesgo: grasas saturadas, proteínas animales, restos de antibióticos, hormonas, virus y contaminantes orgánicos persistentes (que se sospecha que provocan sobrepeso). Además, hay que tener en cuenta los insanos hidrocarburos aromáticos policíclicos que se generan al cocinar a la parrilla, al asar y al ahumar.

En esencia, se trata de realizar un sencillo trueque: cuanta menos carne comas, más podrás comer otras cosas. Y si estas otras cosas son sanas (verduras, cereales integrales, legumbres y frutos secos), reducirás enormemente tu riesgo de contraer enfermedades crónicas. Todas las vitaminas y las sustancias vegetales secundarias que contienen esos alimentos saludables son eficaces contra el cáncer, la arteriosclerosis, la hipertensión, las bacterias, los virus, los radicales libres y las inflamaciones.

Sin embargo, la naturopatía rara vez prescribe una terapia férrea, sino que siempre tiene en cuenta la tolerancia de cada individuo. El médico especializado en nutrición Franz Xaver Mayr fue el primero en observar que los alimentos crudos, por saludables que resulten, no convienen a todas las personas: «Nunca llueve a gusto de todos», dice el viejo refrán, que sigue siendo acertado en nuestros días. Alguien que ejerza un oficio físico y se mueva a menudo puede comer más productos crudos, más alimentos «fríos». Otras personas, en cambio, deberán estofar su comida o condimentarla según los principios asiáticos o ayurvédicos (por ejemplo, sazonando una ensalada de coles con abundante comino).

No obstante, hoy en día no le doy a la tolerancia individual la misma importancia que le daba hace diez años. La investigación sobre el microbioma ha demostrado que el cuerpo puede adaptarse relativamente rápido (en apenas unos días o unas semanas) a nuevos hábitos alimentarios. Con todo, nunca está de más ser prudentes: en invierno, nuestro organismo nos pide más bien verduras de raíz, coles o legumbres, en lugar de calabacines, fresas o sandías. En verano la canela (especia cálida) no tiene nada que hacer. Además, es importante tomarse el tiempo necesario para comer y masticar lentamente, y evitar las bebidas en la mesa, para que los jugos gástricos no se diluyan.

En el pasado, mi plato favorito era el asado de cerdo acompañado de *Spätzle*, pasta típica de Suabia. Sin embargo, después de probar a mantener una dieta vegetariana durante varias semanas, me di cuenta de que mi sentido del gusto había cambiado. Las verduras, las legumbres, las frutas, las bayas y los frutos secos, la variedad de sus aromas, se habían convertido para mí en un verdadero placer. Con este régimen la sensación general de bienestar aumenta rápidamente. De hecho, los primeros estudios realizados al respecto han demostrado que quien se pasa a la alimentación vegetariana mejora su estado de ánimo. El hecho de que los consumidores de carne se sientan de peor humor tiene que ver, posiblemente, con los productos metabólicos que generan los animales, sobre todo en las condiciones en las que actualmente se crían en masa en las explotaciones ganaderas, se transportan y se sacrifican (véase igualmente la p. 210).

El canal ZDF, de la televisión pública alemana, realizó un apasionante experimento en este sentido: brindó a varios voluntarios la posibilidad de probar una dieta vegana durante algunas semanas, mientras que otro grupo de participantes se alimentaban a base de carne. En uno y otro caso, la calidad de la comida era extraordinaria: para el primer grupo cocinó el célebre chef vegano Attila Hildmann y para el segundo, el no menos famoso Alfons Schuhbeck. Mi tarea consistía en hacer un seguimiento médico de ambos grupos. Lógicamente, en ese contexto no era posible extraer conclusiones verdaderamente científicas, pero me llamó la atención que los participantes que se alimentaron de forma vegana parecían sentirse mucho mejor desde el punto de vista psicológico.

La dieta lactovegetariana, con cantidades moderadas de productos lácteos ecológicos, constituye una buenísima y saludable opción. Lo vegano no tiene por qué ser sinónimo de sano, pero para algunas personas se trata de la mejor elección, fundamentalmente por motivos éticos. Sin embargo, pasarse a esta dieta constituye todo un reto. A mis pacientes les recomiendo que prueben primero con un régimen lactovegetariano, ya que los quesos, yogures y otros productos derivados de la leche amplían enormemente las posibilidades en la cocina. Toma leche y queso, en la medida de lo posible ecológicos y de buena calidad, y no repares en gastos a la hora de comprar. Si tienes que ahorrar, mejor que sea en las cantidades. Si la dieta vegana representa para ti una opción factible, procura tomar verduras, frutos secos y cereales integrales variados, así como una cantidad suficiente de proteínas vegetales, presentes sobre todo en las legumbres y los productos a base de cereales integrales, que deberían consumir especialmente las personas de más de sesenta años, ya que a partir de esta edad las necesidades proteínicas aumentan. En el caso de los veganos es importante encontrar fuentes alternativas de vitamina B12, ya que una carencia de esta desencadena serias enfermedades neurológicas y alteraciones

Si optas por una dieta vegana, procura tomar verduras, frutos secos y cereales integrales variados, así como una cantidad suficiente de proteínas vegetales, por ejemplo a través de las legumbres.

del hemograma. Un buen modo de hacerlo, además de tomar vitamina B12 en gotas, es utilizar una pasta de dientes que contenga esta sustancia.

Los huevos no son sanos

A menudo me preguntan hasta qué punto son sanos los huevos. Lo cierto, en cualquier caso, es que los diabéticos que los consumen presentan un mayor riesgo de desarrollar enfermedades cardíacas y sufrir una apoplejía. Un estudio publicado en 2013 en el *New England Journal of Medicine* demostró que los huevos también son peligrosos en otros casos: la lecitina altamente concentrada presente en la yema se transforma, a través del metabolismo de las bacterias intestinales, en un producto que favorece las enfermedades cardiovasculares y la diabetes.

A todo esto se añade que a menudo los huevos contienen gérmenes y toxinas, con *Salmonella* y otros agentes patógenos. Por eso aconsejo a mis pacientes que, en la medida de lo posible, los eviten, teniendo en cuenta que en los platos precocinados y en los menús de los comedores de empresa se esconden ya suficientes cantidades de este ingrediente. A aquellas personas que se sientan incapaces de renunciar a los huevos, a la hora de realizar la transición hacia este régimen puede serles de ayuda reservarse cada semana un «día trampa» (*cheat day*) en el que se permitan pecar. De este modo se cubre esa habitual necesidad de rebeldía que surge en nosotros en cuanto nos imponen una norma...

Otra pregunta que suelen plantearme es si tiene sentido comprar productos que sustituyan a la carne: en los últimos tiempos, los mercados bío se han llenado de filetes de soja, hamburguesas de seitán o salchichas de tofu. Si renunciar al plato original resulta difícil, estas alternativas pueden ayudarnos un poco. De hecho, yo mismo las consumo de vez en cuando. Sin embargo, a la larga se trata no solo de eliminar la carne de la dieta, sino también de comer verduras y frutas, en lugar de seitán o tofu.

De todas formas, hay que decir que no porque una alimentación excluya los productos animales se convierte automáticamente en saludable. También una dieta vegetariana o vegana puede ser muy insana si se compone mayoritariamente de pasta, platos dulces y productos precocinados. Sin embargo, un régimen vegano variado (¡y hay que recordar que es divertido aprender a cocinar!) es extraordinariamente sano. Tanto, que exige adaptar la medicación adicional que, llegado el caso, se esté tomando, como explica Kim A. Williams, expresidente del American College of Cardiology (Colegio Estadounidense de Cardiología), vegano desde 2003. Su nivel de colesterol LDL (*low density lipoprotein* o lipoproteína de baja densidad, es decir, el «colesterol malo») bajó de ciento setenta a noventa miligramos por decilitro, lo que en los primeros momentos incluso le provocó hipoglucemias y problemas circulatorios, ya que sus cantidades de insulina se redujeron considerablemente. Hay que tener cuidado con estos efectos.

La bajada del colesterol LDL en la sangre en el caso de la dieta vegana es realmente impresionante, como confirmó en 2003 otro estudio publicado en la revista estadounidense *JAMA*. Por desgracia, en los últimos años se ha extendido la creencia de que solo los medicamentos reductores de lípidos son capaces de disminuir lo suficiente el nivel de colesterol. Sin embargo, estos fármacos no son más eficaces que la dieta vegana. Además, ambos limitan en la misma medida los elevados factores inflamatorios en la sangre que desencadenan los infartos de miocardio. Una vez más, se ha perdido la oportunidad de recomendar una alimentación sana en este y en otros ámbitos, en lugar de recurrir directamente a los medicamentos.

Desde luego, es bueno que existan las estatinas, que son de gran ayuda para muchas personas. Sin embargo, también hay que tener en cuenta sus efectos secundarios: el diez por ciento de los pacientes tratados con esta medicina sufren dolores musculares y se ven obligados a abandonar la kinesioterapia, que es, precisamente, el segundo gran pilar del tratamiento cardiológico. Y algo más: los enfermos que toman estatinas se alimentan, a largo plazo, peor de lo que solían hacer antes, porque este tipo de medicamentos nos inducen a pensar aquello de «total, qué más da lo que coma, si ya estoy tomando pastillas». A mis pacientes les explico las directrices que establece la medicina y les recomiendo seguirlas. Sin embargo, si, a pesar de ello, se muestran reacios ante la idea de tomar aún más medicamentos (porque en los casos de hipertensión, diabetes y patologías cardíacas a menudo se recetan multitud de fármacos al mismo tiempo) y si esos medicamentos conllevan, además, graves efectos secundarios, les propongo probar con una alimentación vegana.

Para muchos de ellos, esta opción representa un enorme paso; los datos de la OCDE publicados en 2016 dejan a Alemania en un lugar pésimo: según estas estadísticas, exactamente el 40 por ciento de los hombres y el 57 por ciento de las mujeres (es decir, de media, la mitad de la población) comen fruta una vez al día. En el caso del consumo de verduras, Alemania ocupa el puesto 26 de un total de 28. Solo el 42 por ciento de las mujeres y menos del 25 por ciento de los hombres (concretamente, el 24 por ciento) comen a diario una ración de verduras. Las asociaciones científicas, sin embargo, recomiendan cantidades mucho mayores: siete raciones en total.

En los hoteles siempre me fijo en lo que toman los clientes para desayunar. En la mayoría de los casos optan por los huevos revueltos y las salchichas. Cuando estés ante un tentador bufé, empieza mejor por la parte vegetal: la de frutas y alimentos crudos. Con ellos, y antes de que caigas ante la tentación del otro extremo del mostrador, saciarás tu hambre, por grande que sea.

Los hombres constituyen un grupo de especial riesgo, ya que comen el doble de carne que las mujeres. De hecho, el consumo de estos alimentos se considera un signo de masculinidad: basta con echar un vistazo a algunas revistas, como *BEEF!*, que se anuncia regularmente en la publicación sobre música *Rolling Stone*, a la que estoy abonado. Lo que muy pocos hombres saben, de todas formas, es que su nivel de testosterona baja cuando toman carne.

Yo mismo sigo desde hace ya diez años una dieta lactovegetariana y mi experiencia con ella ha sido parecida a la que tuve cuando dejé de fumar: los tres primeros meses me resultaron difíciles e incluso a veces tuve que contenerme cuando veía algún plato delicioso en un restaurante. Pero después esa sensación desapareció y hoy en día ni siquiera soporto el olor de la carne. También los niños se acostumbran fácilmente a un régimen vegetariano, como he observado en mi propia familia.

Una salchicha ecológica no es la solución

Recientemente vi en un comercio especializado en productos bío a un padre y un hijo comprando cosas para pasar, según parecía, un «fin de semana de hombres». Su coche estaba repleto de todo tipo de alimentos insanos: carne, salchichas, patatas fritas de bolsa o listas para cocinar, dulces y *pizza* congelada. Eso sí, todo era ecológico. Sin embargo, que algo sea bío no significa ni mucho menos que resulte sano, aun cuando, sin lugar a dudas, la carne producida de acuerdo con las necesidades de los animales es de mejor calidad que la que se obtiene en las explotaciones ganaderas en masa, y, por tanto, provoca menos efectos negativos.

Los alemanes adoran la carne, pero —con excepción de personas como las del ejemplo expuesto— no dan mucha importancia a su calidad. Buena parte de la población confiesa en las encuestas que está en contra de las granjas industriales y que se encuentra dispuesta a pagar más por los productos cárnicos, pero esta posición no se refleja después en la realidad. Dicho de otro modo: el espíritu está dispuesto, pero la carne... ya se sabe. En comparación con sus vecinos europeos, los alemanes gastan en general bastante poco en comida, partida a la que destinan el diez por ciento de sus ingresos per cápita. Es decir, exigen con grandes aspavientos que se proteja más a los animales, pero después compran carne barata. Para cubrir esta demanda, se construyen cada vez más fábricas de animales. El argumento de la protección animal apoya la apuesta de la dieta vegetariana.

De un tiempo a esta parte no solo está cada vez más de moda la alimentación vegetariana, sino también, y sobre todo, la vegana, que, si se sigue adecuadamente y se completa con vitamina B12, es, por lo que se sabe hoy, la más sana posible. Por desgracia, esta realidad no puede separarse del combate ideológico: a menudo el concepto de «veganismo» se utiliza como un arma de guerra. Científicos como el cardiólogo Williams, al que ya me he referido antes, se convierten rápidamente en personajes impopulares cuando recomiendan a sus pacientes la dieta vegana. Cuando en el año 2000 estuve en Stanford, solicité al director del Preventive Medicine Research Institute (Instituto de Investigación sobre Medicina Preventiva) que me permitiera contactar con el médico especializado en estilos de vida Dean Ornish, vegano (véanse las pp. 170 y s.), para un proyecto de investigación sobre la salud cardíaca. Para mí aquel facultativo era y sigue siendo todo un héroe. Sin embargo, el director me dirigió una mirada furiosa y me dijo: «We don't like him» («No nos gusta»).

Sin embargo, el dogmatismo nos impide avanzar. Los estudios y los datos no sirven de nada si no tienden puentes entre los seres humanos. Evidentemente, no es en absoluto realista pretender hacer de Alemania entera un país vegano. El filósofo y experto en humanidades Harald Lemke, que ha trabajado mucho sobre la ética de la nutrición y la gastrosofía, aboga por luchar por una revolución de la cultura gastronómica recurriendo a la curiosidad culinaria, en lugar de al dogmatismo: «¿En qué se convertirá el apio nabo si se envasa al vacío o se cocina a baja temperatura? —se pregunta—. ¿Qué debemos hacer con el zurrón de pastor y el pie de cabra para cambiar el mundo? Quien sabe trabajar con alcachofas o perifollos olorosos no necesita huesos de ternera para dar intensidad a un fondo de cocina».

La dieta vegana, si se sigue adecuadamente, es, por lo que se sabe hoy, la más sana.

Espero de todo corazón que, con mis palabras, haya conseguido despertar tu curiosidad por este tema.

El sedentarismo nos hace enfermar

La importancia del movimiento

Han tenido que pasar decenios y decenios para que en todas las especialidades de la medicina se acepte la idea de que el movimiento desencadena una serie de importantes procesos de protección, reparación y reconstrucción en nuestro organismo, que, en último término, mejoran la salud. Hoy en día sabemos, gracias a los datos científicos, que el movimiento constituye una terapia eficaz para casi todas las enfermedades. En mi época de residente en el área de medicina interna, todavía se recomendaba a los pacientes que habían sufrido un infarto que guardaran cama, más o menos inmovilizados, durante tres días. En la actualidad, en cambio, se tiene claro que el reposo estricto es un verdadero error y que en la mayoría de las dolencias el descanso resulta contraproducente.

Desde siempre, el movimiento ha constituido una de las principales medidas en el ámbito de la naturopatía. Un temprano ejemplo de éxito en ese sentido lo constituye la curación de Otto von Bismarck gracias a su médico de cabecera, Ernst Schweninger, por aquel entonces director del primer hospital especializado en estas terapias en Berlín. El primer canciller del Imperio alemán llegó a estar muy enfermo: se encontraba afectado por reúma y diabetes, presentaba valores poco saludables en sus análisis de sangre y sufría de sobrepeso, además de una depresión incipiente. Los médicos del Hospital Universitario Charité le prescribieron reposo en cama y una dieta abundante en alimentos. Sin embargo, Bismarck hizo caso a Schweninger, que le recomendó dar paseos a diario y seguir un régimen pobre en calorías. El canciller se recuperó y, en señal de agradecimiento, en 1884 le otorgó a aquel médico una cátedra en el Charité.

¿Cuánto hay que moverse?

En sus inicios, sin embargo, la medicina convencional ni siquiera se planteó que el ejercicio físico fuese o no saludable: no en vano, el mal de nuestro tiempo, la inmovilidad, era en el pasado muy poco común. La población activa se movía mucho, ya que el nivel de motorización y automatización aún era escaso. Buena parte de los ciudadanos padecían más bien otros problemas, como las enfermedades infecciosas. Desde entonces, sin embargo, un número aplastante de estudios han demostrado hasta qué punto el ejercicio es importante, no solo para la prevención, sino también para el tratamiento de las patologías. Guardar cama solo resulta recomendable en caso de enfermedades graves que cursan con fiebre o de patologías que van acompañadas de una importante debilidad.

En cambio, la lista de enfermedades sobre las que el movimiento tiene un efecto positivo es extraordinariamente extensa, e incluye desde las patologías cardiovasculares —ya que el ejercicio ayuda a prevenir las apoplejías y los infartos de miocardio y reduce los factores de riesgo de estas dolencias, como la diabetes, la hipertensión, el sobrepeso y las alteraciones del metabolismo de las grasas— hasta las dolencias reumáticas. En las artrosis dolorosas, en concreto, el ejercicio aumenta el líquido sinovial y desarrolla los músculos de apoyo. Pero también en las enfermedades reumáticas inflamatorias, como la espondilitis anquilosante, la actividad física es el principal elemento de la terapia, ya que permite mantener la movilidad de la columna vertebral. En la osteoporosis, el movimiento, a través de las vibraciones que genera, refuerza la microestructura de los huesos.

Incluso las depresiones pueden tratarse adecuadamente con el ejercicio, cuya eficacia, al menos en los cuadros leves o medios, es similar a la de los psicofármacos. El movimiento es especialmente importante en los casos de cáncer: a partir de numerosos estudios, se ha calculado que entre el quince y el veinticinco por ciento (por desgracia, la horquilla en la que se mueven las conclusiones es muy amplia) de los tumores de mama pueden evitarse practicando regularmente algún deporte. Las cifras en el caso del cáncer colorrectal son de entre un treinta y un cuarenta por ciento, y en el de las formas agresivas del cáncer de próstata, de entre un cincuenta y un sesenta y cinco por ciento. Por último, también es posible mitigar mediante el movimiento cuadros dolorosos como las migrañas, el dolor de cervicales o espalda y la fibromialgia.

Es una lástima que no hayamos conseguido aún poner a la población en movimiento. Ya en los años setenta se crearon circuitos biosaludables al aire libre. Desde entonces se ha intentado de mil y una formas convencer a la población para que practique más deporte. Las cifras al respecto, sin embargo, eran y son deprimentes: nos encontramos con aquello que, en el ámbito de la ciencia, se conoce como «kinesiofobia», es decir, miedo al movimiento, y este miedo no solo tiene su origen en una falta de voluntad, en un «no tener fuerzas»: ocurre que muchos pacientes sienten dolor cuando realizan una actividad física. Sin embargo, cuando los atiendo durante su hospitalización trabajo para persuadirlos de que, a pesar de todo, el movimiento les hace bien, aun cuando al principio sientan el impulso de protegerse frente a él.

El movimiento te hace bien, aun cuando al principio sientas el impulso de protegerte frente a él.

¿Cómo hay que moverse? Algunas normas sensatas hablan de practicar tres sesiones semanales de cuarenta y cinco minutos (en total, ciento treinta y cinco minutos) de movimiento aeróbico a un ritmo que no nos haga perder el aliento. Otras recomendaciones se inclinan más bien por cinco horas (trescientos minutos) por semana, es decir, casi el doble, siempre según el cuadro clínico del paciente. Todo ello tiene un fundamento científico, pero ¿de qué sirve marcarse objetivos nada realistas? Muchos médicos naturópatas y también una de las máximas autoridades en materia de prevención de Alemania, Martin Halle, profesor de la Universidad Técnica de Múnich, consideran que al principio es conveniente rebajar las expectativas, de modo que los objetivos marcados sean realmente alcanzables. Además, muchas personas arrastran el trauma de las clases de educación física en la escuela, por lo que imponerles un camino basándose en argumentos morales provocaría justo el efecto contrario al deseado.

Encuentra una actividad que te divierta

A fin de cuentas, no es tan importante que midas tu «rendimiento». En el caso de la diabetes, tampoco sirve de nada contar calorías. Lo principal es que tomes la iniciativa, en lugar de cumplir normas, sin más. Por eso, debes encontrar un ejercicio físico que te divierta. Cuando algún paciente se sienta delante de mí y me cuenta que su movilidad se encuentra limitada, le pregunto qué actividad le gustaba practicar en el pasado. A esto se le conoce como el *remembered wellness* (el bienestar recordado). Acordarse de lo bien que se sentía uno después de haber pasado un día entero moviéndose al aire libre ayuda en el proceso de motivación. A menudo, de esas conversaciones surge un impulso, una idea. Siempre hablamos acerca de lo que resulta factible en el día a día, en el lugar de residencia del paciente y según su nivel económico. El movimiento debe ser motivo de alegría. Lo contrario carecería de sentido.

A lo mejor el movimiento te da un poco menos de miedo si piensas que no tienes que empezar un entrenamiento de *fitness*. No se trata de salir a correr. Todo lo contrario: el *running* y los deportes de competición provocan a menudo problemas ortopédicos. Los corredores de maratón suelen sufrir úlceras de estómago y mayor arteriosclerosis en los vasos coronarios, lo que demuestra que su esfuerzo es demasiado grande y que los beneficios del movimiento se convierten, en su caso, en perjuicios. Por eso, quienes más tienen que ganar son las personas que se pasan el día entero tiradas delante de la televisión: si estos sedentarios consiguen encontrar la motivación necesaria para moverse un poco, tal vez treinta minutos una o dos veces por semana, van a notar un efecto extraordinariamente positivo. Y para motivarse, es necesario tener la esperanza de que se va a notar una mejoría. Nosotros podemos infundir en ellos esa esperanza. No es tan difícil. Por ejemplo, cualquier actividad cotidiana es útil. Destaca especialmente la marcha, de la que solo podemos decir maravillas. El ritmo adecuado al caminar es el que nos sale de forma natural, ya que corresponderá a las condiciones de nuestro cuerpo. Mi principal consejo es el siguiente: aprovecha cualquier ocasión para andar unos pasos, olvídate del ascensor y de las escaleras mecánicas y sube a pie, ve en bicicleta al trabajo y no esperes el autobús en la parada (mejor, camina el trayecto de esas tres paradas). Reprogramarse requiere cierto tiempo. Lo sé por mi propia experiencia. Antes me sentía feliz cuando encontraba una plaza de aparcamiento directamente en la puerta del lugar al que me dirigía. Hoy me gusta tener que caminar tres manzanas hasta llegar a mi destino, porque sé que cada paso que doy me aporta algo.

Para iniciar una actividad deportiva regular, no es necesario que empieces un entrenamiento de *fitness*.

Los fines de semana y los días festivos, las sesiones de entrenamiento deben ser más largas. Lo ideal son dos horas seguidas, en la medida de lo posible al aire libre. Japón cuenta con la tradición conocida como «baños de bosque» (*shinrin yoku*), que hoy en día ya es un componente fijo de la asistencia sanitaria japonesa y surcoreana. En el país nipón, además, se han llevado a cabo la mayoría de los estudios al respecto. Yoshifumi Miyazaki, director del Centro de Medio Ambiente, Salud y Ciencias Agrícolas de la Universidad de Chiba, ha conseguido demostrar, por ejemplo, que los baños de bosque estimulan la actividad de las células asesinas naturales, por lo que refuerzan el sistema inmunitario. En Corea del Sur se están creando en estos momentos treinta y cuatro «bosques curativos», que se sumarán a los tres ya existentes.

Si comparamos la marcha en un entorno urbano con la que se

practica en el campo, en un bosque o en un parque, comprobaremos que los parajes naturales mejoran una serie de importantes parámetros fisiológicos que dependen del sistema nervioso autónomo —como el corazón, la presión arterial y la variabilidad de la frecuencia cardíaca—. Además, la tensión, la fatiga y la melancolía se reducen.

El efecto estimulante y vivificador de la naturaleza puede aprovecharse también en la práctica clínica. Roger S. Ulrich, arquitecto especializado en el diseño de hospitales de la Universidad Tecnológica Chalmers (Suecia), estuvo nueve años (de 1972 a 1981) analizando a pacientes a los que se les había extirpado la vesícula biliar. Observó que aquellos que se encontraban en una habitación con vistas a árboles se curaban mucho antes que los que solo podían contemplar una pared.

Estos resultados reflejan nuestro pasado evolutivo, nuestra conexión con la naturaleza. El contacto con ella nos reduce el estrés y nos relaja, como dejó patente otro análisis realizado en 2015: Diana Bowler, del Centro Senckenberg de Investigación sobre la Biodiversidad y el Clima de Fráncfort, resumió en un metaanálisis los resultados de veinticinco estudios sobre la salud y la experiencia de la naturaleza, y encontró signos evidentes de que entre ambas existe una relación positiva. De hecho, cuando nos alejamos de la naturaleza, sufrimos, ya sea consciente o inconscientemente. En estos momentos, como resultado del creciente urbanismo, se está dando un trastorno por déficit de naturaleza, concepto importado de Estados Unidos. Las ciudades generan estrés: la médica Kristina Sundquist y su equipo de la Universidad de Lund han demostrado como en ellas aumentan las depresiones e, incluso, las psicosis. En cambio, en un entorno natural se reduce, en apenas noventa minutos, la actividad de la corteza prefrontal o córtex prefrontal, responsable de la valoración, de la reflexión y también de las preocupaciones. En la actualidad estamos realizando un estudio en colaboración con Stefan Brunnhuber, director médico de la Clínica Zschadraß de Leipzig, en el que intentamos determinar si es posible tratar las enfermedades mentales mediante paseos diarios de noventa minutos en plena naturaleza. La investigación lleva por título *Walk in the park* («Un paseo por el parque»). Dado que en Alemania aproximadamente el cinco por ciento de los adultos padecen una depresión que requiere tratamiento, este tipo de resultados no son en absoluto baladíes. Nuestra relación con el entorno natural tiene consecuencias, y es absolutamente imprescindible que las grandes ciudades dispongan de suficientes zonas verdes. La naturaleza nos brinda agradables impresiones sensoriales (las *soft fascinations*): el verde, el discurrir de las nubes o el sonido del agua no estresan la mente; antes al contrario, le permiten descansar. En cambio, en las ciudades los estímulos son complejos, están concentrados y requieren una atención permanente. Es interesante saber que contemplar imágenes de la naturaleza (aun cuando solo se trate de esas láminas de papel pintado para colocar en la pared que están ya completamente pasadas de moda) tiene un efecto relajante. Tal vez no seas muy fan de lo bío, pero lo cierto es que si introduces materiales naturales en tu hogar, como la fibra de coco para las alfombras o la madera, sentirás como se calman tus sentidos. Eso sí, nada iguala el efecto que se consigue con un paseo por el bosque, que, desde el punto de vista de todos los parámetros fisiológicos, es claramente superior al que se obtiene caminando por la ciudad o dentro del gimnasio.

Desde el punto de vista de la salud, nada iguala el efecto que se consigue con un paseo por el bosque.

Camina como si fuera un juego

En el pasado, moverse por un entorno natural como actividad de ocio era un privilegio de las élites. Se encuentran referencias a esta práctica en las escuelas filosóficas de Atenas, entre los epicúreos y las estoas, donde se mantenían diálogos mientras se caminaba o se disfrutaba del jardín. Pero también hay menciones a este ejercicio en el Barroco y en el Renacimiento. En aquellas épocas se daba una enorme importancia a la experiencia de la naturaleza. Para el cuerpo, deambular sin rumbo es mejor que caminar con una meta, como descubrió en 2004 el experto estadounidense en diabetes Neville Owen. Por eso, debes caminar como si fuera un juego. Los podómetros pueden serte de utilidad, siempre y cuando en lugar de dejarte atemorizar por ellos los tomes sencillamente como una orientación. Rápidamente te darás cuenta de que no es tan fácil dar los diez mil pasos diarios que hoy en día se consideran necesarios para conservar la salud. Los podómetros —que, con el tiempo, se han ido integrando en muchos *smartphones*— también pueden proporcionarte una especie de *biofeedback* (biorretroalimentación) y recordarte que ha llegado la hora de tomar el aire y dar una vueltecita.

Si realizas ejercicio físico de forma intensa durante ciento cincuenta minutos a la semana, obtendrás un beneficio enorme.

En cuanto al *running*, como ya he dicho, tengo mis reparos: no solo provoca trastornos leves en las articulaciones de tobillos y rodillas, sino que, además, no se trata de un tipo de movimiento que pueda divertirnos en todo momento o que resulte factible en cualquier etapa de la vida. Y, sin embargo, la constancia es fundamental, como se ha puesto de manifiesto en las «zonas azules» ya mencionadas, que presentan una importante proporción de habitantes centenarios. En Loma Linda (California), la población anciana se concentra en la comunidad de los adventistas, que caminan mucho y a gran velocidad. También en la península de Nicoya y en Cerdeña existen personas que se mueven muchísimo, porque trabajan como agricultores o pastores. A esta actividad física se unen también otros factores que mejoran la salud: en concreto, la vitamina D y la luz solar.

Si consigues realizar ejercicio físico de forma intensa durante ciento cincuenta minutos o incluso trescientos minutos a la semana, obtendrás un beneficio enorme: de acuerdo con un estudio realizado en Australia, tu riesgo de desarrollar cáncer se reducirá en torno a un cuarenta y siete por ciento. También en el terreno de la prevención de las enfermedades cardiovasculares es posible obtener efectos muy positivos.

Por otra parte, el movimiento nos ayuda a mantener la línea. A menudo mis pacientes me preguntan por los motivos por los que a medida que van cumpliendo años van ganando también kilos, por mucho que se esfuercen en cuidarse. Yo les explico que no tienen que moverse menos, como suelen hacer, sino todo lo contrario: cada año deben hacer un poco más de ejercicio. Con la edad, las funciones metabólicas se reducen y el metabolismo basal y la temperatura corporal bajan. Por eso las personas mayores son tan frioleras. Quien se mueve desarrolla su masa muscular, lo cual también lo ayuda a mantenerse delgado, ya que los músculos requieren más energía que los michelines. Además, experimenta una sensación de calor.

En general, recomiendo practicar tres tipos de movimiento: un deporte de resistencia, un entrenamiento de fuerza, pero no muy intenso (bastará con que dejes en algún lugar por el que pases a menudo dos pesas de 2,5 o 5 kilogramos y una banda elástica para hacer un par de ejercicios con ellas, a diario, evidentemente), y un entrenamiento de la coordinación, que es importante porque esta capacidad va perdiéndose con la edad, lo que explica que aumente el riesgo de sufrir caídas. Para evitar ese riesgo es bueno caminar hacia atrás, como se hace en el chi kung, sostenerse sobre una sola pierna, como en el yoga, o saltar sobre una pequeña cama elástica. Siempre es recomendable practicar también chi kung y taichí. En general, los deportes de resistencia son algo mejores que los demás, ya que ralentizan el proceso de envejecimiento. Un estudio de los cardiólogos del Hospital Universitario del Sarre, en Homburg, ha demostrado que el acortamiento de los cromosomas que se produce en cada división celular y que, en último término, conduce a ese proceso, puede frenarse. Sin embargo, como en la vejez se añaden otros riesgos —por ejemplo, la pérdida de masa muscular genera inseguridad a la hora de mantenerse de pie o de caminar—, es importante no olvidarse de entrenar, además de la resistencia, la fuerza y la coordinación. Da brincos, salta, corre en sentido lateral o hacia atrás... ¡la variedad siempre es buena! Otra interesante opción es el entrenamiento por intervalos. Los médicos del Sarre dividieron en varios grupos a una serie de voluntarios sanos (pero no deportistas), de entre treinta y sesenta años. Aquellos que alternaron la carrera rápida de corta distancia con el paseo tranquilo obtuvieron unos resultados igual de buenos que aquellos que entrenaron de forma constante su resistencia. Lo que desde luego es una patraña es ese entrenamiento que ofrecen algunos gimnasios y clínicas privadas en el que se simulan las condiciones de la atmósfera a dos mil metros de altitud.

Da brincos, salta, corre en sentido lateral o hacia atrás... ¡la variedad siempre es buena!

Entrena tu tejido conjuntivo

Las fascias (es decir, la piel que recubre los músculos y los tendones y que desde hace unos años se ha convertido en el punto central de una nueva perspectiva del cuerpo) mejoran no solo con el movimiento, sino también con otras formas de estimulación. Durante mucho tiempo la medicina se ha fijado sobre todo en el esqueleto: si duele la rodilla, se considera que hay artrosis, causada por un daño en el cartílago. Y si duele la espalda, se atribuye a que los discos intervertebrales están presionando los nervios. Desde luego, estos fenómenos pueden provocar dolor. Sin embargo, la investigación clínica más reciente está poniendo en evidencia, cada vez en mayor medida, que en muchos cuadros dolorosos funcionan algunas terapias que, aunque no cambian nada esos síntomas de desgaste, proporcionan alivio: me refiero a los masajes, al yoga o a la acupuntura.

En esas terapias, el tejido conjuntivo pasa a un primer plano. Las técnicas modernas de obtención de imágenes permiten observar estructuras cada vez más pequeñas, lo que ha demostrado que el tejido conjuntivo es algo más que un material de relleno en el organismo: se trata de un tejido sumamente activo que envuelve y une todos los músculos y órganos. En él se encuentran las fascias de tipo aponeurosis, pero también las capas intermedias más tiernas, que juntas crean una red que recorre todo el organismo. Este tejido proporciona elasticidad y capacidad de deslizamiento a los músculos y los órganos, así como al sistema articular que los rodea. Si las fascias pierden su flexibilidad, se quedan rígidas o, incluso, se inflaman, lo que puede dar lugar a multitud de cuadros de dolor.

Además, las fascias se encuentran unidas a los dolorosos puntos gatillo, que tan bien conocen muchas personas afectadas por patologías que cursan con dolor: esos puntos son los lugares en los que se genera el máximo dolor a la presión. Un buen terapeuta es capaz de localizarlos sin problemas, pero también el propio paciente puede encontrarlos. Esos puntos, a su vez, están ligados a otras regiones alejadas: por ejemplo, la fascia plantar se encuentra asociada a la cabeza. Por eso, un problema en la parte superior de la columna vertebral puede tener su verdadero origen en un espolón calcáneo, y al revés.

El tejido conjuntivo presenta un gran número de terminaciones nerviosas libres, y esta red es la que hace posible la propiocepción, es decir, la conciencia del lugar que ocupamos en el espacio. Sin embargo, también puede enviar señales de dolor. Varios estudios realizados con ultrasonidos de alta resolución apuntan a que en la mayoría de los casos la capacidad de deslizamiento de las diferentes capas del tejido conjuntivo se encuentra alterada. En diversos experimentos se ha observado que las fascias reaccionan a las hormonas del estrés, como la adrenalina y la noradrenalina, contrayéndose y encogiéndose, lo que lleva a pensar que el estrés no solo endurece los músculos, sino también su importante envoltura elástica.

El tejido conjuntivo, al que la naturopatía siempre le ha atribuido un importante papel en el mantenimiento de la salud, nutre las fascias. Flota en una matriz compuesta por combinaciones de azúcar y proteínas y hacia la que se evacuan las sustancias tóxicas o las proteínas incompletas. Si falta líquido, este tejido se seca y pierde su elasticidad. Si la cantidad de ácidos resulta excesiva, por ejemplo por una deficiente alimentación, se pueden activar los receptores del dolor. En caso de que los fibroblastos, es decir, las células del tejido conjuntivo que producen las estructuras fibrosas de los músculos y los tendones, se sobrecarguen por una inflamación, pueden pasar a un modo de producción continua, lo que desembocará en una fibrosis, que produce algo parecido a lo que ocurre cuando lavamos un jersey de lana con agua demasiado caliente.

Algunas terapias naturales intervienen precisamente en ese punto. Por ejemplo, con determinadas técnicas de masaje se puede estimular la sana actividad de los fibroblastos a través del alargamiento del tejido conjuntivo. También se consigue este efecto mediante la acupuntura, cuando la aguja no solo se coloca en un punto, sino que también se gira para aumentar la estimulación. De hecho, las líneas de la acupuntura de la medicina china discurren sorprendentemente cerca de las bandas fasciales, que, eso sí, son más anchas.

En 2009 se presentó un estudio que me sorprendió mucho. En él se había conseguido reducir en buena medida las molestias de una serie de personas que presentaban un problema en la mano, en concreto el síndrome del túnel carpiano (véase la p. 82), con una sola sesión de aplicación de ventosas escarificadas en la zona cervical, es decir, en un punto completamente diferente al que dolía. Hoy en día se sabe que es probable que las ventosas estimulen el tejido conjuntivo y las fascias situadas a cuarenta centímetros del lugar de colocación. Este es el mismo motivo por el que las conocidas como «zonas reflejas del pie» son eficaces: aunque se ha refutado su existencia, lo cierto es que masajear estos puntos tiene efectos sobre fascias que se encuentran a cierta distancia. Este mismo principio también permite explicar los buenos resultados que se obtienen con la técnica *gua sha*, un masaje chino a modo de «raspado» en la espalda con el que se tratan los dolores cervicales persistentes.

Lo principal es mantener húmedo el tejido conjuntivo, compuesto en un setenta por ciento de agua. Probablemente el movimiento y las terapias manuales movilizan y activan el agua que se encuentra en las capas fasciales, de modo que toda la zona recupera su elasticidad. Además, estoy convencido de que la nutrición desempeña un papel fundamental en la flexibilidad del tejido conjuntivo. Nosotros hemos observado que este tejido recobra su fuerza día tras día cuando se aplica un ayuno terapéutico. Es algo que se reconoce a simple vista: el tono y la tersura de la piel mejoran y, a menudo, la temida celulitis se reduce, no solo cuando se deja de comer, sino también cuando se sigue una buena dieta vegetariana.

¿Cuál es el mejor método para mantener las fascias y el tejido conjuntivo en perfectas condiciones de funcionamiento? El yoga resulta útil en este sentido, ya que se centra esencialmente en el estiramiento. La aplicación de ventosas y el clásico masaje del tejido conjuntivo, que actúa en profundidad y que, en consecuencia, duele (aunque después de dos o tres sesiones muchos de los pacientes con dolores crónicos suelen sentirse bastante mejor) también generan presión. Similar efecto positivo tiene el método Rolfing: Ida Rolf fue una bioquímica estadounidense que defendió la enorme importancia de las fascias ya en los años setenta, es decir, en un momento en el que aún no era posible probarla.

Desde hace unos años existen rodillos especiales para fascias y otros aparatos parecidos, aunque en realidad basta con utilizar pelotas sensoriales con superficie de pinchos o con realizar estiramientos a base de ejercicios de elasticidad mediante movimientos cortos y rápidos, apoyándonos en el borde de la mesa de la oficina o contra la pared. De este modo, se producen desgarros microscópicos en el tejido que desencadenan los procesos de reparación de los fibroblastos. Una carga bien dosificada también es beneficiosa para las fascias, pero la sobrecarga las atrofia: una vez más, estamos ante el principio de la hormesis.

Ejercicios para quienes pasan largas horas sentados

Un par de observaciones sobre eso de estar todo el día sentados: la difusión de los medios de comunicación y una vida cotidiana entre ordenadores, *smartphones* y tabletas están haciendo que cada vez pasemos más horas al día sentados. Las nuevas tecnologías han conseguido incluso que hasta caminar hasta la papelera o acercarse a un compañero que esté cerca de nosotros se conviertan en acciones perfectamente prescindibles. Y las consecuencias son dramáticas. Los científicos hablan ya de la «sillitis» (*the sitting disease*). Pasar mucho tiempo sentados no solo nos obliga a adoptar una postura corporal insana, que provoca dolores de espalda, de cervicales y de cabeza: también aumenta en un noventa por ciento el riesgo de padecer diabetes y en un veinte por ciento el de desarrollar cáncer o patologías cardíacas. Es necesario moverse como mínimo una hora al día para contrarrestar el riesgo de muerte prematura que se incrementa con el tiempo que pasamos sentados.

Pasar mucho tiempo sentados ha dado lugar a una nueva enfermedad: *the sitting disease* («sillitis»).

Sin embargo, no se trata de renunciar por completo a estar sentados. Para conducir y para comer seguiremos teniendo que sentarnos. Pero no parece necesario que también permanezcamos sentados mientras trabajamos con el ordenador o celebramos reuniones. De un tiempo a esta parte han aparecido numerosos proveedores de mesas de oficina aptas para trabajar de pie, y ya es posible debatir mientras se camina o se está de pie: forma parte de una nueva cultura del trabajo. Como dijo el poeta Christian Morgenstern, «a menudo, a los pensamientos —como a los niños, como a los perros— les gusta que se los saque a pasear».

El caso de dos pacientes

Patologías cardíacas: ¡la salud no debe ser una fuente de estrés!

Se puede llevar el estilo de vida más sano del mundo, pero no servirá de mucho si se hace bajo la presión del estrés. Eso es lo que aprendí de unos hermanos gemelos que acudieron a mi consulta. Ambos tenían, lógicamente, la misma edad (cuarenta y seis años), pero llevaban una vida muy diferente: uno de ellos era diplomático, siempre se movía con chófer y estaba dispuesto a mantener una agradable conversación en cualquier momento. Presentaba un ligero sobrepeso y mejillas sonrosadas. El otro era un hombre de negocios que viajaba constantemente. Poseía casas en Sídney y en Londres, estaba delgado y practicaba mucho deporte. La tensión podía leerse en su rostro a través de sus frecuentes tics nerviosos. Durante una estancia en Australia, sufrió un desvanecimiento y tuvieron que implantarle tres estents para mantener abiertos sus vasos coronarios. Su hermano gemelo se llevó un buen susto: al fin y al cabo, ambos compartían los mismos genes. Pero el diplomático estaba sano como una pera, y eso que, encima, bebía vino y consumía grasas con frecuencia. En cambio, tras su ataque cardíaco el esbelto hombre de negocios siguió todas y cada una de las recomendaciones sobre nutrición que encontró en Internet y practicó deporte durante una hora cada día, religiosamente. Lo primero que me preguntó fue cuántos minutos exactamente es necesario meditar, en qué datos se basaría esa cifra y cuántas respiraciones se deben realizar en cada posición de yoga. Eso sí, no había cambiado su nivel de estrés en el trabajo.

Vivir pensando solo en lo que resulta eficiente para la salud puede provocar justo el efecto contrario al deseado: si no se consigue eliminar las tensiones con el ejercicio físico, si no se encuentra la calma que tanto se necesita, las hormonas del estrés acaban provocando inflamaciones en las células de los vasos sanguíneos, lo que suele desencadenar en sus paredes una serie de procesos de reparación del sistema inmunitario que conducen a la aparición de depósitos indeseados en los vasos y, finalmente, de peligrosos coágulos.

Lo que aquel ejecutivo y su corazón necesitaban era, ante todo, tranquilidad. Pero resultaba demasiado difícil encontrarla. Cuatro meses después de nuestro primer encuentro el paciente se sometió a una operación para implantarle un baipás, ya que el estado de su corazón seguía empeorando. En cambio, su hermano, el diplomático, que comía de forma saludable, aunque sin privarse de nada, y que no se sometía a la tiranía de los dogmas de la salud, estaba estupendamente, según las revisiones cardiológicas que pasaba cada dos meses.

¿Qué muestra el ejemplo de estos hermanos? Pues que es bueno y acertado esforzarse por llevar un estilo de vida sano, pero que, cuando este viene acompañado de un gran nivel de exigencia, aporta poco. Evidentemente, existen personas que encuentran una satisfacción interior en esa exigencia y que pueden vivir de maravilla bajo un estrés constante. Pero la mayoría de ellas no están dispuestas a reconocer que, si van a mil por hora, es, sobre todo, porque saben que si descansaran se darían cuenta de que no están contentas con su vida. Sentir la felicidad independientemente de lo que nos depare la suerte es un componente importante de la salud.

Yoga, meditación y atención plena

Medicina mente-cuerpo

En términos de salud, el estrés es el factor de riesgo más grave del siglo XXI. Nos afecta incluso desde nuestra infancia: en un estudio sobre el tema publicado en 2015 se evidenció como aproximadamente uno de cada seis niños y uno de cada cinco adolescentes presentaban ya síntomas de estrés. Además, en una encuesta que realizó en 2016 la mutua alemana de seguros de salud Techniker Krankenkasse, el sesenta por ciento de los adultos consultados reconocían sentirse tensos, y casi el veinticinco por ciento confesaban incluso sufrir estrés con frecuencia.

Los principales elementos que generaban ese estrés eran el trabajo (46 por ciento), una elevada autoexigencia (43 por ciento), un exceso de compromisos en el tiempo libre (33 por ciento), el tráfico (30 por ciento) y la constante disponibilidad que fomentan los dispositivos digitales (28 por ciento). El nivel de estrés resultaba especialmente elevado entre la población activa (30 por ciento), que nunca apaga su *smartphone*, es decir, que está siempre conectada.

El estrés aumenta el riesgo de sufrir infartos de miocardio y apoplejías, así como tumores, enfermedades autoinmunes, depresión y muchas otras dolencias. Además, reduce la esperanza de vida. Pero ¿cabría la posibilidad de que el estrés fuera también algo saludable? ¿No existe acaso un eustrés positivo (controlado) y un distrés negativo (véase la página 50)?

La ciencia, después de avanzar en zigzag en esta cuestión durante largo tiempo —pasando de alabar el estrés a condenarlo implacablemente en cualquiera de sus formas—, ha llegado por fin a la siguiente conclusión: en esencia, hay cuatro condiciones adicionales que determinan si el estrés constituye un reto beneficioso, es decir, un entrenamiento para el organismo, o bien un factor enfermizo. Estos cuatro requisitos son:

1. la duración,
2. la dosis,
3. el nivel de control que podemos ejercer sobre el estrés y
4. el hecho de que consideremos que nuestro estrés responde a motivos razonables o no.

No existen reglas claras sobre estos cuatro factores, es decir, no hay normas sobre la cantidad que es tolerable en cada uno de ellos, como sí las hay en el caso de los medicamentos. Se trata siempre de una cuestión individual: todo depende de cuánto tolere cada cual el estrés. Mientras que en una misma situación unos se sienten verdaderamente al límite, otros, en cambio, están como pez en el agua. Sin embargo, un nivel elevado de estrés aumenta para todas las personas el peligro de caer enfermas. Según han demostrado dos metaestudios del año 2015, quienes trabajan más de 55 horas por semana presentan un 33 por ciento más de riesgo de sufrir una apoplejía y un 13 por ciento más de padecer una patología cardíaca.

Eso sí, es probable que la causa de estos porcentajes no sea el número de horas en sí. Mathias Binswanger, economista suizo que ha realizado varias investigaciones sobre la felicidad y que es autor del libro *Die Tretmühlen des Glücks* («Las ruedas de la felicidad»), recuerda que en los últimos cien años la semana laboral se ha reducido considerablemente, como también lo ha hecho el tiempo que dedicamos a las tareas domésticas, gracias a las máquinas y a la comida precocinada. Sin embargo, el tiempo del que disponemos para el descanso no ha aumentado en la misma proporción.

¿El motivo? El tiempo libre, al igual que el trabajo, se ha llenado cada vez más de tareas, de listas de cosas que hacer. Y no solo el tiempo libre (¿cuándo ha sido la última vez que has disfrutado de cuatro semanas seguidas de vacaciones?): los procesos laborales son cada vez más intensos y se han ido acelerando más y más. Un ejemplo clásico son los hospitales: en ellos, el número de pacientes que se deben tratar cada año se ha duplicado o incluso triplicado. Después de unos pocos días ingresados, se les da de alta. El gasto básico de personal por enfermo sigue siendo el mismo, con lo que el presupuesto ha aumentado enormemente. Atrás han quedado los tiempos en los que médicos y enfermeros podían salir a tomar el aire y beber un café mientras charlaban con los compañeros. Aun cuando los horarios laborales se hayan reducido realmente, lo cierto es que ahora generan más estrés, ya que para cumplirlos es necesario ejecutar las tareas de una manera más eficiente.

La falta de sueño como indicador de estrés

Como consecuencia de sus ajetreos diarios, en torno al diez por ciento de los alemanes no duermen suficientes horas o sufren trastornos del sueño. Se trata de personas que padecen un problema de falta de tiempo a lo largo del día y por eso por la noche se mantienen activas en su vida personal. También puede ocurrir que trabajen según un sistema de turnos que los obligue a permanecer despiertos. No es una situación que me resulte ajena: yo mismo la he vivido en mis propias carnes. En los cuatro años en los que fui médico residente en una unidad de medicina interna y cardiología, trabajé por turnos, bajo un gran estrés, y nunca dispuse realmente de tiempo para descansar. Pronto contraje una sinusitis crónica. Probé todos los remedios naturales —desde los chorros de Kneipp hasta el deporte, pasando por la sauna, las hierbas medicinales y la inhalación de una solución salina—, pero ninguno de ellos me sirvió de nada. Finalmente, me sometí a una operación que me aconsejó mi otorrinolaringólogo para ampliar los conductos de los senos paranasales. Sin embargo, las molestias no desaparecieron. Ya no sabía qué hacer. Ocho meses más tarde, acabó mi etapa de trabajo en cuidados intensivos y pasé a la sala de cateterismo cardíaco y ultrasonidos, donde ejercí una actividad menos estresante, con horarios fijos. Al cabo de cuatro semanas, la sinusitis crónica había desaparecido.

La sobrecarga crónica genera enfermedades crónicas.

Dormir poco y de forma irregular puede incluso provocar sobrepeso. La falta de sueño potencia la resistencia a la insulina a través de la circulación de las hormonas: las células pierden su capacidad para asimilar correctamente la glucosa, lo que despierta un hambre atroz que induce a comer más y a ganar peso. Además, el sistema inmunitario se debilita. No obstante, el otro extremo también es delicado: las personas que duermen mucho (es decir, más de nueve horas) suelen padecer problemas de salud. Su cansancio puede ser síntoma de una depresión o de un estado de agotamiento. Así pues, se trata de encontrar la medida correcta teniendo en cuenta la propia vida cotidiana. No todos venimos con la equipación genética necesaria para que nos basten apenas cuatro o cinco horas de sueño al día, como le ocurría a Napoleón. Lo que yo recomiendo es que nos autoobservemos con mucha atención para averiguar cuántas horas necesitamos para sentirnos descansados. Esta cantidad puede variar un poco según la estación del año o en función de si nos encontramos o no de vacaciones. En la medicina ayurvédica se aconseja acostarse lo antes posible, no más tarde de las diez de la noche. Y, si ello no resulta factible, siempre está la opción de echarse una cabezadita (lo que en inglés se conoce como una *power nap*), para cubrir nuestras necesidades de sueño.

¿Cómo reconocer el estrés? Estos son sus síntomas

Cuerpo
- Manos frías
- Dolor de espalda, jaqueca
- Hombros tensos
- Trastornos digestivos
- Trastornos del sueño
- Acúfenos
- Problemas digestivos
- Intranquilidad
- Cansancio
- Escozor de ojos

Comportamiento
- Consumo excesivo de alcohol, tabaco y café
- Ingesta incontrolada de alimentos (sensación de mucha hambre)
- Rechinar de dientes
- Incapacidad de terminar tareas

Mente
- Olvidos
- Problemas de concentración
- Disminución de la creatividad
- Pérdida del sentido del humor
- Indecisión

Sentimientos
- Miedo, sensación de vacío, dudas
- Irritación, ira
- Hostilidad
- Infelicidad sin motivo
- Arrogancia

Estar siempre disponibles perjudica nuestra salud

El sueño es el termómetro más preciso del estrés. Sin embargo, para todos nosotros resulta cada vez más complicado evitar sentirnos estresados. En parte, esta sensación se debe al hecho de que nos encontramos veinticuatro horas al día en línea y, por tanto, disponibles. Las herramientas de comunicación digitales constituyen una especie de gran experimento médico, ya que aún no está claro de qué modo influyen en nuestra salud. Lo que sí se sabe, en cualquier caso, es que su uso intenso conduce a un aumento de los trastornos del sueño y a una interrupción de las fases del mismo: en definitiva, a dormir menos horas de las que deberíamos. Entre las causas no solo hay que citar la focalización de la atención en esas herramientas y el aumento de las tensiones musculares, sino también, y sobre todo, la luz azul que emiten las pantallas, que interfiere en la producción de la melatonina, hormona del sueño. Los modelos más modernos de dispositivos disponen de un modo de funcionamiento nocturno con el que es posible reducir la emisión de esa luz, y que, como se puede activar manualmente, debería emplearse también durante el día.

Las herramientas digitales nos condicionan. Acostumbrados a plazos breves de reacción, nos convertimos en personas impacientes en la vida real. Si tenemos que esperar delante del ordenador, nuestra presión arterial sube, se nos acelera el pulso y las hormonas del estrés se nos disparan. Son los mismos efectos que se producen —aunque esta comparación tal vez resulte sorprendente— cuando vemos una película de terror.

La luz azul que emiten los monitores y las pantallas interfiere en la producción de la melatonina, hormona del sueño.

Además, como tenemos la sensación de que siempre nos falta tiempo, intentamos hacer varias cosas a la vez: se trata del *multitasking* o multitarea, un método que funciona bastante bien cuando se trata de actividades muy automatizadas, como pasear y hablar o conducir y pensar, pero que deja de funcionar cuando tenemos que realizar dos o más tareas exigentes de forma simultánea, ya que en ese caso el cerebro se ve obligado constantemente a saltar de una a otra. El *multitasking* es, pues, un *multiswitching* (multiconmutación) complicado e irritante. El psicólogo Matthew Killingsworth y sus compañeros de la Universidad de California desarrollaron, en el marco de un interesante experimento, una aplicación para medir el estado de ánimo en el día a día mediante un *smartphone*. Los participantes iban registrando en él lo que pensaban y hacían en cada momento. Los resultados se publicaron en 2010 en la revista especializada *Science*. El título del artículo («A Wandering Mind Is an Unhappy Mind», «Una mente errante es una mente infeliz») resumía la conclusión: cuando nuestros pensamientos van a la deriva, cuando pensamos en algo diferente a lo que estamos haciendo en ese momento, es decir, cuando nos dedicamos a la multitarea, nuestro cerebro se ve obligado a hacer un enorme esfuerzo, lo que puede provocar que nos sintamos deprimidos y ansiosos.

Los miedos y las depresiones se han convertido en algunas de las enfermedades más frecuentes, no solo en Alemania, sino también en el resto del mundo. Los factores genéticos y sociales, así como las experiencias individuales, resultan determinantes para la aparición de la depresión o la ansiedad, pero también el uso de los ordenadores desempeña su papel en este sentido. Según un estudio realizado en Japón con veinticinco mil empleados de oficina, la curva de las depresiones aumenta cuando se trabaja con estas herramientas cinco o más horas diarias. La constante interrupción de nuestros pensamientos a través del trabajo en línea también tiene consecuencias: en un experimento en el que se pidió a varias personas que escribieran una carta y, en paralelo, consultasen sus mensajes de correo electrónico, se comprobó que su rendimiento bajaba a la mitad. Así pues, tenemos que decidir qué queremos hacer en cada momento. Pero toda decisión entraña una renuncia, lo cual no siempre resulta sencillo de afrontar. Una receta muy sencilla contra el estrés sería dejar de utilizar el *smartphone* cuando se están realizando otras actividades. Sucede que, por ejemplo, el noventa por ciento de los usuarios consultan su móvil al mismo tiempo que hablan con otras personas. En este sentido, es fácil observar cómo se da una «regla de los tres»: si cinco o seis personas están sentadas a una mesa, bastará con que tres de ellas mantengan una animada conversación para que las demás sientan que tienen el derecho

El estrés puntual refuerza momentáneamente la capacidad de defensa del organismo, pero a largo plazo la debilita.

de consultar rápidamente sus mensajes de WhatsApp o de correo electrónico.

El estrés aparece cuando perdemos el control sobre nuestras cosas

El estrés se incrementa cuando no tenemos ningún control sobre él o cuando creemos que ese estrés no nos resulta útil. Por eso los padres de recién nacidos apenas se sienten «quemados», a pesar de su falta de sueño y de verse obligados a ejercer la multitarea constantemente: su esfuerzo se compensa con el amor que sienten por sus hijos. Así es como lo ha dispuesto la naturaleza. La conciencia de una obligación y las cosas que nos vienen impuestas se nos hacen más duras.

Firdaus Dhabhar, neuroinmunólogo, investigador del cáncer y psiquiatra de la Universidad de Stanford, analiza el estrés de una forma diferenciada. Ha conseguido demostrar, por ejemplo, que el estrés puntual refuerza la capacidad de defensa del organismo, porque multiplica el número de glóbulos blancos. Una vacuna hace más efecto si antes de aplicarla se somete al cuerpo a un esfuerzo, por ejemplo pedalear intensamente en un ergómetro tipo bicicleta. Pero tal vez no sea el estrés en sí lo que tiene un efecto positivo, sino la relajación que se da después de una tensión, idea que parece consolidarse si se tiene en cuenta que también meditar con regularidad favorece este efecto positivo, como probó el experto estadounidense en cerebro Richard Davidson.

Si el estrés se mantiene, se provoca pérdida de memoria, reducción de la concentración y aumento del riesgo de desarrollar una demencia.

Como cualquier otra cosa en la naturaleza, el estrés tiene dos caras. Los retos han impulsado la evolución hacia delante: cuando se somete a estrés a las moscas o a los ratones, se observa que viven durante más tiempo. El estrés activa el cerebro. De hecho, un equipo de investigación de la Universidad de Bochum ha demostrado que recordamos mejor cuando estamos expuestos a un ligero estrés. El cortisol, una de las hormonas del estrés, despierta particularmente aquellas zonas del cerebro que están asociadas a la memoria a largo plazo. De este modo, puede ocurrir que en un examen olvidemos de repente las respuestas a determinadas preguntas, pero que años después aún seamos capaces de recordar qué ropa llevaba ese día el profesor.

Los artistas, músicos y deportistas profesionales coinciden en lo importante que es contar con un cierto nivel de tensión. Un legendario ejemplo de ello es Oliver Kahn, antiguo portero del equipo de fútbol Bayern de Múnich, que aumentaba extraordinariamente su rendimiento en situaciones de estrés a través de la agresividad. Las emociones fuertes pueden proporcionar alegría y realización personal. De lo contrario, la gente no dedicaría tanto tiempo y dinero a exponerse a diferentes peligros: a los frikis del peligro, por ejemplo, la escalada libre y el salto BASE les sientan de maravilla. Sin embargo, si la situación de estrés se prolonga y no se da al cuerpo la posibilidad de relajarse, se provoca pérdida de memoria, reducción de la concentración y aumento del riesgo de desarrollar una demencia.

A veces, el miedo al estrés es peor que el estrés en sí. En un estudio realizado en Estados Unidos se preguntó a treinta mil personas cuánta tensión experimentaban a diario, cómo la llevaban y hasta qué punto pensaban que esa situación resultaba perjudicial para su salud. Ocho años más tarde se comprobó que, entre los participantes estresados, aquellos que estaban convencidos de la nocividad de la tensión tenían una esperanza de vida más de un cuarenta por ciento menor que los demás. En cambio, quienes no le daban gran importancia registraban los niveles más bajos de riesgo de fallecimiento de todos los grupos de control.

En otro experimento, una serie de investigadores de Yale simularon una entrevista de trabajo en la que el «jefe de personal» (en realidad, un actor) colocaba a los participantes en una situación de verdadero estrés. Previamente, algunos de ellos habían visto una película en la que se mostraban los efectos nocivos y perjudiciales para la salud que provoca el estrés, mientras que los demás habían asistido a otra en la que se explicaba como el estrés mejora la atención y el rendimiento. Estos últimos presentaron niveles de hormonas del estrés muy inferiores en la sangre. Así pues, no es siempre el estrés lo que nos enferma, sino la creencia de que el estrés es insano.

A quien siente que tiene su vida bajo control, el estrés le importa menos, como demostró Interheart, un amplio y citadísimo estudio acerca de los principales factores de riesgo de los infartos de miocardio realizado en 2004 en 52 países. En aquella investigación, el peligro aumentó un 30 por ciento en los participantes que presentaban estrés y que no tenían ningún o casi ningún control sobre él. A la misma conclusión llegó un estudio británico llevado a cabo entre treinta mil funcionarios.

Pero no todo depende de la actitud: también la postura del cuerpo desempeña su papel. En 2016, la bióloga Rekha J. Nair y algunos de sus compañeros del instituto de investigaciones CMFRI, en Cochín (en el estado indio de Kerala), demostraron que las personas pierden su autoestima cuando se pasan mucho tiempo encogidas. No es casualidad que en el yoga las posturas erguidas que se realizan de pie se conozcan como «posturas del guerrero» y se practiquen para mejorar la fuerza y la atención. También la modalidad del yoga de la risa pone en evidencia que la postura influye en la mente: aun cuando nos riamos sin ganas, el mero hecho de hacer muecas mejora nuestro humor. Por eso, hacer estiramientos de espalda al levantarnos y sonreír a nuestra imagen en el espejo puede obrar efectos similares a los de una medicina.

Cuando trabajaba en la unidad de cuidados intensivos y emergencias tuve ocasión de ver cada día qué puede llegar a suponer el estrés: este elemento casi siempre estaba presente en los pacientes jóvenes aquejados de problemas cardíacos, crisis de hipertensión o ataques de asma. En los turnos de noche escuché las historias de las personas que habían sufrido un infarto: me hablaron de acoso, de problemas familiares, matrimoniales o económicos... que les habían afectado enormemente. Rara vez el estrés desencadena por sí mismo un ataque al corazón de forma inmediata, pero sí lo hace a largo plazo, y también incide en muchos otros factores de riesgo para la salud. Las personas estresadas practican menos deporte, comen más rápido y optan por una dieta menos saludable. También fuman y beben en mayor medida y sufren trastornos del sueño.

En muchas conversaciones con pacientes se confirma una y otra vez que el estrés desempeña un importante papel en la hipertensión arterial, el asma, el colon irritable, las inflamaciones intestinales, numerosas enfermedades de la piel, los dolores de cabeza y de espalda, el reúma y otras enfermedades autoinmunes y las alergias, ya que los nervios estresados se comunican con las células del sistema inmunitario y acaban alterando las moléculas señalizadoras y los ciclos metabólicos, es decir, la química interna de nuestra supervivencia. Un amplio estudio realizado en 2017 ha demostrado que, además, el estrés aumenta el riesgo de desarrollar un cáncer. Los tumores de páncreas, intestino grueso, esófago y próstata aparecen entre dos y cuatro veces más en las personas que previamente han asegurado sufrir más estrés.

El estrés comenzó a estudiarse científicamente a principios del siglo XX. Walter Cannon, fisiólogo de la Universidad de Harvard, explicó las reacciones del organismo desde la perspectiva de la «respuesta de lucha o huida», una estrategia fundamental para la supervivencia: ante una amenaza, los músculos se tensan, la frecuencia cardíaca y la presión arterial aumentan, la percepción se modifica de forma que adoptamos una visión de túnel y el cuerpo intenta soltar lastre —es decir, el contenido de la vejiga y los intestinos—. O sea, que «nos cagamos» de miedo.

Este reflejo permitió a nuestros antepasados primitivos huir o luchar para salvarse de los peligros. Si no lo hacían, les aguardaba la muerte. Sin embargo, hoy en día el estrés en el trabajo o el miedo al futuro no desaparecen simplemente si se corre a toda velocidad o se libra una breve lucha: en realidad, tiende a cronificarse, con lo que se impide el descanso. Aparecen el dolor de espalda, la hipertensión, los infartos de miocardio y las depresiones.

Así actúa el estrés en el cuerpo

- Provoca depresión, ansiedad y trastornos del sueño.
- Acelera la respiración.
- Aumenta la insulina y el azúcar y los lípidos en la sangre.
- Favorece la aparición de coágulos.
- Incrementa la tensión muscular y reduce la densidad ósea.
- Reduce la memoria y la concentración.
- Dificulta el pensamiento, causa dolor de cabeza.
- Aumenta la frecuencia cardíaca y la presión arterial.
- Limita la asimilación de nutrientes y altera la digestión.
- Empeora el funcionamiento del sistema inmunitario.
- Provoca sobrepeso.
- Favorece la esterilidad.

El estrés en pequeñas «dosis» puede fortalecer el cuerpo y la mente: un golpe del destino o una difícil situación de ruptura brindan la oportunidad de crecer, porque en esas circunstancias se desarrolla la resiliencia, esto es, la capacidad de mantenerse firme frente a los reveses. Se trata de un entrenamiento similar al que se realiza en el deporte, en los chorros de Kneipp o en el ayuno, aunque en este caso el proceso tiene lugar a nivel psíquico. Si se pregunta a las personas por las crisis vitales que han experimentado, resulta interesante observar que aquellos a los que las cosas les van mejor no son quienes nunca han atravesado por situaciones difíciles, sino quienes se encuentran en un terreno intermedio, es decir, quienes han conocido un cierto grado de crisis y traumas. Sin embargo, en todos nosotros existe un *tipping point*, un punto de inflexión a partir del cual ese rendimiento que al principio crecía empieza a decrecer, porque la carga se ha vuelto demasiado grande.

Las hormonas del estrés provocan el estrechamiento de los vasos sanguíneos, el aumento de la presión arterial y el enfriamiento de las manos y, en ocasiones, también de la punta de la nariz. Mi antiguo jefe en el servicio de cardiología siempre tocaba la punta de la nariz a los pacientes que se encontraban, en estado grave, en la unidad de cuidados intensivos: si la zona estaba fría, consideraba que la situación era más bien crítica.

En la Clínica de Naturopatía de Essen utilicé por primera vez los BioDot, unos dispositivos en forma de puntos del tamaño de un guisante que se pegan en el dorso de la mano y que, a través de sensores térmicos, indican la temperatura corporal y muestran las situaciones en las que aparece el estrés. Recuerdo a un paciente, un alto ejecutivo que sufría hipertensión y trastornos del sueño. Yo estaba convencido de que su profesión, a todas luces exigente, le provocaba tensión, pero los BioDot revelaron justo lo contrario: cuando estaba en el trabajo, la sangre circulaba correctamente por sus manos, pero al llegar a casa sus vasos sanguíneos se contraían, tal vez porque tenía mala conciencia de dedicar tan poco tiempo a su familia. Tampoco el paciente se esperaba semejante descubrimiento. A menudo, el estrés se juzga tan mal como la relajación: son muchas las personas que, por ejemplo, creen estar relajadas cuando ven la televisión, pero en la mayoría de los casos no es así.

Por tanto, el estrés puntual activa nuestro sistema inmunitario, pero este efecto desaparece rápidamente si la tensión se mantiene de forma constante. Por eso las infecciones víricas lo tienen muy fácil cuando no dormimos y nos encontramos cansados. También en esos casos las heridas tardan más en cicatrizar. Los cirujanos están admitiendo poco a poco esta idea y, de hecho, antes de una operación, a algunos pacientes se les facilitan CD con música relajante. Si tienes que pasar por el quirófano, asegúrate de practicar a diario, desde una semana antes, algún ejercicio de relajación profunda, si es posible meditación (véanse las pp. 255 y s.) o entrenamiento autógeno. El yoga es ideal para estirar las fascias y mantener la flexibilidad. También resultaría útil ayunar unos días antes (siempre y cuando tu peso no esté por debajo del ideal). Además, la música en el quirófano reduce el miedo, independientemente de que se esté bajo anestesia general o no, y permite limitar la cantidad de analgésicos administrada.

Si se consideran de forma global los resultados de los numerosos estudios llevados a cabo hasta la fecha, se concluye que los factores de riesgo que determinan que el estrés sea enfermizo son los siguientes:

- Un trabajo exigente en el que apenas se nos permite adoptar decisiones
- Problemas con la pareja
- Conflictos con la familia o los amigos
- Existencia de algún familiar dependiente al que haya que cuidar
- Violencia o abusos durante la infancia
- Síntomas de una enfermedad (especialmente el dolor)
- Déficit de sueño y de pausas para el descanso
- Percepción de que la tensión sufrida carece de sentido

Medicina mente-cuerpo: encontrar la armonía entre el cuerpo, la mente y el alma

¿Qué conclusión cabe extraer de estos datos? Pues que es prácticamente imposible vivir sin estrés. Este es, de hecho, el punto de partida de las escuelas orientales. Buda decía que la vida es dolor. Sin duda, debemos reducir los factores objetivos del estrés y simplificar nuestra existencia, pero en la mayoría de los casos no somos capaces de cambiar a fondo nuestro sistema de coordenadas.

En esos casos es precisamente donde interviene la medicina mente-cuerpo, una continuación de la terapia del orden en el contexto de la naturopatía. Si esta última se basa en los pilares clásicos de un estilo de vida saludable (más movimiento, mejor comida y suficiente relajación), la medicina mente-cuerpo persigue principalmente el objetivo de actuar de forma positiva sobre la relación entre la psique y los sistemas inmunitario y nervioso. Para ello, se practican técnicas mentales y modificaciones del comportamiento. De este modo se mejora la capacidad de autorregulación y autocuración del organismo.

En la práctica terapéutica, la medicina mente-cuerpo recurre a elementos de terapias tradicionales como el yoga, el taichí, el chi kung o la meditación, pero también a procedimientos modernos de relajación y a técnicas de aumento de la conciencia, como la relajación muscular progresiva. En la Clínica de Naturopatía de Essen y en el Hospital Immanuel de Berlín, los profesionales de esta especialidad trabajan con los pacientes para que desarrollen estrategias individuales que aplicarán después de que les den el alta, de modo que los logros alcanzados con el tratamiento tengan presencia también en su día a día. Los terapeutas de estos centros son expertos en nutrición o en ciencias del deporte, profesores de meditación o yoga, educadores sociales o psicólogos. En mi opinión, la medicina mente-cuerpo es la clave para lograr un efecto duradero, ya que no solo actúa contra el estrés como principal factor de riesgo, sino que también enseña a los pacientes a percibir de un nuevo modo su cuerpo y a empezar a hacerse responsables de él.

La medicina mente-cuerpo es beneficiosa para la mente y los sistemas inmunitario y nervioso. Las técnicas mentales y las modificaciones del comportamiento favorecen la autorregulación y la autocuración.

En todas las medicinas tradicionales se concede una gran importancia a la relación entre mente y cuerpo. Sin embargo, con el establecimiento de la medicina basada en las ciencias naturales que tuvo lugar en la Edad Moderna, buena parte de esta relación quedó relegada a un segundo plano. La mente y el cuerpo se contemplaron a partir de entonces como dos realidades separadas. Hubo que esperar a las investigaciones sobre el estrés, a la medicina psicosomática y a la psiconeuroinmunología para que volvieran a tenerse en cuenta las complejas relaciones que existen entre el cuerpo, el alma y el sistema nervioso. Así, el reumatólogo estadounidense George Solomon descubrió en los años sesenta que la artritis reumatoide empeora cuando el paciente sufre también una depresión. Comenzó entonces a analizar la conexión entre las enfermedades inflamatorias, el sistema inmunitario y los sentimientos.

A partir de esas ideas, el cardiólogo Herbert Benson desarrolló una nueva visión de las patologías cardiovasculares: en lugar de centrarse en el órgano, observó los sentimientos que lo hacen enfermar. En los años setenta, planteó la posibilidad de invertir la respuesta de estrés que daba el cuerpo y transformar en descontracción la reacción en cadena de la huida o la lucha. Comprobó el efecto positivo que obraba la meditación en el sistema nervioso y, basándose en él, creó una serie de técnicas de relajación que ralentizan el ritmo cardíaco, reducen la presión arterial y descontraen la musculatura. Fundó, dentro del centro Harvard Medical School, el Benson-Henry Institute for Mind Body Medicine (Instituto Benson-Henry de Medicina Mente-Cuerpo), que sigue siendo uno de los organismos a la vanguardia de esta disciplina.

Desde entonces, todos los grandes hospitales y universidades estadounidenses han creado sus propias unidades de medicina mente-cuerpo. El National Center for Complementary and Integrative Health (NCCIH, Centro Nacional de Salud Complementaria e Integral), dentro del sistema sanitario público estadounidense, considera que esta especialidad forma parte de la medicina complementaria, aunque con su propia entidad como disciplina, y apoya los proyectos de investigación que se realizan al respecto.

Es muy frecuente que en nuestras consultas los pacientes evoquen recuerdos de la infancia o acontecimientos actuales. Saber resolverlos de forma consciente constituye un importante paso hacia la curación. Sin embargo, la medicina mente-cuerpo va más allá, o, mejor dicho, más atrás. En ella no se trata de hablar, sino que se intenta crear, de forma «prelingüística» y a través de la relajación, el silencio y la atención plena, un espacio en el que el ser humano pueda autosanarse. ¿Te parece algo esotérico? Pues no lo es: muchos datos científicos reunidos en los últimos años demuestran, de un modo sorprendente, la eficacia de estas técnicas, sobre todo en el caso de las enfermedades crónicas. Cada uno de estos métodos tiene sus características particulares y sus efectos, y se encuentran indicados para personas diferentes. A algunos el chi kung (la meditación china a través del movimiento) les resulta demasiado aburrido; para otros, el yoga es demasiado deportivo o les es imposible permanecer sentados meditando durante largo tiempo. Así pues, no es posible «prescribir» la medicina mente-cuerpo: solo cabe mostrar lo que se puede hacer y animar al paciente a que nos imite. Los enfermos deben encontrar las técnicas que mejor se adapten a su día a día, ya que una de las desventajas de esta medicina es que, para que sea eficaz, debe practicarse con regularidad. En los siguientes apartados encontrarás propuestas que te pueden servir de inspiración.

Los datos reunidos en los últimos años demuestran, de un modo sorprendente, la eficacia de las técnicas de la medicina mente-cuerpo, sobre todo en el caso de las enfermedades crónicas.

El yoga: un regalo de la India para el mundo

Estamos asistiendo a un *boom* del yoga. En Berlín, por ejemplo, es posible encontrar en casi cada esquina una escuela de esta disciplina, y la situación en otras grandes ciudades alemanas no es muy diferente. Según la Asociación Federal de Maestros de Yoga de Alemania (BDY, por sus siglas originales), 2,7 millones de habitantes de este país practican esta disciplina para el cuerpo y para el alma, en un total de seis mil centros. En Estados Unidos la proporción de practicantes es tres veces mayor: más de un diez por ciento de sus ciudadanos son adeptos del yoga.

El yoga tiene una antigüedad de más de dos mil años. El nombre de esta disciplina procede del sánscrito, lengua clásica en la que se vehicularon la literatura y la filosofía indias. La palabra procede de la raíz *yui* y significa «encontrarse», «unirse» o bien «aglutinar el espíritu», lo cual puede interpretarse como que el cuerpo se hace uno con la conciencia. En realidad, en el yoga tradicional no se persiguen efectos terapéuticos, sino, más bien, un objetivo mental y espiritual (aunque no religioso). Sin embargo, esta práctica provoca una mejoría desde el punto de vista médico que constituye un importante y beneficioso efecto colateral.

Los indios aseguran, llenos de orgullo, que el yoga es un regalo de la India para el mundo. En 2015, por iniciativa del Gobierno de la India y de su primer ministro, Narendra Modi, quien, por cierto, practica tanto yoga como meditación, la ONU declaró el 21 de junio Día Internacional del Yoga. De hecho, Modi incluso ha creado un Ministerio del Yoga, con competencias también en el terreno del ayurveda y de otras terapias tradicionales.

Desde hace más de quince años la ciencia está estudiando esta disciplina, que, en este tiempo, ha demostrado ser una terapia sumamente eficaz. Tanto que incluso yo me he quedado sorprendido. En Occidente solo se practica y se investiga de un modo parcial. Muchos compañeros de mi generación se fueron a la India después de concluir sus estudios y recorrieron el legendario Sendero Hippie. Su destino solía ser el norte del país, con ciudades sagradas como Rishikesh o Haridwar, plagadas de centros de meditación y yoga (los *áshram*). Por eso el yoga no tardó en llegar a Alemania. Es posible que en algún mercadillo del mundo encuentres todavía un ejemplar de la obra *Yoga für jeden* o *Yoga for Everyone* («Yoga para todos»), de la maestra canadiense de yoga Kareen Zebrof. Hoy en día es todo un clásico. Cuando se publicó, en los años setenta, fue el primer intento de integrar las posturas de yoga en un programa de ejercicios que resultase fácil de practicar.

Yo llegué al yoga en el año 2000. Fue en una tarde en la que me encontraba en la nueva Unidad de Naturopatía de la Clínica Essen-Mitte. La noche anterior había dormido mal, el trabajo se me acumulaba y me dolía la espalda. Ya sabía que en mi caso los trastornos del sueño y el estrés se hacen notar en la espalda. Otto Langels, que acababa de ser nombrado jefe del Servicio de Enfermería y que era un ferviente defensor de las virtudes de esta práctica, me dirigió una mirada cargada de reproche: «¡Deberías probar el yoga!». Al principio no me lo tomé en serio: cuando uno se siente mal, tampoco está para que le den lecciones. Pero como el dolor no se iba, la tarde siguiente agaché la cabeza y fui a la clase de yoga que me había propuesto mi compañero, en un centro que seguía las directrices del gurú B. K. S. Iyengar.

Para mi sorpresa, aquellos noventa minutos tuvieron efectos palpables en mi vida: volví con unas agujetas enormes en músculos de los que había oído hablar en mis asignaturas de anatomía, pero que nunca antes había sentido. Y, por si fuera poco, el dolor de espalda desapareció. Era algo que no me esperaba. En los años siguientes comprobé una y otra vez este efecto. En cuanto estaba un tiempo sin hacer yoga, el dolor de espalda volvía. Pero tan pronto como retomaba la práctica, ¡zas!, las molestias desaparecían otra vez.

El yoga proporciona energía, reduce el estrés y calma el dolor

Casi todas las personas que asistían a aquella clase de yoga sentían lo mismo que yo: salían de cada sesión con más vitalidad y de mejor humor. El yoga proporciona energía inmediatamente, a una velocidad que sorprende y que no tiene parangón en ninguna otra de las modalidades de ejercicio que conozco. Por eso en 2003 empecé a planificar un primer estudio científico sobre esta práctica y sus efectos. Aquel año publicamos un anuncio, de nuevo en el periódico *Westdeutsche Allgemeine Zeitung*, para solicitar la colaboración de personas que se sintieran estresadas. Para mi sorpresa, más del noventa por ciento de quienes se ofrecieron como voluntarios eran mujeres, muchas de ellas madres de familias monoparentales con una vida sumamente ajetreada.

Decidimos llevar a cabo la investigación centrándonos exclusivamente en mujeres muy sobrecargadas por su día a día, a las que dividimos en dos grupos. A uno de ellos le ofrecimos la posibilidad de acudir, de forma gratuita, a una o dos clases de yoga Iyengar por semana, de noventa minutos cada una, durante tres meses. Al otro lo consolamos prometiéndole que, una vez pasados esos tres meses, también podría acudir a clases de yoga. Concluido el período del estudio, pasamos un cuestionario a las mujeres para determinar su nivel de estrés, su estado psíquico y su nivel de cortisol en la saliva (en realidad, controlamos este nivel de cortisol también después de cada sesión). Los resultados fueron impresionantes: el yoga había reducido considerablemente su grado de estrés, había mejorado su humor y había reducido los cuadros de ansiedad y depresión. Pero la cosa no acaba aquí: muchas mujeres aseguraron que sus dolores de cabeza y espalda habían disminuido drásticamente. En la mayoría de ellas, una sola hora había bastado para provocar un importante descenso de las hormonas del estrés. Publicamos este estudio (aún de pequeño alcance) y realizamos después otro mayor, con 72 participantes.

El yoga proporciona inmediatamente energía, reduce el nivel de estrés, mejora el humor, reduce los cuadros de ansiedad y depresión y disminuye los dolores de cabeza y espalda.

Lo que nos interesaba entonces era averiguar si hacer yoga con más frecuencia podría aumentar los beneficios. Para ello, distribuimos a las mujeres, al azar, en tres grupos. Uno de ellos practicaría yoga una vez por semana durante noventa minutos; el otro acudiría a dos sesiones semanales, y al tercero lo volvimos a consolar con la promesa de recibir clases en el futuro. ¿El resultado? En los dos primeros grupos obtuvimos los mismos efectos. Es posible que el hecho de que más yoga no equivaliera a más beneficio se debiese a que a muchas mujeres les resultaba inviable ir a dos clases por semana, por lo que la exigencia de acudir con esa frecuencia les supuso un aumento pasajero del estrés.

En cualquier caso, esta disciplina es una herramienta extraordinaria contra el estrés, y noventa minutos por semana bastan para lograr el objetivo. Naturalmente, también es bueno extender de cuando en cuando la esterilla de yoga en casa, pero no dejes de ir a clase. Los pacientes suelen preguntarme si no podrían practicar esta disciplina por su cuenta, recurriendo a YouTube, a un DVD o a un libro. La verdad es que no: correrían un riesgo demasiado grande de adquirir vicios cuando realizaran ejercicios o adoptaran posturas, así como de sobrecargarse o incluso de lesionarse.

En los años siguientes, asistimos a un verdadero aluvión de resultados de investigaciones llevadas a cabo sobre esta materia. Numerosos estudios probaron la eficacia del yoga especialmente para mi punto flaco: el dolor de espalda. En ese sentido, esta disciplina resulta incluso más beneficiosa que la mayoría de las demás terapias. En 2012, a través de una colaboración con el Instituto Berlinés Iyengar, conseguimos incluso demostrar su utilidad para el dolor crónico de cervicales. Otros ensayos evidenciaron una mejora en los casos de jaqueca, hipertensión y reumatismo de partes blandas. También en las enfermedades crónicas intestinales el yoga reduce considerablemente las molestias de los pacientes, como han apuntado varios compañeros de Essen.

El yoga como complemento de los tratamientos oncológicos

Pero lo que más me ha impresionado es descubrir que el yoga también es eficaz como terapia complementaria en los casos de cáncer: de hecho, un equipo de investigadores estadounidenses ha comprobado que las enfermas de tumor de mama notan una clara mejoría de su calidad de vida después de pasar varias semanas practicando yoga. No hay por ahora un remedio mejor contra esa frecuente fatiga, contra ese enorme cansancio que pueden aparecer durante el tratamiento oncológico y después de él y que tanto limitan el día a día de los pacientes. Un grupo de trabajo de Essen dirigido por el psicólogo Holger Cramer ha publicado numerosos metaestudios sobre la eficacia del yoga en aplicaciones que van desde los trastornos de la menopausia hasta las enfermedades del corazón y la hipertensión arterial. Incluso la fibrilación auricular, una alteración del ritmo del corazón que resulta difícil de corregir mediante medica-

Prácticamente no hay área en la que el yoga no sea aconsejable.

mentos, disminuye. Prácticamente no hay área en la que el yoga no sea aconsejable.

Sin embargo, dada la abundancia de la oferta existente en el mercado, es difícil separar la paja del trigo. Por desgracia, el título de «profesor de yoga» no es oficial, así que quien lo ostenta puede haberse formado intensamente durante años o bien haber asistido a un curso de apenas tres semanas. La escuela Iyengar, en cualquier caso, es muy profesional. La recomiendo. En ella se trabaja empleando herramientas de apoyo como bloques y correas. Todos sus profesores se forman durante años y, en caso de que impartan yoga como terapia medicinal, los requisitos que deben cumplir son aún mayores.

Qué yoga es el más adecuado para ti

Si acudes a otras escuelas, es importante que compruebes que sus profesores pertenecen a alguna asociación profesional, lo cual será cierta garantía de calidad. No obstante, sería conveniente contar con normas más rigurosas. Existen infinidad de escuelas, desde la Iyengar hasta la ashtanga, pasando por la kundalini, la viniyoga, la Sivananda o la vinyasa. Pero no todas ellas están hechas para todos. Aprovecha las clases de prueba para averiguar cómo te sientan.

A algunos les da miedo encontrarse con elementos religiosos o esotéricos en el yoga. Puedo tranquilizarlos: la colocación de las manos en actitud de oración o el canto del *om* no tienen por qué ser comparables a una práctica religiosa; simplemente, constituyen parte de la tradición hinduísta. En la India, un gurú no es el líder de una secta, sino un maestro, que, eso sí, goza de gran prestigio. Sin embargo, a quien quiera evitar cualquier tipo de aureola espiritual, le recomiendo que practique yoga Iyengar, que es muy austero, se centra en el cuerpo y se practica en salas que, por lo general, tienen más bien el aspecto de una consulta de fisioterapia. Para el yoga no se necesitan varillas de incienso ni estatuas de Buda: basta con disponer de dos metros cuadrados en los que extender una esterilla. Eso es lo que me atrae tanto de esta disciplina. Una vez que se sabe cómo funciona, también se puede practicar fácilmente en casa. Se trata de una actividad eficaz y económica.

Sin embargo, las personas que padezcan algún problema médico deben elegir con especial cuidado qué tipo de yoga van a realizar. Por ejemplo, el yoga bikram o hot se practica en salas a una temperatura de cuarenta grados y requiere un enorme esfuerzo, así que no está indicado para quienes sufren trastornos de salud. Los pacientes con reúma o artrosis, especialmente aquellos que tienen la rodilla o el menisco afectados, deben tener especial cuidado y buscar el asesoramiento de profesores de yoga con amplia experiencia. En 2012, William J. Broad, periodista estadounidense especializado en ciencia, publicó la obra *The Science of Yoga. Risks and Rewards* (en España, *La ciencia del yoga: toda la verdad sobre los beneficios y los riesgos del ejercicio de moda*), que consiguió incluso figurar en la lista de libros más vendidos de *The New York Times*. Aquel fue el primer trabajo que se centró en los riesgos de lesiones que conlleva esta disciplina. En él, por ejemplo, se advertía de que las personas con hiperlaxitud congénita, es decir, que presentan una enorme movilidad articular debida a factores genéticos, no deben practicar yoga o bien deben practicarlo exclusivamente bajo la supervisión de un maestro con gran experiencia. Algunos ejercicios tampoco están recomendados para las personas que padecen glaucoma, esto es, una elevada presión interna del ojo. Sin embargo, lo habitual es que el yoga sea tan seguro y tenga tan pocas contraindicaciones como la fisioterapia ordinaria o el ejercicio físico moderado. Cuando lo practiques, presta atención a las señales que te envía tu cuerpo. No hay que insistir en apoyarse sobre la cabeza a toda costa ni en alcanzar el suelo con las manos cuando realizamos una flexión: se trata, sobre todo, de sentir nuestro cuerpo.

Si de mí dependiera, integraría el yoga en las clases de educación física que se imparten a los escolares, ya que se trata de un método de movimiento que se puede practicar sin problemas a lo largo de toda la vida y que, sobre todo, evita algo que suele ir ligado a esa asignatura: la frustración. Lo que se busca en el yoga no es llegar a una marca. Es algo que tuvimos ocasión de comprobar en un estudio realizado con estudiantes de formación profesional. El yoga se asimila bien, reduce el estrés y proporciona bienestar también entre los adolescentes.

¿Qué es lo que hace tan especial al yoga?

¿Cómo es posible que en determinadas áreas sea mejor practicar yoga que un deporte? Puede que lo que haga al yoga tan especial sea la combinación de estos cinco elementos:

Fortalece los músculos.

Combina la coordinación del cuerpo con la respiración (y son muchos los deportistas profesionales que saben lo importante que es esto para lograr el rendimiento óptimo en la confluencia entre cuerpo y circulación).

Proporciona una profunda relajación, sobre todo en la postura que suele adoptarse al final de cada sesión, la *shavasana* (posición del cadáver).

Permite estiramientos intensos, lo que favorece la liberación de endorfinas y, en consecuencia, calma el importante sistema nervioso vegetativo. En un estudio, varios científicos estadounidenses compararon los resultados del yoga y de la fisioterapia en el tratamiento de los dolores de espalda y comprobaron que los obtenidos con el primero eran superiores. En un segundo estudio integraron en la fisioterapia ejercicios de estiramiento intensivos inspirados en el yoga y obtuvieron resultados casi idénticos a los de este último.

Actúa sobre las fascias. A través de una particular mezcla de ejercicios que consisten en estirarse, girarse y darse la vuelta, destensa y mantiene en un buen estado el tejido conjuntivo y las fascias.

Los ocho pasos del camino del yoga

En Occidente, cuando pensamos en el yoga lo que se nos viene a la cabeza, fundamentalmente, son los ejercicios corporales (*asanas*). Sin embargo, en el yoga clásico se considera que esta disciplina comprende ocho pasos. Por una parte, están los ejercicios de respiración (*pranayama*), que provocan profundos efectos en el organismo a través del sistema nervioso vegetativo, ya que enfrían el cuerpo en caso de calor extremo o lo calientan si hace frío. Existen ejercicios específicos casi para cada objetivo. Con el tiempo se ha demostrado, además, que las técnicas de *pranayama* actúan positivamente en el volumen de los pulmones de los pacientes que padecen enfermedad pulmonar obstructiva crónica (EPOC), estabilizan el ritmo cardíaco e, incluso, pueden influir con relativa rapidez en la expresión de los genes, lo cual significa que reducen las inflamaciones a nivel molecular. También limitan la producción de las proteínas que, por ejemplo, contribuyen a la aparición de la diabetes y la arteriosclerosis, fenómenos epigenéticos que hasta ahora solo se han conseguido controlar mediante fármacos. De todas formas, también es cierto que la mayoría de los estudios analizan la combinación de *asanas* y *pranayama*, por lo que no es posible determinar del todo cuál de los dos provoca el efecto curativo, en realidad.

Sin embargo, yo mismo he experimentado en mi propio cuerpo lo eficaz que puede ser la respiración. Un maestro de yoga me enseñó a practicar ejercicios de respiración diseñados para activar el cuerpo, entre ellos el que se conoce como «el fuelle» (*bhastrika pranayama*). Aquello me encantó. Al día siguiente, al salir del trabajo, estaba algo cansado, así que realicé este y otros ejercicios a toda velocidad durante tres cuartos de hora. Al principio me sentí en plena forma y completamente despierto. Pero la práctica acabó pasándome factura: por la noche dormí fatal y la tarde siguiente tuve que guardar cama por una infección. En lugar de prestar atención a mi agotamiento y dedicarme más bien a practicar ejercicios de relajación, había avivado un fuego en mi cuerpo.

Otros pasos de este camino de ocho fases del yoga son el control de los sentidos (*pratyahara*) y la concentración (*dharana*). El sabio indio Patanyali, que en algún momento entre el siglo II a. C. y el siglo IV d. C. escribió lo que podríamos considerar como el manual del yoga, aseguraba que la focalización era el principal elemento de esta disciplina: «El yoga constituye la capacidad de concentrar el espíritu en un solo objeto y de mantener esta concentración sin distraerse».

Otro paso es el autocontrol (*niyama*), del que forman parte la higiene corporal y el desarrollo de una cultura en la que imperen la satisfacción y un estilo de vida sano. La base ética es el *yama*, es decir, el respeto hacia otros seres vivos, lo que incluye la recomendación de seguir una dieta vegetariana. El principal objetivo que se persigue con los ejercicios físicos es prepararse para permanecer largo tiempo sentados y dedicados a realizar una meditación (*dhyana*) que (tal vez...) conduzca a la *samadhi*, esto es, a la unidad universal y a una experiencia de supraconciencia. En cualquier caso, hay que hacer hincapié en la idea de que el yoga no es una religión. De hecho, los ortodoxos indios incluso rechazan esta disciplina porque no presenta una orientación inequívocamente hinduista.

El yoga es, a menudo, más eficaz que el deporte y la fisioterapia

Practico yoga regularmente y, aun así, me sigo sorprendiendo, una y otra vez, de la forma tan certera en que permite conseguir determinados efectos sobre el cuerpo a través de diferentes posiciones. Así, las flexiones hacia delante nos calman, mientras que las flexiones hacia atrás nos estimulan intensamente y nos despiertan. Existen ejercicios que favorecen la conciliación del sueño y otros que, en cambio, la impiden. En nuestros deportes occidentales no existe nada parecido, y la ciencia moderna es incapaz de explicar estas consecuencias analizando únicamente hormonas y moléculas. Otra particularidad específica del yoga es la extraordinaria precisión y exactitud de las posiciones y los movimientos del cuerpo, o, como se dice en la jerga, la «alineación». Quienes lo practican prestan la máxima atención a cada milímetro, y los ajustes que realizan poseen una precisión que no existe en nuestra fisioterapia europea. El yoga es, verdaderamente, anatomía aplicada. Y, lo que resulta aún más sorprendente: semejante conocimiento de los músculos, los tendones, los ligamentos, las fascias y los órganos nació mucho antes de que el estudio de los cadáveres permitiera hacerse una idea real de la anatomía. En cierta ocasión fui testigo en la India de esta extraordinaria propiedad del yoga: B. K. S. Iyengar me presentó a un paciente que había pasado por el quirófano para que le implantasen unos baipases y que tras ello estaba sufriendo de ahogos. La primera hipótesis que se me ocurrió, como médico, es que aquellos baipases se habían vuelto a cerrar. Pero no era así. Iyengar palpó al paciente y comprobó que, tras la grave intervención quirúrgica, tenía las costillas bloqueadas y que la cicatriz solo le permitía realizar respiraciones muy superficiales desde el tórax. Con instrucciones muy concretas, le enseñó a estirar mejor las costillas y a utilizar de ese modo toda la caja torácica para respirar. Rápidamente desaparecieron los problemas.

Una particularidad específica del yoga es la extraordinaria precisión y exactitud de las posiciones y los movimientos del cuerpo.

El ritmo de la respiración, que se ralentiza con el yoga y con la meditación, permite, además, pronosticar la evolución de los pacientes tras un infarto de miocardio. Entre los años 2000 y 2005 se llevó a cabo en la Universidad Técnica de Múnich un estudio con unas mil personas que habían sufrido previamente un infarto. Setenta y dos de ellas murieron unos años más tarde. La hipótesis inicial se confirmó: los pacientes que respiraban más rápido presentaban un mayor riesgo de fallecer antes.

Probablemente los fabulosos efectos que consigue el yoga Iyengar entre las mujeres que han pasado por un cáncer de mama pueden explicarse con los mismos argumentos que he expuesto en el anterior ejemplo sobre el tórax: la operación, la radioterapia y la quimioterapia afectan negativamente a la percepción corporal y, con ella, a la movilidad de las costillas. El yoga libera el tórax y la respiración y genera una agradable sensación corporal.

La edición alemana de la revista *GEO* publicó en 1990 un reportaje sobre la escuela Iyengar, con el título «Schmerz ist dein Meister» («El dolor es tu maestro»), frase esta que a menudo se interpreta de forma incorrecta. Lo que en realidad se quiere decir no es que el yoga tenga que causar dolor, sino que quienes lo practicamos debemos aprender a sentir nuestros límites. En un estiramiento o un ejercicio de fortalecimiento muscular podemos experimentar una sensación dolorosa, pero será diferente de la que está asociada a las lesiones. En la naturopatía, de hecho, se habla a veces de «dolor agradable». En algunas técnicas de masaje o fisioterapia, y en cierto modo también en la acupuntura y en la aplicación de ventosas, se trabaja asimismo con un dolor controlado y bien dosificado. El yoga nos ayuda a encontrar la sensibilidad y la atención plena y favorece la «inteligencia del cuerpo», como asegura Iyengar.

Cuando analizo todos estos datos científicos y estudio la enorme eficacia y la seguridad que caracterizan al yoga, no consigo comprender por qué no son más los hospitales que incluyen esta disciplina en sus terapias y por qué los sistemas de salud no sufragan los gastos correspondientes. En Alemania existe la posibilidad de que las mutuas de seguros de enfermedad cubran una parte como medida de prevención, según el artículo 20 del Libro Quinto del Código de la Seguridad Social, aunque los efectos del yoga no solo sirven para prevenir, sino también para curar. Sea como fuere, no existe ningún motivo de peso para financiar infiltraciones ortopédicas y todo tipo de operaciones mientras los pacientes tengan que pagar de su propio bolsillo el yoga, que es, como mínimo, igual de eficaz, cuando no incluso mejor.

La meditación: el arte del recogimiento, del silencio, de la mente en blanco

Viví mi primera experiencia práctica con la meditación durante mi formación en medicina mente-cuerpo con Herbert Benson en la Harvard Medical School. Sin embargo, mis inicios no fueron precisamente gloriosos. Peg Baim, experta en meditación del equipo de Benson, nos invitó a prestar atención a nuestra respiración y a no permitir que nuestros pensamientos interfirieran en aquella calma. Cuando apareciesen, nos explicó, debíamos saludarlos y, a continuación, decirles adiós. No teníamos que aferrarnos en modo alguno a ellos, sino dejarlos partir.

Aquello me resultó muy difícil, ya que, por mi profesión, estoy acostumbrado a trabajar con los pensamientos. Permanecí sentado en mi silla (no hay por qué sentarse en el suelo) e intenté hacerlo. Al cabo de tres o cuatro minutos, mis ideas se calmaron un poco, pero, de repente, me invadió una intensa sensación de miedo. Me dieron ganas de poner fin a la práctica y salir de aquella sala, pero me parecía tan embarazoso que intenté controlar aquel temor. Pasado un cierto tiempo, el pánico desapareció y desde entonces no ha vuelto a hacer acto de presencia en mis meditaciones.

No es extraño que el miedo aflore las primeras veces que se intenta meditar. Probablemente para el cerebro resulta muy extraño tener que enfrentarse de repente al vacío. Ese vacío, esa ausencia de pensamientos, es, en último término, el criterio decisivo que define la calidad de una meditación. Lo fundamental es la experiencia (elegida a conciencia) de la calma, la interrupción del constante flujo de las ideas, de la actividad automatizada de la mente a la que algunas personas comparan, de manera irrespetuosa, con la actividad de un «grupo de monos» o de un «piloto automático». La mayoría de la gente no puede ni imaginarse lo difícil que es *no* pensar.

«Meditación» procede del latín *meditatio*, que significa «dirigirse hacia el centro». En esta práctica, se trata de volver a experimentar una vivencia previa al lenguaje. Todos nosotros teníamos ya conciencia antes de que hubiéramos aprendido a hablar. Sin embargo, en el momento en que se adquiere el lenguaje, este lo domina todo y, aunque permite estructurar bien nuestra vida, también puede impedirnos descansar y relajarnos. Los científicos que estudian el estrés se dieron cuenta hace ya más de veinte años de que no solo las situaciones son estresantes: las reflexiones en torno a ellas también lo son, y en el mismo grado. Así, es posible que baste tan solo un recuerdo para que nuestro cuerpo reviva un trauma. Las preocupaciones, la rumiación y los pensamientos circulares pueden someter al organismo a un estado de estrés permanente, que, en la mayoría de los casos, no nos sirve para solucionar nada, ya que muchos problemas no se pueden resolver reflexionando sin más sobre ellos. Aquí es donde reside la principal diferencia entre la meditación y la psicoterapia o el diálogo: la meditación tiene lugar antes del lenguaje. A través de este silencio y de esta ausencia de pensamientos podemos alcanzar un nivel de comprensión al que sería imposible llegar a través de la reflexión. Parece que, en el silencio, nuestro cerebro consigue encontrar soluciones por medio de caminos que están vedados al pensamiento permanente.

A través del silencio y de la ausencia de pensamientos podemos alcanzar un nivel de comprensión al que sería imposible llegar a través de la reflexión.

Todas las modalidades de la meditación tienen en cuenta la habilidad —extraordinariamente difícil para el ser humano— de no pensar. Para facilitarla, se recurre a diferentes instrumentos, como las secuencias monótonas de palabras (mantras), que sirven fundamentalmente para entretener a nuestra mente, incapaz de reposar. Así, hay que repetir esas palabras mientras la atención se dirige, por ejemplo, a ciertos colores o a imágenes que van apareciendo ante nuestros ojos cerrados. En la meditación zen se intenta atrapar la concentración. Una forma de conseguirlo es contemplar con atención y conciencia la llama de una vela. Otra técnica zen es el ejercicio del pensamiento paradójico (*kōan*), con acertijos imposibles de resolver a través de la razón: solo después de una larga meditación se puede llegar a otro tipo de comprensión.

Por otra parte, el estudio científico que se ha realizado en el terreno de la medicina mente-cuerpo ha tomado la meditación trascendental como punto de partida, por lo que se conocen a fondo sus efectos sobre el cuerpo (reducción de la presión arterial, del estrés y del dolor). Sin embargo, yo no la recomiendo, ya que en esta modalidad la difusión de mantras está sujeta al pago de derechos, lo cual contradice en sí mismo el concepto de meditación que se practica en el marco del yoga indio.

La atención plena como receta para reducir el estrés

En los últimos diez años el *mindfulness* o meditación de la atención plena ha experimentado un verdadero auge. En ella no se trata de concentrarse en algo ni de repetir determinadas palabras, sino de percibir, una vez que se tenga ya práctica en el manejo del silencio, qué ocurre en ese momento en el cuerpo, en los pensamientos y en los sentimientos, sin entrar a juzgarlos. La meditación de la atención plena fue desarrollada e introducida en la medicina por el biólogo molecular y especialista en estrés Jon Kabat-Zinn, ya mencionado (véase la p. 29). Para liberarla de sus connotaciones religiosas y posibilitar que cualquier persona accediera a ella, la despojó de sus planteamientos budistas y espirituales y creó una modalidad secularizada de meditación que ha conseguido difundirse por todo el mundo.

En ella, se recurre especialmente a dos técnicas: por una parte, el escáner corporal, por el que se explora mentalmente el cuerpo de la cabeza a los pies, como si se estuviese realizando un TAC, aunque en este caso no se utiliza la tecnología para obtener una imagen, sino que se trabaja con la percepción; de este modo se puede descubrir dónde está el verdadero foco del dolor y cómo este se siente realmente, aunque el ejercicio también vale para vivir sensaciones placenteras. En la meditación de la atención plena se empieza por centrarse en la respiración y, al mismo tiempo, se da nombre a los diferentes pensamientos que van apareciendo (por ejemplo, «preocupaciones económicas», «conflictos familiares»), para desprenderse enérgicamente de ellos a continuación.

A partir de este principio, Jon Kabat-Zinn diseñó un programa de ejercicios de ocho semanas de duración, el Mindfulness-Based Stress Reduction Program (MBSR, Programa de Reducción del Estrés Basado en la Atención Plena). En él, los participantes se someten a sesiones diarias de ejercicios meditativos de cuarenta y cinco minutos cada una. Esta inversión de tiempo, sin duda considerable, acaba dando sus frutos: un buen número de estudios ha demostrado la extraordinaria eficacia del MBSR en muchas enfermedades crónicas. En el caso de los dolores de espalda permanentes, las depresiones y el estrés, tiene un efecto curativo evidente o, al menos, reduce las molestias. En las depresiones leves o moderadas, la meditación de la atención plena es tan beneficiosa como los fármacos antidepresivos, y en enfermedades incurables muy graves, como el cáncer o la esclerosis múltiple, también resulta realmente útil: la interrupción del pensamiento permite a los afectados dejar a un lado sus temores con respecto al futuro y volver al presente, al momento que están viviendo. A menudo esto les permite descubrir que no se encuentran tan mal, lo cual, a su vez, puede reducir las tensiones, aliviar el dolor y mejorar el funcionamiento de su sistema inmunitario.

En las depresiones leves o moderadas, la meditación de la atención plena es tan beneficiosa como los fármacos antidepresivos.

De hecho, uno de los efectos más apasionantes de la meditación es que el dolor no desaparece, pero durante mucho tiempo ya no se percibe como algo tan difícil de sobrellevar. Por ejemplo, los investigadores añadieron un estímulo doloroso —un pinchazo de alfiler, una gran cantidad de calor— y observaron después mediante resonancia magnética nuclear cómo se activaban los centros cerebrales de percepción del dolor de los participantes. En las personas que meditaban con regularidad, la activación era un cincuenta por ciento menor. Así pues, esta práctica no solo permite soportar mejor el dolor, sino incluso reducir realmente su percepción por parte del cerebro, que es el verdadero foco de la sensación dolorosa.

En las enfermedades crónicas, en su mayoría incurables, la meditación resulta especialmente beneficiosa, ya que enseña a aceptar todos aquellos síntomas que no se pueden eliminar mediante terapias. Por otra parte, como casi nadie puede disfrutar de una salud plena a lo largo de toda su vida, el planteamiento de la meditación resulta sumamente valioso. No en vano, el título del primer libro de Kabat-Zinn es *Full Catastrophe Living* (publicado en España como *Vivir con plenitud las crisis: cómo utilizar la sabiduría del cuerpo y la mente para afrontar el estrés, el dolor y la ansiedad*). Por desgracia, la versión alemana (*Gesund durch Meditation*, «La salud a través de la meditación») no recoge la esencia de esta obra fundamental, es decir, la idea de que el caos, las preocupaciones y la enfermedad forman parte de la vida, y de que la meditación puede ayudarnos a ser felices, a pesar de todo.

El mecanismo más importante de la atención: la toma de distancia con respecto al propio sufrimiento

En 1999 conocí en persona a Jon Kabat-Zinn, al que Gustav Dobos invitó a impartir una formación en la Clínica de Naturopatía de Essen. En aquella ocasión alquilamos una sencilla sala de un gimnasio, en la que meditamos en grupo varias veces, en sesiones de entre treinta y cuarenta y cinco minutos de duración, que se iban alternando con presentaciones y debates acerca de los resultados científicos obtenidos en ensayos sobre psoriasis, reumatismo de partes blandas (fibromialgia) o trastorno de estrés postraumático. Se creó una atmósfera serena e inspiradora, y nuestro invitado ni siquiera acusó el desfase horario. Cuando la actividad llegó a su fin, estábamos ya decididos a introducir la meditación de la atención plena como terapia en nuestra clínica.

El mecanismo más importante de esta modalidad es la toma de distancia con respecto al propio sufrimiento. En el lenguaje especializado nos referimos a esto como «metacognición», es decir, la adopción de la posición de un observador, con una perspectiva parecida a la de un pájaro. Por mi experiencia en meditación, sé que, cuando nos sentimos a gusto practicándola, podemos liberarnos incluso de las preocupaciones más graves y tomar distancia con respecto a lo que nos hace daño. Evidentemente, el dolor y la tristeza permanecen, pero ya no nos consumen.

Estamos muy acostumbrados a asignar inmediatamente a todo lo que nos ocurre un sentimiento, a menudo negativo.

Otra de las grandes ventajas de esta práctica es que en ella no se emiten juicios. Estamos muy acostumbrados a asignar en seguida a todo lo que nos ocurre un sentimiento, a menudo negativo. Si en una autopista observamos que, de repente, las luces de freno del coche de delante se encienden, automáticamente empezamos a «inventarnos catástrofes»: ¿se habrá producido un accidente grave? ¿Cuánto tiempo pasaremos en el atasco? ¿Qué pasa si no llegamos a tiempo a la cita? Y así sucesivamente. En cambio, si meditamos con regularidad, nos habituamos a no emitir juicios en aquellas situaciones en las que, de todas formas, no podemos cambiar nada. La práctica también mejora nuestra comunicación con los demás, algo determinante, porque en lugar de lanzarnos inmediatamente a comentar todo lo que ocurre, observamos primero las cosas tal y como son. Y, aun cuando sintamos enfado, no perdemos el control, sino que adoptamos la posición de un observador (una perspectiva que, por cierto, se parece a la que se enseña en la comunicación no violenta para encontrar soluciones pacíficas a los conflictos).

La atención plena está igualmente asociada a una serie de virtudes fundamentales: el mantenimiento de la curiosidad, cualidad que se considera necesario conservar (algo que, por ejemplo, siempre reivindicó el fundador de Apple, Steve Jobs, que era budista); la compasión, la empatía, la alegría y la paciencia.

Para las personas centradas en el cuerpo, lo mejor es que entren en la meditación a través de la atención a la respiración. Para quienes son incapaces de desconectar, resulta muy útil dar nombre a los pensamientos que surjan y, a continuación, decirles adiós o imaginar que se introducen en un cajón. Quienes, en cambio, estén interesados en el lado espiritual, pueden probar la meditación vipassana.

Yo opté por una modalidad mística originaria de la India, una meditación mediante mantras en la que hay que cerrar los ojos y concentrarse en lo que se ve entonces, en las imágenes que van apareciendo. Se trata de la meditación jyoti, sobre la que hemos llevado a cabo dos estudios. En ellos, dividimos a una serie de pacientes que sufrían dolores en la zona cervical desde hacía, de media, más de diez años, en dos grupos: uno practicó esta meditación y el otro, una vez más, se mantuvo a la espera. Al cabo de dos meses, las personas del grupo que meditaba habían experimentado una considerable reducción del dolor, a pesar de que su movilidad aún se encontraba limitada. Esto demuestra, una vez más, que la meditación es una herramienta capaz de influir en el cerebro, y no una sanación milagrosa.

Son muchos los estudios sobre este tema que han arrojado resultados fascinantes. Por ejemplo, el equipo de Herbert Benson documentó en 2013 que cuando se practica regularmente la meditación de la atención plena se obtienen efectos positivos sobre la expresión génica en un plazo relativamente corto. Otros científicos han probado que la meditación mejora notablemente la actividad de las telomerasas, enzimas encargadas de reparar el material genético. Además, al estudiar el cerebro se ha conseguido evidenciar que, con esta disciplina, el grosor de la materia gris aumenta en áreas fundamentales para el aprendizaje, las emociones y el pensamiento a largo plazo, mientras que en las personas de mayor edad se reduce la atrofia (por desgracia tan frecuente), es decir, la desaparición de neuronas.

La meditación tiene efectos positivos sobre las áreas responsables del aprendizaje, las emociones y el pensamiento a largo plazo.

Además, los estudios señalan que la meditación es más eficaz que la mayoría de las demás técnicas de relajación, como la relajación muscular progresiva (que, no obstante, los pacientes suelen preferir, porque dura poco, a pesar de que, en lo que respecta a la presión arterial, sus resultados sean peores). La meditación, sencillamente, es la técnica más eficaz de la medicina mente-cuerpo.

Tómate tu tiempo. Merece la pena perseverar en la práctica. En el programa MBSR se prevé dedicar cuarenta y cinco minutos diarios (incluyendo la parte del escáner corporal) a esta actividad, mientras que en la meditación trascendental se requieren cuarenta minutos, y en la jyoti, entre treinta y sesenta minutos. Si te resulta imposible estar sentado tanto tiempo, te recomiendo que previamente salgas a correr o practiques yoga, y que solo después, cuando te encuentres ya en un estado de relajación, te pongas a meditar.

Existen cuatro motivos por los que meditar merece la pena, en todos los casos:

1. Como ya he mencionado, la meditación desencadena una respuesta de relajación (*relaxation response*) en el cuerpo, de un modo más eficaz que cualquier otra técnica.
2. La reacción del cerebro ante la meditación casi puede hacernos pensar que nuestro cuerpo la estaba esperando. La meditación y el yoga contribuyen a introducir un nuevo equilibrio en nuestra vida, tan ajetreada: las tareas lingüísticas se han multiplicado de un modo increíble y han ido sustituyendo en buena medida al trabajo físico; los pensamientos se «amontonan», por decirlo así, en nuestra cabeza, y las hormonas del estrés no se desintegran. La meditación puede contrarrestar esta realidad.
3. La meditación mejora la concentración y la atención. Hay quien siente recelo ante la incorporación de la meditación a las empresas, que esperan que al introducir esta práctica aumente la eficiencia de sus empleados. No tengo nada que objetar al respecto, pero sí debo recordar que este no es el verdadero fin que persigue la práctica.

4. En realidad, con la meditación se busca recorrer un camino hacia la espiritualidad, ligado a las preguntas acerca del ser y del sentido de la vida, a la búsqueda de respuestas, a ese anhelo específico que experimentan la mayoría de las personas, independientemente de que sean o no religiosas. Incluso los ateos pueden concentrarse en estas cuestiones a la hora de meditar. Percibir el carácter pasajero de los propios actos y acciones puede proporcionar también algo de consuelo en nuestra confrontación constante con el día a día. «Todos los seres humanos tienen que morir; tal vez incluso yo también», decía el hipocondríaco humorista Karl Valentin.

Por eso, iníciate en la meditación, bien en directo, bien a través de un archivo de audio. Intenta practicarla con regularidad (algo que yo mismo muchas veces no consigo, pero así es la vida), preferentemente por la mañana, ya que por la tarde el cerebro se encuentra ya demasiado sobrecargado. Medita treinta minutos, aunque es mejor que al principio limites ese tiempo a la mitad y que vayas prolongando las sesiones progresivamente. Siéntate en una posición en la que estés lo más cómodo posible (no tiene por qué ser la postura del loto, también puedes estar sentado en una silla). ¡Preparados, listos, ya!: *don't wait – meditate*, o sea, no esperes: medita.

Una respiración pausada alarga la vida

Tanto el *pranayama* o respiración yóguica como la meditación ralentizan nuestra respiración (lo cual, por cierto, es útil para quienes practican deportes de resistencia). Por lo general respiramos quince veces por minuto, aunque la frecuencia aumenta en caso de estrés o de esfuerzo físico. En muchos ejercicios de yoga y también en el chi kung el objetivo es reducir ese ritmo hasta limitarlo a seis respiraciones. Con ello, se bajan las pulsaciones y parece lograrse un efecto muy beneficioso para el corazón, los vasos sanguíneos y los órganos en general. En los antiguos tratados sobre yoga se va incluso un paso más allá: en ellos se asegura que el número de respiraciones que cada persona realizará a lo largo de su vida está predeterminado. Podemos considerar que esta idea no es más que una leyenda mística, pero resulta interesante señalar que una respiración más lenta está relacionada con una mayor longevidad, especialmente en el caso de las personas que presentan alguna patología cardíaca.

En general, la meditación proporciona una respiración más sosegada. Con ello se consigue un resultado parecido al que se logra a través de la oración, que, por cierto, en la medicina mente-cuerpo estadounidense se considera un componente terapéutico. Es posible que al leer esto hayas fruncido el ceño. ¿La oración como terapia médica? Como es obvio, lo habitual es que se rece por otros motivos, pero, independientemente de ello, lo cierto es que la oración provoca una reacción beneficiosa para nuestra salud. Lógicamente, la tradición del rezo en el Lejano Oriente no nació para tratar la hipertensión arterial o el dolor de cabeza, sino para alcanzar un objetivo religioso. Pocas personas se ponen a rezar por motivos exclusivamente terapéuticos y sin que haya detrás un trasfondo relacionado con la fe. Sin embargo, quienes rezan pueden sentirse satisfechos por otra razón: su acción también tiene un efecto desde el punto de vista médico.

Uno de los científicos que han publicado resultados especialmente llamativos al respecto es el italiano Luciano Bernardi, médico internista y fisiólogo de la Universidad de Padua. Él y su equipo han analizado los efectos positivos de la respiración pausada y han conseguido demostrar en varios estudios que respirar conforme a las antiguas técnicas de yoga —limitándose a solo seis veces por minuto— es beneficioso para los pacientes con insuficiencia cardíaca, que, en su afán por obtener más aire, a menudo respiran muy rápido, con lo que no consiguen más que una respiración muy superficial. Este tipo de respiración, por lo general, no basta para que se produzca el necesario intercambio de gases en los alvéolos pulmonares, es decir, la incorporación del oxígeno a los glóbulos rojos, lo que genera una sensación de ahogo y lleva a respirar aún más rápido.

El nivel de oxígeno en la sangre aumenta en cuanto empezamos a respirar de forma pausada y tranquila.

Bernardi y sus compañeros han demostrado que el nivel de oxígeno en la sangre aumenta en cuanto se pide a los pacientes que respiren de forma pausada y tranquila. A partir de esta observación, empezaron a interesarse también por otras técnicas de oración y meditación, entre ellas las que trabajan con mantras, es decir, con secuencias repetitivas y calmadas de palabras. En Asia se han desarrollado multitud de técnicas de este tipo. En la tradición cristiana existe el rosario, que consiste en rezar con secuencias de palabras regulares, denominadas «misterios». En esta oración, cada ciclo se pronuncia en el tiempo que dura una respiración, es decir, en unos diez segundos: estamos de nuevo ante las seis respiraciones del yoga. Bernardi y sus colaboradores también han estudiado los ritmos de la pulsación y la respiración y el preciso ajuste que realiza el sistema nervioso autónomo en tres situaciones: la pronunciación del avemaría en latín, su pronunciación normal (o sea, sin rezar) y el antiguo mantra tibetano *Om mani padme hum*.

Lo interesante es que, en su experimento, tanto el rezo del avemaría como la recitación del mantra tuvieron lugar a una cadencia de seis respiraciones por minuto y provocaron una sorprendente sincronización (y, en consecuencia, una mejora) de los ritmos del corazón, los pulmones y la respiración en general. Además, bajaron la presión arterial y la frecuencia cardíaca e incluso mejoraron el riego sanguíneo en el cerebro. En el caso de la pronunciación normal, en cambio, los participantes en aquel estudio tomaron aire a una velocidad más de dos veces superior (catorce veces por minuto).

Las repeticiones de las oraciones y los mantras parecen tener, por tanto —y a pesar de sus diferentes orientaciones—, asombrosos efectos positivos sobre nuestro organismo. Pero no solo el rezo es sano: acudir con frecuencia a misa también ejerce una influencia beneficiosa sobre nuestra salud, como demuestra el mayor estudio sobre el tema llevado a cabo hasta la fecha, el Nurses' Health Study (Estudio sobre la Salud de las Enfermeras), que se publicó en 2016 en la revista *JAMA Internal Medicine*. En él, se registraron exhaustivamente datos sobre la salud y las enfermedades de unas setenta y cinco mil enfermeras durante más de dieciséis años, período en el que se produjeron trece mil quinientos fallecimientos dentro del grupo estudiado. Después de descartar estadísticamente factores de riesgo como el tabaquismo, el elevado nivel de colesterol o el sedentarismo, se observó que las mujeres que acudían al menos una vez por semana al oficio religioso presentaban de media una tasa de mortalidad un 33 por ciento menor. En el caso de las enfermedades cardiovasculares el porcentaje de diferencia era especialmente elevado (38 por ciento), pero también lo era en el caso de los cánceres (27 por ciento). Sin embargo, los investigadores no consiguieron aclarar cuál era exactamente la causa de aquel fenómeno. Lo que es seguro es que no se trataba solo de la cohesión de la comunidad, es decir, del factor social. Tal vez haya que buscar la explicación en la confianza en Dios, que se traduce en una mayor serenidad.

No en vano, la mayoría de las personas —sean o no religiosas— suelen empezar a rezar cuando se encuentran en una situación grave, esto es, cuando se enfrentan a problemas serios. Se trata de un recurso intuitivo para limitar el estrés al que están sometidas. Es probable que la confianza en Dios y la asistencia a misa también ayuden en caso de depresión, como lleva a pensar el hecho de que estos factores activen en mayor medida las regiones del cerebro que están asociadas a las emociones positivas. Desde luego, en el futuro los médicos no van a recetar a sus pacientes que vayan a la iglesia, pero para aquellas personas que ya son religiosas o que realizan prácticas espirituales este puede ser un medio más para mejorar su salud.

La medicina holística

El ayurveda, la acupuntura y el poder curativo de las plantas

Corría el año 2006 cuando, estando en Essen, me encontré en un punto de inflexión: acababa de concluir un estudio sobre el yoga en el que había obtenido unos resultados impresionantes y, visto el creciente éxito que estaba cosechando la medicina mente-cuerpo en nuestra clínica de naturopatía, cabía pensar que la meditación, que yo mismo practicaba cada vez con más entusiasmo, era la disciplina reina entre todas las técnicas mentales y herramientas de relajación. Aquello hizo que dirigiera decididamente mi atención hacia Oriente. Hasta entonces nunca había estado en la India. Tal vez por eso comprendí tarde —pero también de una forma mucho más clara— que aquel país constituye una cuna fundamental de las terapias naturales. No obstante, he de decir que yo ya había trabajado con el ayurveda, especialmente en el marco de una medicina tradicional comparativa que abarcaba los contextos culturales de Europa, China, el Tíbet y la propia India, y que me permitió encontrar llamativas analogías entre todos ellos. A mi juicio, el ayurveda forma parte de las terapias individualizadas y basadas en los diferentes tipos de constitución. Además, esta antigua medicina india actúa sobre la prevención, el estilo de vida y la autoeficacia, y ha desarrollado tratamientos que no se centran en los síntomas, sino en el equilibrio interior entre las diferentes fuerzas (aunque, si es necesario, también recurre a terapias humorales como las sangrías o la aplicación de sanguijuelas). El ayurveda dispone de una amplia gama de tratamientos y persigue la activación de las propias fuerzas sanadoras. Al igual que ocurre en la naturopatía europea, la materia fundamental de la que se ocupa esta disciplina son las enfermedades crónicas y los trastornos funcionales. Algo especialmente agradable de esta escuela es que propone una medicina libre de dogmas y que puede combinarse fácilmente con las terapias naturales europeas o con la medicina convencional basada en las ciencias naturales, y este, por cierto, es uno de los principales objetivos que yo mismo persigo.

La medicina tradicional india atribuye una enorme importancia a la prevención, al estilo de vida y a la autoeficacia.

El ayurveda: aprender a vivir de forma sana

Tuve ocasión de conocer a Syal Kumar, facultativo formado tanto en la medicina occidental como en la tradicional y que procede de una dinastía de doctores ayurvédicos de Kerala, una de las regiones en las que nació el ayurveda y que aún constituye uno de sus principales centros. Para él es especialmente importante que el ayurveda se entienda y se utilice como una terapia, y no como un exótico programa de bienestar. Cuando nos encontramos, empezamos a hablar sobre todo lo que se podría conseguir en Alemania a través del ayurveda, incluso combinándolo con la medicina occidental, y finalmente definí mi plan: quería incorporar esta disciplina a la clínica de Essen. Reflexionamos entonces sobre cómo integrar la terapia ayurvédica y, al mismo tiempo, recoger datos científicos al respecto, que resultarían sumamente valiosos. Como primer paso, compramos una camilla india de madera para tratamientos a base de aceite, parte importante de esta terapia.

En 2006 el ayurveda ya se conocía en Alemania, pero cuando les proponíamos a los enfermos someterse a esta medicina, lo que se les venía a la cabeza eran, sobre todo, imágenes de playas con cocoteros y de chorros de aceite vertidos sobre la cabeza del paciente. En realidad, el ayurveda es un sistema completo de diagnóstico y terapia. En mi opinión, se trata incluso de la medicina tradicional con el mayor conocimiento basado en la práctica y con el repertorio de detalles sobre tratamientos más amplio del mundo. De la medicina medieval europea apenas ha llegado nada hasta nuestros días —con escasas excepciones, como los textos de Hildegarda de Bingen—. En cuanto a la medicina tradicional china, no resurgió hasta el siglo XX, bajo la supervisión del Estado y a través de una política programática impulsada por Mao Tse-Tung, que la puso en marcha simplemente porque no era posible extender la medicina occidental a todo aquel país de tan amplias dimensiones y porque, además, se tenía la intención de comercializar en Occidente algunos elementos de la escuela oriental, sobre todo la acupuntura.

En cambio, el ayurveda se ha venido aplicando ininterrumpidamente desde hace más de dos mil años. Esta escuela de la India y de sus países limítrofes goza del reconocimiento del Estado y cuenta con el mismo nivel de prestigio que la medicina moderna. Cada año, cientos de millones de personas del sur de Asia tratan sus enfermedades primero con terapias ayurvédicas, y solo en los casos urgentes recurren a la medicina convencional. También la OMS ha reconocido el ayurveda como ciencia médica. En la India existen más de cuatrocientos mil médicos ayurvédicos inscritos oficialmente, así como más de doscientas cincuenta facultades en las que se ofrece una amplia formación en esta disciplina, de entre cinco y ocho años de duración. Más de dos mil quinientas clínicas y quince mil ambulatorios disponen de facultativos especializados en ayurveda. Todos estos datos demuestran que, en su país de origen, la medicina ayurvédica no es, ni mucho menos, un mero tratamiento de bienestar.

También la OMS ha reconocido el ayurveda como ciencia médica.

Lo que persigue esta disciplina, fundamentalmente, es que los pacientes aprendan a vivir de forma sana: de hecho, *ayus* significa «vida» y *veda*, «saber». Hunde sus raíces en los *Vedas*, escrituras sagradas de la India que abordan los aspectos físicos, psicológicos y espirituales del proceso de curación. En este país el ayurveda también es una forma de reverenciar a los dioses. De hecho, se cree que fue precisamente el dios creador Brahma quien transmitió en persona este saber a los seres humanos.

En el ayurveda es posible tratar las dolencias de forma muy diferente, en función del tipo de paciente que las sufra. También en la naturopatía alemana se sabe que la combinación de la constitución física, el aspecto y el comportamiento dice mucho acerca de la propensión de la persona a contraer determinadas enfermedades. Lo que ocurre en el ayurveda, sin embargo, es que estos datos se utilizan también para seleccionar la terapia adecuada y personalizar su aplicación. Estoy seguro de que alguna vez has oído hablar de los *doshas*, es decir, la combinación de constitución física, piel, cabellos y otras muchas características corporales que en la medicina india define los tres tipos a los que ya me he referido anteriormente: el *vata*, el *pitta* y el *kapha*. Pero olvídate de esos test *dosha* que se pueden encontrar en revistas, libros de cocina o Internet. Todas las personas son de tipo mixto, y solo es posible determinar su verdadera constitución e individualidad si se dispone de cierta experiencia en este terreno.

En sánscrito, idioma en el que se redactaron los textos pedagógicos del ayurveda —algunos de ellos, de dos mil años de antigüedad—, la palabra para «constitución» es *prakrti* (que significa literalmente «naturaleza»). Esta constitución se considera innata e inmutable. Distintos, en cambio, son los síntomas que cada constitución genera como reacción ante los estímulos y los esfuerzos, que se conocen como *vikrti* («trastornos»): estos, en cambio, sí se tratan. Al igual que ocurre con los conceptos de la medicina china, los *doshas* reflejan polos de características opuestas: el *vata* simboliza el viento, el movimiento, lo aéreo, lo cual puede ser sinónimo tanto de variabilidad de espíritu como de exceso de fuerza y estrés. El *pitta* es temperatura, energía y metabolismo, es decir, el cambio que tiene lugar a través del fuego. El *kapha* representa la construcción, la masa, y se encuentra en el agua y en la tierra.

El *vata* simboliza el viento y el movimiento, el *pitta* es temperatura, energía y metabolismo, y el *kapha* representa la construcción y la masa.

El ayurveda piensa en términos de características

No es mi intención convertirte en un experto en medicina tradicional india, sino simplemente ayudarte a comprender lo rica que es la estructura del ayurveda. En esta disciplina se analizan constantemente el contenido y la forma de un trastorno, así como el sentido de su evolución, y se aplica un tratamiento en consecuencia. Los *doshas* simbolizan principios que ilustran de manera sencilla los tres grandes modelos de reacción que existen, y nos ayudan a nosotros, los médicos, a no perder la visión de conjunto de la complejidad de lo que acontece en el cuerpo y en la mente, pero en ningún caso pueden explicar todos los detalles médicos que encontramos: sería demasiado simple dividir a todas las personas y enfermedades en apenas tres grupos. «Los *doshas* son como los colores primarios —argumenta Elmar Stapelfeldt, especialista en cultura india y ayurveda que asesora a muchos de nuestros pacientes del Hospital Immanuel de Berlín—: mezclándolos de diferentes formas se describen y explican millones de colores, o sea, de casos de pacientes».

Para facilitar la comprensión de los *doshas*, a cada uno de ellos se le asignan siete características o *gunas*. Por ejemplo, una artrosis en el hombro se explica por un exceso de *gunas* (que se traduce en sequedad) y, por eso, se clasifica dentro del grupo *vata*. Ante esa misma dolencia, en la medicina occidental diagnosticamos una pérdida de líquido sinovial, un estrechamiento doloroso de la cavidad articular y una aspereza en la capa de cartílago: en definitiva, una especie de sequedad.

La medicina occidental se rige por un modelo del cuerpo conforme a la biología molecular, así que analiza enzimas, hormonas, neurotransmisores, genes y agentes patógenos. Por eso se ha convertido en una ciencia sumamente especializada, que trata de encontrar a nivel micro el modelo de llave-cerradura, así como de modificar, complementar o desactivar algunas de estas sustancias biológicas. En cambio, el ayurveda piensa en términos de características: el «movimiento», principal particularidad del *vata*, es un caldo de cultivo para los síntomas del estrés, las tensiones, las obstrucciones y los problemas de concentración, por ejemplo; la «acidez» (*pitta*) provoca a largo plazo inflamaciones, y la «dulzura» (*kapha*) genera sobrepeso y aumenta el riesgo de desarrollar diabetes.

Una herramienta esencial para actuar sobre el desequilibrio de los *doshas* y, en consecuencia, sobre los síntomas de las enfermedades es la nutrición. En el centro del cuerpo se encuentra la fuerza responsable de digerir los alimentos, es decir, todas las sustancias y las funciones que se ponen en marcha para triturar, transformar y separar la comida. Imagina que el centro de tu cuerpo es como un horno que consume grandes cantidades de energía para cocinar. Eso explica que nos sintamos cansados cuando terminamos de comer. Cuanto más indigesto sea lo que ingerimos, cuanto más pesada, densa y fría sea una comida, más energía necesitaremos, energía que tomaremos de otras partes del organismo.

Un elemento fundamental de la medicina india es el calor interno, que aumenta cuando consumimos sopas calientes, infusiones de jengibre y especias. En el ayurveda, las especias desempeñan un papel comparable al de las infusiones de hierbas medicinales en la naturopatía alemana y forman parte de los hábitos cotidianos de un estilo de vida saludable. Proporcionan el *agni*, el «fuego digestivo». La ciencia actual de la nutrición, en cambio, se concentra en los ingredientes, pero prácticamente no da importancia alguna al consumo de energía y a la calidad del tratamiento de la comida. En el ayurveda, el estado del *agni* es un factor importante para el diagnóstico médico. Ese *agni* puede ser débil, lento y perezoso (*mandagni*), lo cual es característico del *dosha* tipo *kapha* y provoca abundantes eructos y sensación de pesadez en el estómago. Un *agni* irregular (*vishamagni*) cambia con frecuencia, lo cual corresponde al «movido» tipo *vata*. En las personas *pitta*, el *agni* suele ser «demasiado agudo, penetrante» (*tikshnagni*), por lo que esas personas tienen hambre con frecuencia, sienten ardor de estómago y nunca engordan, coman lo que coman.

El tratamiento ayurvédico en el caso de la artrosis

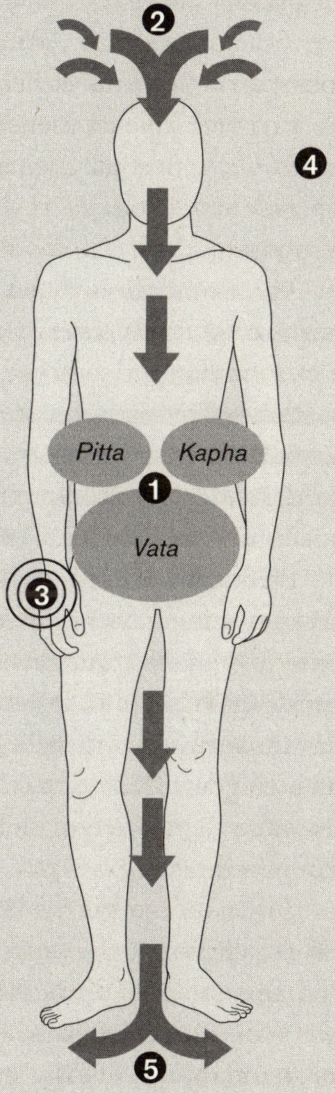

❶ Concepto de enfermedad
Según la escuela ayurvédica, en cada persona se dan al mismo tiempo tres tipos de constitución, denominados *doshas*: *vata*, *pitta* y *kapha* (véase la p. 271). Cuando uno de ellos predomina claramente sobre los demás, aparecen los síntomas de las enfermedades. El objetivo del tratamiento es restablecer el equilibrio entre estas constituciones.

❷ Factores que provocan la enfermedad
Una alimentación incorrecta, la sobrecarga corporal, los traumas, las preocupaciones, los miedos, el estrés, la represión de las necesidades del cuerpo.

❸ Síntomas
Los dolores, las inflamaciones, el deterioro del cartílago y la limitación de la movilidad son ejemplos de síntomas *vata* típicos.

❹ Diagnóstico
Observación del pulso, de la lengua, de los ojos, de la constitución corporal, de la orina, de las heces; palpación, auscultación y técnicas modernas de diagnóstico (laboratorio, imágenes).

❺ Terapia
Reducción del *vata* mediante limpiezas (p. ej., purgas, baños de vapor), terapias manuales (p. ej., masajes), medicamentos (p. ej., aceite para la nariz, plantas medicinales), alimentación, modificación de los hábitos (p. ej., ritmo de la vida cotidiana, ritmo del sueño, ritmo de las comidas).

La terapia nutricional ayurvédica se puede incorporar fácilmente a la vida cotidiana.

Reforzar el *agni* es el primer y más importante paso de la terapia nutricional ayurvédica. Resulta una técnica sencilla de aplicar y mantener y permite obtener los primeros resultados positivos. No es hasta el segundo paso cuando aparecen las recomendaciones específicas en función del tipo de *dosha*, como, por ejemplo, comer más cereales, evitar ciertos tipos de verduras o de especias o, por el contrario, consumirlos en mayor cantidad.

Por último, llega el *mala*, que podríamos traducir por «impureza»: este término se refiere, por lo general, a todas las sustancias que son ajenas al cuerpo, es decir, a toxinas contaminantes o a sustancias estimulantes y perjudiciales y, sobre todo, a productos metabólicos no desintegrados. En el ayurveda estas sustancias se califican de «pegajosas», ya que no resulta nada sencillo deshacerse de ellas. De hecho, si se intenta expulsarlas sin más, se dañan los tejidos del cuerpo: es como si se quisiera extraer zumo de una fruta aún no madura. Primero hay que estimular el metabolismo para que pueda transportar el *mala* en un estado que permita su excreción. Para ello, se recurre al ayuno o a una dieta ligera y caliente. Según el ayurveda, los alimentos más difíciles de evacuar son, en general, la carne, los embutidos y los quesos (sobre todo los azules), por su contenido en proteínas animales, así como los alimentos fríos.

La medicina ayurvédica, del mismo modo en que no se concentra en sustancias concretas, sino en las complejas relaciones que se establecen entre diferentes características, tampoco se fija en células u órganos específicos, sino en tejidos completos, que recorren todo el cuerpo y en los que se manifiestan los síntomas. Un importante concepto en este sentido es la *rasa* o savia nutritiva, que contiene los nutrientes que se distribuyen por todos los tejidos a través de la sangre. La *rasa* es una fuerza tanto en el plano psíquico como en el de las defensas inmunológicas. Para regenerarla se utilizan aceites curativos, que suelen aplicarse mediante masajes.

Los ácidos grasos facilitan que los ingredientes vegetales penetren mejor en el tejido conjuntivo.

En ocasiones a los pacientes les cuesta acostumbrarse a esta manera de pensar en términos de procesos y características, sobre todo porque puede entrar en contradicción con nuestra idea general de «salud». No en vano, en el ayurveda no existen alimentos sanos o insanos, sino solo alimentos adecuados o inadecuados. Por ejemplo, la naranja, rica en vitamina C, puede ser saludable desde la perspectiva occidental, pero no conviene a una constitución *pitta*. Lo mismo cabe decir de las verduras encurtidas, es decir, de aquellas que se conservan gracias a la fermentación láctica o a la adición de vinagre y que, debido a su contenido en lactobacilos, en nuestro entorno se consideran sanas.

Sin embargo, los enfermos suelen darse cuenta muy pronto de lo mucho que les beneficia modificar sus hábitos alimentarios. Les encanta descubrir que si comen platos calientes a mediodía, algo a lo que antes se negaban, no solo se sienten mejor, sino que, además, tienden a adelgazar, precisamente porque el «fuego digestivo» se descarga. Muchos valoran la terapia nutricional ayurvédica también por el hecho de que resulta sencilla aplicarla en el día a día.

En nuestras primeras experiencias en Essen comprobamos ya el enorme potencial que posee el ayurveda: a los pacientes con los que no habíamos obtenido éxitos significativos hasta la fecha, a pesar de nuestra amplia gama de terapias naturales, les recomendamos que siguieran un tratamiento ayurvédico, y con él logramos resultados sorprendentemente positivos.

Según el ayurveda, los alimentos más difíciles de evacuar son la carne, los embutidos y los quesos (sobre todo los azules), por su contenido en proteínas animales, y los alimentos fríos.

Mi primer viaje a la India

En 2007 decidí emprender mi primer viaje a la India para conocer el país y su gente (además del ayurveda, lógicamente). Aquello fue amor a primera vista. Los colores, la población tan diversa, las especias, los aromas... Quien llega por primera vez a una ciudad india no puede sino preguntarse de dónde nacen esa vitalidad, esas ganas de vivir, esa alegría... al menos a ojos de un alemán, incapaz de pensar en otra cosa que no sean las condiciones del lugar, extraordinariamente difíciles y exigentes. Nunca olvidaré como, después de aterrizar de vuelta a casa, atravesé el aeropuerto de Fráncfort y percibí un estrés completamente diferente: vi tensión o incluso tristeza en las personas. Me pregunté una y otra vez cómo es posible que exista una distancia tan inmensa entre el nivel de vida objetivo y la alegría de vivir subjetiva.

Después de pasar varios días meditando en un áshram, viajé con mi mujer al estado de Kerala para estudiar el ayurveda sobre el terreno. Volamos a Cochín, ciudad que antiguamente era centro del comercio de especias. Aquel fue el vuelo más terrorífico de mi vida. Y me hizo mucho más religioso de lo que era. Eso sí, olvidamos la experiencia tan pronto como llegamos a un maravilloso hotel de la época colonial, el Bolgatty Palace. Syal Kumar, que había vuelto a Kerala para pasar las vacaciones en casa, había acordado con una médica local los tratamientos ayurvédicos a los que nos íbamos a someter: solo así yo podría conocerlos de forma directa.

Esperaba impaciente el momento de iniciar la terapia. Me parecía que, con ella, mi descanso estaba garantizado. Pero nada más lejos de la realidad. Después de tres días de dieta especial y de diferentes tratamientos con aceite aplicados en sesiones de hora y media de duración, me sentía más cansado que nunca, como si alguien me hubiera robado la energía. Era algo que no me esperaba. En las técnicas ayurvédicas a las que me sometí en las siguientes jornadas, entre ellas el *shirodhara* o aplicación de un chorro de aceite sobre la frente y el *abhyanga* o masaje de cuerpo completo, volví a sentir una y otra vez ese fortísimo efecto, que se traducía sobre todo en una enorme necesidad de dormir. En cierta ocasión mis compañeros de Berlín me regalaron por mi cumpleaños una sesión de *shirodhara*. Reservé hora entre las dos y las tres de la tarde, convencido de que la terapia sería una excelente forma de recobrar energía para las consultas que tenía después. Sin embargo, tras la aplicación del aceite en la frente, me resultó imposible realizar ninguna actividad: me sentía tan cansado que tuve que cancelar las citas con mis pacientes y volver a casa para acostarme. Al día siguiente, eso sí, me sentía de maravilla. No conozco ningún otro método que elimine de esa forma el exceso de estrés.

El *shirodhara* ayurvédico ejerce un potentísimo efecto en los cuadros de estrés y ansiedad.

Entre tanto, dos estudios han demostrado el potentísimo efecto que provoca el *shirodhara* en los cuadros de estrés y ansiedad, aunque hasta ahora no se ha conseguido explicar por qué sucede esto. Tal vez intervengan los plexos nerviosos reflejos, dado que la aplicación constante de aceite sobre ellos los estimula de una forma muy especial. No en vano, en el ayurveda, al igual que en el yoga, la zona de la frente está cargada de simbolismo. Aquí se encuentra el «tercer ojo», que puede verse, en forma de símbolo sagrado, en los templos hindúes. De acuerdo con la doctrina india, este *chakra* situado en la frente es de una importancia fundamental para la conciencia del ser humano.

Sin embargo, mi principal impresión en el caso del *shirodhara* y también en el del *abhyanga* o masaje corporal completo fue que con ambas técnicas se intenta provocar una cierta desorientación en el paciente y frenar así su permanente flujo de pensamientos, todo ello con fines terapéuticos. En un masaje clásico siempre podemos saber dónde se encuentra en cada momento la mano del masajista. Sin embargo, si nos masajean dos personas, es decir, cuatro manos (en ocasiones en los tratamientos con aceite participan incluso más), al cabo de unos minutos perderemos las referencias. Hay que abandonarse, dejarse llevar por el tratamiento. A todo ello se debe sumar el efecto del aceite medicinal. En el *shirodhara* se procede de forma similar: durante cuarenta minutos se vierte, de forma continua y con delicadeza, un chorro de aceite que se distribuye por toda la superficie de la frente (los ojos se protegen mediante una venda). Esta extraña sensación opera al final una especie de transformación, un cambio en la percepción del propio cuerpo.

El hecho de que estos tratamientos siempre me dejen una sensación de enorme cansancio tiene que ver también con mi constitución. Las personas que sufren de estrés ante sus numerosos compromisos y presentan una gran concentración mental suelen ser más bien de tipo *vata*, una constitución en la que, según el ayurveda, existen demasiados elementos en movimiento. En estos casos, el *shirodhara* y el *abhyanga* calman de forma duradera los sentidos sobreestimulados y permiten así el descanso. Sin embargo, de acuerdo con estas terapias, el primer efecto es que el agotamiento se siente en mayor medida, ya que los tipos *vata* acostumbran a no atender a su necesidad de descanso (y resuelven el cansancio a base de café).

Pero volvamos ahora a la experiencia de Kerala. En los días posteriores, una vez que mi mujer y yo habíamos descansado un poco, visitamos varios hospitales ayurvédicos. Nos impresionaron mucho. Comprendí que en la India el ayurveda se aplica para tratar enfermedades muy serias, muy graves. Uno de aquellos hospitales se encontraba cerca de una autovía estatal en la que se producían numerosos accidentes de tráfico. Muchas de sus víctimas, después de pasar por urgencias, se sometían a una terapia ayurvédica. También lo hacían pacientes parapléjicos con enfermedades neurológicas como el párkinson o la esclerosis múltiple. Y todos ellos parecían estar muy satisfechos. Los médicos, que daban la impresión de ser profesionales y serios y de haber recibido una buena formación, nos mostraron y explicaron las diferentes aplicaciones. Se diría que la terapia ayurvédica a base de hierbas medicinales es especialmente eficaz en el caso de las enfermedades muy graves.

La variada farmacia india de hierbas y especias

Como es lógico, en calidad de experto en naturopatía yo ya estaba familiarizado con la fitoterapia, es decir, con la aplicación de hierbas medicinales. Valoro los conocimientos europeos en este terreno, pero soy consciente de sus limitaciones. En cambio, en el ayurveda se aplica una técnica especial de farmacoterapia más eficaz que la nuestra, caracterizada por dos particularidades: por una parte, su gama de hierbas es mucho más rica que la europea, ya que el clima del país permite cultivar más plantas medicinales (en la medicina ayurvédica, de hecho, se suelen utilizar aproximadamente mil especies diferentes); por otra parte, en lugar de administrar una sola sustancia en la mayor dosis posible, se utilizan más bien mezclas de hasta cincuenta sustancias distintas en diferentes proporciones, que se adaptan a cada paciente. El principio que subyace a este procedimiento es muy lógico y se parece al que sigue la fitoterapia china: la idea es seleccionar hierbas y plantas que, combinadas, aumenten el efecto terapéutico buscado, pero tengan efectos secundarios diferentes, por lo que estos últimos, en lugar de sumarse, se mantienen bajo el umbral de percepción.

Es un principio inteligente, pero también una de las trabas que existen para la importación del ayurveda en el mundo occidental. En los años ochenta nuestra farmacología descartó buena parte de estas mezclas de ingredientes, ya que las autoridades empezaron a exigir entonces que se identificaran las principales sustancias y sus principios activos en una monografía sobre plantas. Desde ese momento, buena parte de los remedios vegetales han desaparecido del mercado, bien porque los fabricantes no pueden financiar un estudio tan costoso como este, bien porque el principio activo de sus remedios no deriva de una única sustancia. Tan solo sobrevivieron a este cambio legislativo aquellas mezclas que se venían utilizando desde hacía decenios y que en ese tiempo habían demostrado ser inofensivas.

Hoy en día la fitofarmacología es fundamentalmente «racional»: en ella, se identifica el ingrediente y se le atribuye un efecto. Después de una serie de ensayos en el laboratorio, de experimentos con animales y de estudios sobre la dosificación en seres humanos, el medicamento con la sustancia principal confirmada —y solo ese medicamento— se autoriza para su uso terapéutico. Es evidente que una mezcla personalizada de hasta cincuenta sustancias y adaptada a cada paciente jamás cumplirá nuestros estándares.

En cambio, si los remedios ayurvédicos no se consideran fármacos, sino que se ofrecen como complementos alimenticios, y en lugar de producirse aquí se importan, como suele hacerse hoy en día en Alemania, podemos resolver el problema de la insuficiencia de controles de calidad y de seguridad de los extractos. Esto, sin embargo, puede tener consecuencias indeseadas, cuando no incluso peligrosas, para los pacientes tratados con tales remedios. ¿Es que no vamos a proteger los grandes tesoros de la farmacología ayurvédica simplemente porque no se corresponden con nuestras normativas? Sería una verdadera lástima. No en vano, por lo que he visto hasta ahora, los resultados terapéuticos de esta medicina son muy superiores a los que cabría explicar mediante un efecto placebo o una curación espontánea.

Las autoridades sanitarias responsables de autorizar los medicamentos en los países europeos —en Alemania se trata del Instituto Federal de Medicamentos y Productos Sanitarios o BfArM, por sus siglas originales— harían bien en celebrar una reunión constructiva con el Gobierno indio (o con las autoridades chinas) para ofrecer estas opciones terapéuticas al mundo. Para ello, la solución más sensata sería crear un proceso de registro específico para los preparados ayurvédicos, de forma que no se considerasen ni alimentos ni fármacos, sino un producto intermedio.

También debería tomarse nota de que las mezclas de numerosos ingredientes, conocidas en farmacología como *multitarget* o multiobjetivo, están mucho más adaptadas a la biología del cuerpo humano que las aplicaciones que persiguen un único objetivo y a las que tanto protegemos en nuestra farmacología occidental: estas últimas pueden ser muy eficaces para determinadas enfermedades, pero no hay que olvidar que en los últimos tiempos los efectos secundarios han ido haciéndose más y más importantes, hasta tal punto que representan una de las causas más frecuentes de fallecimiento. Además, constituyen el motivo por el que muchos pacientes no se toman los medicamentos tal y como se les han recetado: en algunos fármacos, el incumplimiento de las instrucciones llega, de hecho, hasta el sesenta o, incluso, el setenta por ciento.

Cuando, dos años después de mi primer viaje a la India, me ofrecieron una plaza como profesor en Berlín y me convertí también en director de la Unidad de Naturopatía del Hospital Immanuel de esa ciudad, mi objetivo era integrar el ayurveda en este centro como uno de sus componentes fundamentales. Por suerte, Christian Kessler, un joven internista y experto en cultura india que había conseguido una cátedra universitaria gracias a sus conocimientos sobre ayurveda, ya formaba parte del equipo de Charité. Ambos estábamos de acuerdo en que había llegado el momento de dar una base científica al ayurveda e incorporarlo a nuestros tratamientos. Junto con Claudia Witt —que, aunque hoy en día trabaja en la Universidad de Zúrich, en aquel momento ocupaba en el Hospital Universitario Charité el puesto de profesora de Medicina Complementaria, financiado en parte por la propia Universidad y en parte por una fundación—, ideamos un ambicioso estudio sobre la eficacia del ayurveda. Contactamos entonces con la Europäische Akademie für Ayurveda (Academia Europea de Ayurveda), con sede en Birstein, en el estado alemán de Hesse, cuyo director médico, S. N. Gupta, es uno de los expertos más prestigiosos de todo el mundo en esta materia, así como con Antonio Morando, del Centro de Ayurveda de Milán, y con Ludwig Kronpaß, de Baviera.

Mi objetivo era integrar el ayurveda en el Hospital Immanuel de Berlín como uno de sus componentes fundamentales.

¿Qué enfermedades podrían tratarse en Europa mediante el ayurveda?

Cuanto más estudiaba el ayurveda, más claro tenía que en Europa esta disciplina podría aplicarse principalmente a las siguientes dolencias:

Diabetes: existen interesantes sustancias vegetales que permiten reducir el azúcar, como el melón amargo o la mezcla de hierbas triphala.

Las enfermedades neurológicas: en Kerala pude ver con mis propios ojos la eficacia del ayurveda; por su parte, Horst Przuntek, uno de los expertos en párkinson más importantes del mundo, que se ha dedicado con pasión a la medicina india después de dejar su puesto como director médico del Hospital Universitario de Bochum, ha creado la Unidad de Neurología y Ayurveda en el Hospital Evangélico de Hattingen, en el que trata a sus pacientes con esclerosis múltiple, párkinson y otros trastornos neurodegenerativos.

Przuntek observó muy pronto que, en el caso del párkinson, el tratamiento ayurvédico tiene efectos positivos, en primer lugar sobre el sentido del olfato (por las fricciones con aceite para la nariz) y también sobre los intestinos (por el ceremonial de limpieza *panchakarma* y la dieta). Parece, pues, que esta medicina actúa precisamente en las áreas en las que, de acuerdo con los últimos descubrimientos científicos, comienza la enfermedad: el bulbo olfatorio, por una parte, y el microbioma, por otra. Fascinante. Es como si el ayurveda hubiese sabido hace ya dos mil años lo que la biología molecular ha descubierto recientemente mediante análisis con alta tecnología.

Una tercera indicación es el reúma y la artrosis: el reumatólogo estadounidense Daniel Furst y uno de nuestros estrechos colaboradores indios, Ram Manohar, presentaron en 2011 un estudio sobre la terapia ayurvédica comparada con la terapia occidental convencional, que se basa en el medicamento contra el reúma metotrexato, y demostraron que la eficacia de ambas es similar.

Por último, el ayurveda también es útil en el caso de las enfermedades intestinales, así que, después de habernos traído a Christian Kessler, convencimos también a Elmar Stapelfeldt, que se encargó de diseñar nuestra terapia nutricional, punto central del tratamiento. Incluso en la naturopatía resulta complicado tratar trastornos como el colon irritable, tan frecuente en nuestros días, o las intolerancias alimentarias, cada vez más numerosas. Por eso resulta tan sorprendente que el ayurveda pueda conseguir tantos resultados con principios terapéuticos tan sencillos, y a menudo sin necesidad de evitar el alimento aparentemente causante de la dolencia.

Estas aplicaciones me parecieron decisivas para que el ayurveda se integrase en nuestra medicina. No obstante, cualquier enfermedad puede combatirse, en teoría, con el principio de la terapia multimodal. En la Unidad de Ayurveda que acabábamos de abrir queríamos llevar a cabo un estudio de gran valor informativo sobre la eficacia de la terapia ayurvédica en alguna de las enfermedades crónicas más frecuentes. Optamos entonces por la artrosis. Después de varias conversaciones telefónicas, y con la ayuda de varios médicos ayurvédicos indios, pudimos implicar también a la Embajada de la India en Alemania.

Una tarde nos reunimos todos en mi despacho del Hospital Immanuel de Berlín y formulamos nuestro objetivo: lo que queríamos era realizar un estudio acerca de la eficacia del ayurveda clásico multimodal en el cuadro clínico de la artrosis de rodilla, en comparación con la mejor medicina convencional occidental. El embajador indio estaba dispuesto a prestarnos su apoyo, pero dejó muy claro que, para ello, debíamos ejecutar nuestro proyecto personalmente en Delhi y se encargó de poner en marcha todos los trámites necesarios.

Una cooperación con la India para nuestra investigación

Viajé entonces a Delhi acompañado de Mark Rosenberg, de la Academia Europea de Ayurveda. Yo había preparado una presentación y una conferencia para exponer lo importante que era elaborar un estudio clínico acerca de la eficacia del ayurveda para, en caso de obtener un resultado positivo en la investigación, ayudar a que esta disciplina india obtuviera el reconocimiento que merecía en Occidente. No sabíamos si conseguiríamos convencer al Estado indio para que nos concediese la primera subvención para investigaciones que se daba fuera del país para un estudio de este tipo.

En el Ministerio de Salud de la India nos recibió Jalaja Devi, secretaria de Estado de Ayurveda. En cuanto pusimos un pie en aquella institución, unos doce representantes de las autoridades locales cuya función no teníamos muy clara nos lanzaron una mirada crítica. Después de unas palabras a modo de presentación, Mark Rosenberg les explicó que el ayurveda tenía cada vez más aceptación en Alemania, y les expuso el programa que habíamos previsto para nuestro estudio. Luego intentó expresar lo mucho que deseábamos que el ayurveda se abriera a la ciencia clínica. Tras todo aquello, los representantes de las autoridades nos plantearon infinidad de preguntas cruciales, con las que básicamente intentaban averiguar si éramos capaces de cumplir de forma adecuada con los requisitos del ayurveda. También abordaron el tema de los costes del estudio que se tendrían que sufragar por la gran cantidad de mano de obra necesaria.

Una y otra vez nos preguntaron por los motivos por los que el Gobierno alemán no apoyaba aquel estudio. Les respondí que en aquel momento era impensable obtener financiación en Alemania para un estudio sobre la medicina tradicional india, ya que primero había que demostrar que el ayurveda es una terapia que merece que se la tome en serio, y solo cuando se hubiese dado este primer paso, con la presentación de una o dos investigaciones de calidad, existirían oportunidades de obtener fondos. Finalmente, Jalaja Devi dio un golpe en la mesa y se hizo el silencio. La secretaria de Estado nos pidió entonces que aclarásemos si el Hospital Charité pertenecía a la Universidad Humboldt. A continuación, explicó a los asistentes que en aquel centro se impartían las mejores clases sobre cultura india que se daban en el extranjero, con una calidad tal vez incluso superior a las del propio país, y añadió que con el ayurveda podría ocurrir algo similar. Nadie expresó objeción alguna. Dos asistentes nos trajeron los contratos y después posamos para una foto de grupo. Cuando Mark Rosenberg y yo salimos del Ministerio de Sanidad y volvimos a sentir la luz del sol de primavera, que nos obligaba a pestañear, apenas podíamos creernos lo que había ocurrido: acabábamos de conseguir una subvención para realizar el primer gran estudio clínico sobre ayurveda en Occidente.

En 2016 los resultados de la investigación, realizada bajo la dirección de Christian Kessler, estaban ya listos y pudimos presentarlos en congresos sobre reumatología de Europa y Estados Unidos. En ellos encontramos una gran aceptación. No en vano, habíamos demostrado que, en ciento cincuenta pacientes que sufrían una artrosis muy dolorosa en la rodilla, el ayurveda fue más eficaz que la medicina convencional de Occidente. Por supuesto, aquello no era más que el principio, pero resultaba ya muy prometedor.

Posteriormente, se creó en Berlín la Sociedad Médica Alemana de Medicina Ayurvédica (Dägam, por sus siglas originales), con el objetivo de sacar este método terapéutico del terreno de los tratamientos del bienestar e incorporarlo al de la medicina. He de decir que no tengo nada en contra de la aplicación del ayurveda para mejorar el bienestar, pero lo cierto es que dentro de un sistema médico puede conseguir resultados completamente diferentes y ayudar en el tratamiento de enfermedades graves, así que deberíamos aprovechar la oportunidad que nos brinda.

El caso de una paciente con artrosis
Hierbas medicinales en lugar de prótesis

El dolor debía de ser terrible, pero la paciente, una ingeniera de unos sesenta años, no lo mostraba. Hacía ya más de treinta años que trabajaba como funcionaria y cada año administraba unos fondos para investigación de un total de catorce millones de euros. Sufría de una severa artrosis en las rodillas, las manos y los pies. Los episodios de dolor, que aparecían con regularidad, eran tan intensos que la incapacitaban para trabajar, para utilizar el ordenador y para subir escaleras. Aceptó someterse a una operación para retirar los depósitos de carbonato de calcio que acumulaba en el dedo corazón de la mano derecha, pero aquella intervención no le sirvió de nada. ¿Debía seguir tomando cada vez más analgésicos y arriesgarse a dañar en algún momento sus riñones? La paciente vio en televisión un reportaje sobre las alternativas que ofrece la naturopatía y decidió acudir a nuestro hospital, donde, hasta hoy, la trata Christian Kessler, nuestro experto en ayurveda. Empezó tomando cúrcuma e incienso como complemento alimenticio, lo cual le sentó muy bien. Ambas plantas reducen las inflamaciones y favorecen la regeneración de las células. También mejoran el metabolismo y la digestión. En la fitoterapia india, sin embargo, las sustancias no se utilizan aisladas, sino mezcladas. Por eso no se debe consumir la cúrcuma por separado, ya sea en forma de píldora o de polvos, sino cocinarla como curri, combinación de especias de la que forma parte. De todas formas, para conseguir un efecto positivo, es necesario tomar cada día una cucharadita de polvo de cúrcuma (mezclado con pimienta).

La paciente también presentaba sobrepeso, lo cual afectaba a sus artrosis. Por otra parte, sufría de hipertensión arterial, lo que la obligaba a tomar betabloqueantes. Cuando vino por primera vez a la clínica, pesaba 82 kilos (y su altura era de 1,70 metros). Al cabo de seis meses, y gracias a una dieta vegetariana y ayurvédica, había logrado perder cuatro kilos. En ese tiempo pudo prescindir de los betabloqueantes, ya que sus niveles de presión arterial eran ya normales. De todas formas, la paciente debía procurar perder peso de forma gradual, para que el cuerpo se adaptara adecuadamente y no cayera en el efecto yoyó. ¿Qué comía exactamente? Muchas verduras, sobre todo en forma de sopas, chutneys y curris, siempre calientes. Además, había eliminado todos los alimentos que favorecen la inflamación: el trigo, el azúcar, el alcohol y la carne.

También había empezado a practicar yoga, ya que fortalecer los músculos, el tejido conjuntivo y la columna vertebral y ayuda a las articulaciones. Para aumentar todos estos efectos, mi compañero Kessler y su equipo aplicaron a la paciente masajes ayurvédicos semanales durante dos meses. En ellos, le administraban aceites medicinales, como un aceite vehicular cálido de sésamo combinado con cilantro, comino y mirra. Después del masaje, la paciente se daba un baño de vapor para que los poros se le abrieran y los aceites penetraran con mayor profundidad en los tejidos. Hoy en día, las molestias le han desaparecido por completo.

El ayurveda: tanto prevención como terapia

El ayurveda se corresponde con lo que debería ser para nosotros una medicina holística. Engloba cuatro grandes áreas:

1. La prevención, es decir, las medidas destinadas a evitar las causas de la dolencia y a reforzar la autoeficacia del paciente.
2. Los procedimientos equilibrantes, esto es, la nutrición, la terapia del orden y la fitoterapia.
3. La terapia humoral, a través de los intestinos, la sangre o la nariz y, por tanto, mediante lavativas, enemas y aplicaciones nasales, así como vómitos terapéuticos, aplicación de sanguijuelas y sangrías. También forman parte de este apartado las medidas externas de limpieza, es decir, los masajes con aceite o con bolsas calientes que contienen arroz, los chorros, los baños de sudor o las técnicas manuales intensivas. Dentro del concepto ayurvédico, la cirugía también es importante y se considera parte de la limpieza.
4. Otra área autónoma es la espiritualidad. De hecho, el ayurveda sería impensable sin ella, sin esa relación directa con la meditación y el yoga. Este es otro punto positivo, ya que

> numerosos estudios han demostrado que afrontar una enfermedad con una referencia religiosa o espiritual aumenta las posibilidades de curación y permite una mejor evolución.

En 2011, el Gobierno indio creó una base de datos (Dhara: dharaonline.org) que reúne estudios de casos e informes de curaciones y registra sistemáticamente los resultados de diferentes análisis previos. El ayurveda no es un modelo médico sencillo. Todo lo contrario: su complejidad es enorme. Tampoco hay que dar por sentado que permite hacerse rico en un santiamén: en realidad, se trata de una terapia con remedios caros, desde la producción farmacológica de los medicamentos hasta la cantidad de mano de obra que se necesita para aplicar los tratamientos, lo cual constituye un problema. Cuando se disponga de más estudios sobre los efectos positivos del ayurveda habrá que debatir, en el marco de nuestro sistema de salud, si se debe cubrir este procedimiento, incluso en los casos en los que existan alternativas más baratas, pero tal vez con mayores efectos secundarios. Por ahora, quien quiera someterse a una terapia ayurvédica debe pagarla de su propio bolsillo, con una excepción: como nuestra sección de ayurveda en Berlín forma parte del ambulatorio universitario del campus Charité, podemos prestar asesoramiento nutricional ayurvédico a los usuarios del sistema de salud.

En cuanto a la cuestión de la higiene de las plantas medicinales y los preparados fitoterapéuticos, sobre la que una y otra vez surgen dudas, yo recomiendo adquirir medicinas y preparados ayurvédicos únicamente en las farmacias que se sometan a controles de residuos. Con todo, debo admitir sinceramente que es posible que hasta los fabricantes indios más serios suministren lotes con medicamentos que incluyan abundantes restos no deseados. La causa hay que buscarla en el *rasa shastra*, una rama de la farmacología india en la que se utilizan, con fines terapéuticos, metales pesados como el plomo o el mercurio, en dosis mínimas y muy procesados, algo que de ningún modo podemos aceptar en

Occidente, habida cuenta de lo que sabemos hasta ahora sobre estos componentes.

Los principios del ayurveda son universales

No podemos descartar que algún día se revise esta visión negativa de la administración de metales pesados, dado que en teoría, y según el principio de la hormesis (véase la p. 39), las sustancias tóxicas pueden tener efectos positivos si se emplean en pequeñas cantidades. Pero se trata simplemente de una conjetura. Por el momento hay que seguir partiendo de la idea de que este tipo de metales pueden provocar graves daños, incluso cuando se utilizan en dosis minúsculas. El problema es que algunos fabricantes no separan las zonas de producción de los diversos medicamentos, por lo que el mercurio que sale de unos acaba llegando a los otros. Además, al igual que ocurre en China, el suelo y la atmósfera se encuentran muy contaminados.

Por eso recomendamos a nuestros pacientes que elijan a productores de calidad que se hayan sometido a estrictos controles. Christian Kessler y Elmar Stapelfeldt han desarrollado una serie de ideas para sustituir los medicamentos vegetales indios principalmente por una selección de determinados alimentos o por especias europeas. También cabría la posibilidad de utilizar, para ciertas recetas, hierbas medicinales naturales de nuestro continente siguiendo las enseñanzas y las normas ayurvédicas, dado que los principios del ayurveda son universales y pueden aplicarse a cualquier forma de alimentación y medicación. Tal vez incluso tendría más sentido emplear alimentos y plantas de Europa, ya que nuestros genes y nuestra constitución están adaptados a ellos. De este modo, se cumpliría aún mejor la recomendación de seguir una dieta basada en productos de temporada y de la zona, si bien la desventaja sería que no se aprovecharían plenamente el potencial y la experiencia que el ayurveda ha ido acumulando a lo largo de milenios.

El ayurveda es un procedimiento terapéutico multimodal, un saber médico que incluye una enorme cantidad de detalles sobre los tratamientos y una elevada individualización (fundamental para optimizar el resultado), así como métodos muy desarrollados para diagnosticar enfermedades a través de la observación del pulso y de la lengua.

En el pecho y en la muñeca sentimos cómo nos late el corazón, y cuando nos ponemos nerviosos podemos darnos cuenta de como este órgano se acelera y da saltos. No en vano, existen infinidad de dichos que se refieren a esta percepción. Todo ello supone una enorme diferencia con respecto a los demás órganos del cuerpo humano, que ejecutan su trabajo sin que los sintamos. No nos percatamos de que el hígado nos desintoxica o de que los riñones producen orina, pero sí de que el corazón bombea sangre a los pulmones y a las extremidades.

En el ayurveda y en la medicina china, el arte de percibir el pulso desempeña un papel crucial. No solo se valora la velocidad (frecuencia cardíaca), sino también si el pulso parece voluminoso, tenso, suave o potente. Este saber atesorado es sorprendentemente vasto y, desde el punto de vista científico, aún no se ha conseguido determinar con claridad cuál es la relación entre estas categorías y las enfermedades graves. Sin embargo, cualquiera puede darse cuenta de que el pulso va cambiando. Si nos lo tomamos a diario, por la mañana o por la tarde, durante varias semanas, siempre a la misma hora, comprobaremos de una forma relativamente rápida que, en realidad, algunos días se siente más débil o más firme y que en ocasiones parece que el corazón está tenso o que brinca. Una vez que tengamos cierta práctica, no nos resultará difícil observar que, de hecho, todo ello tiene algo que ver con el estado de salud y con las fuerzas de nuestro cuerpo.

En cualquier caso, yo estoy firmemente convencido de que, en medio de nuestra euforia por los acelerados avances que están experimentando la epigenética y la biología molecular, no deberíamos subestimar el valor de la información que nos proporciona esta fenomenología probada a lo largo de la historia. Nuestro objetivo, por tanto, debería ser proteger lo antiguo —siempre sobre una base científica— y aplicarlo a los conceptos modernos.

La acupuntura: una técnica eficaz contra el dolor

La medicina tradicional china (MTC) abarca diversos métodos terapéuticos: la nutrición, el uso de hierbas medicinales, el masaje (*tuina*), la meditación en movimiento (como la que ofrecen el chi kung o el taichí)... La especialidad que más se ha difundido en Occidente es la acupuntura (de *acus*, aguja, y *pungere*, pinchar), que, curiosamente, no tiene un papel muy destacado en China. Sin embargo, como se trata del tratamiento más fácil de simplificar para adaptarlo a la visión occidental, en los últimos decenios ha conquistado su propio espacio en la medicina y son muchos los doctores europeos que la practican. Se trata del procedimiento de la medicina complementaria sobre el que más y mejor se ha investigado.

El pistoletazo de salida de este desarrollo fue la visita de Estado que realizó en 1972 el presidente estadounidense Richard Nixon a China. James Reston, periodista de *The New York Times* que lo acompañaba en aquel viaje, sufría de apendicitis y tuvo que someterse a una operación en el país asiático. En el postoperatorio, se trató única y exclusivamente con acupuntura, lo que incluso le permitió renunciar a todos sus analgésicos. Más tarde describió aquella experiencia con un enorme entusiasmo. Su reportaje dio la vuelta al mundo y despertó el interés internacional por esta técnica. Entre tanto, hemos descubierto que la aplicación de agujas puede ser excelente para el tratamiento del dolor.

Los estudios más importantes realizados al respecto hasta la fecha se han llevado a cabo en Alemania. Miles de pacientes con diferentes cuadros de dolor se han tratado con acupuntura en un entorno milimétricamente controlado en el Hospital Universitario Charité y en la Universidad Ruhr de Bochum. Los efectos se han comparado, en ensayos clínicos muy rigurosos, con los obtenidos con la aplicación de analgésicos, con una acupuntura fingida (en la que, sin que los pacientes se dieran cuenta, no se clavaban las agujas) y con una acupuntura mínima (en la que se pinchaba, pero no en los puntos indicados). Lo que se quería averiguar, principalmente, es si el éxito de la acupuntura consiste, sencillamente, en un enorme efecto placebo.

Los estudios demostraron con rotundidad dos cosas: primero, que la acupuntura reduce considerablemente las molestias asociadas a numerosas enfermedades dolorosas, como, por ejemplo, la lumbalgia crónica, el dolor de cervicales o el de hombros, pero también el vinculado a la artrosis, las jaquecas y las migrañas o las neuropatías (enfermedades del sistema nervioso); segundo, que el efecto es doble: por una parte, está el efecto específico, que se obtiene mediante la punción precisa en los puntos clásicos de la acupuntura; por otra, está el efecto psicológico, ligado a las condiciones del tratamiento, al ritual y al pinchazo en la piel, y en él los tradicionales puntos de la acupuntura no desempeñan papel alguno. Los resultados eran tan convincentes, sobre todo en el caso de los dolores de espalda y la artrosis de rodilla, que en Alemania las mutuas de salud han decidido cubrir los gastos de esta terapia.

Sin embargo, los estudios no han logrado resolver la polémica sobre cuál de los elementos de la acupuntura es el que posibilita que esta técnica obre efecto. Para sus detractores, el hecho de que funcione incluso cuando se aplica en puntos diferentes a los clásicos parece ser prueba suficiente de que estamos ante una terapia placebo, simplemente. Sus defensores, en cambio, se aferran a sus extraordinarios resultados terapéuticos. Por ejemplo, la acupuntura complementaria se ha comparado con el tratamiento clásico que proponen los médicos de cabecera y los ortopedistas, y se ha comprobado que los pacientes a los que se les aplican las agujas evolucionan mucho mejor. En mi opinión, eso es lo que cuenta.

A nosotros, los médicos, los estudios nos enseñan que este tipo de cuestiones no se deben simplificar en exceso. Parte del efecto de la acupuntura se debe a la confianza depositada en el terapeuta, al agradable ambiente que rodea a la aplicación y a la tranquilidad de la que se disfruta durante el tratamiento. Pero eso ocurre en cualquier relación que se establezca entre el médico y el paciente. Otra parte, en cambio, está relacionada con la propia punción, que puede tener consecuencias sobre todos los órganos del cuerpo. Cualquier estudiante de medicina conoce las zonas de Head, áreas de la piel presentes en todos nosotros y en las que existe un nervio que, a través de la columna vertebral, entra en la médula espinal y envía señales al cerebro. Como resulta que allí se reciben también las señales nerviosas que mandan los órganos internos, se produce un contacto directo entre los nervios externos de nuestra piel y los nervios internos de nuestros órganos y nuestro tejido conjuntivo. Por eso, al estimular la piel mediante una aguja de acupuntura, es posible provocar efectos en las capas más profundas del tejido conjuntivo o incluso en los órganos internos. Las zonas de Head son más extensas que los estrechos meridianos que describe la medicina china, así que no debe sorprendernos que no se necesite clavar la aguja con una precisión milimétrica para provocar el resultado deseado.

No obstante, también es cierto que existen efectos muy concretos y ligados a determinados puntos. De acuerdo con los datos del mayor estudio sobre acupuntura realizado hasta ahora (Acupuncture Trialists, con más de veinte mil personas), el efecto que se obtiene al activar tales puntos representa aproximadamente una tercera parte de los resultados que se consiguen en general con esta terapia. Para comprenderlo, no es necesario que asumamos la existencia de meridianos o del *chi* (también conocido como *qi*). En los estudios anatómicos existen evidencias suficientes de la existencia de puntos gatillo especiales o receptores en nuestras fascias, que desempeñan un papel crucial en la aparición del dolor y que coinciden en buena medida con los indicados por la acupuntura clásica.

Sería interesante saber cómo pudo desarrollarse este saber en la antigua China de hace unos tres mil años. La acupuntura tradicional impresiona por sus conocimientos, sumamente detallados, y por su lenguaje, cargado de imágenes. Parte de la idea de que la energía necesaria para la vida (*chi* o *qi*) discurre a lo largo del organismo a través de determinadas vías (meridianos). Si algo (por ejemplo, factores del entorno como el frío, el calor, las corrientes de aire, una dieta incorrecta, las sobrecargas emocionales o los esfuerzos excesivos) altera la circulación de esta energía, pueden aparecer molestias físicas. Sin embargo, es posible intervenir terapéuticamente sobre ese flujo de energía en más de setecientos puntos definidos (puntos de acupuntura o acupunturales) a través de la presión (acupresión), el calor (moxibustión) o la punción (acupuntura).

La acupuntura tradicional impresiona por sus conocimientos, sumamente detallados, y por su lenguaje, cargado de imágenes.

Aun cuando el mecanismo de acción específico de la acupuntura aún no se haya explicado del todo desde el punto de vista occidental, sí que se conocen ya algunos de sus aspectos. Por ejemplo, se sabe que esta terapia favorece la segregación de endorfinas, neurotransmisores y hormonas tisulares que calman el dolor y favorecen la relajación. Además, se aplican estímulos en zonas de la piel que tienen una incidencia sobre el interior del cuerpo (el fenómeno contrario también es posible: una enfermedad de la vesícula biliar puede provocar dolor en el omóplato derecho, un ejemplo clásico de la medicina interna). Por eso, la acupuntura podría integrarse plenamente en la terapia contra el dolor y, de hecho, muchos de sus especialistas la aplican ya en la actualidad.

Sin embargo, la acupuntura también puede ser eficaz en otras enfermedades. En un estudio muy riguroso desde el punto de vista metodológico, mi compañero Benno Brinkhaus, del Hospital Universitario Charité, dividió aleatoriamente a más de cuatrocientos veinte pacientes aquejados de fiebre del heno (rinitis alérgica estacional) en tres grupos: el primero recibió los antihistamínicos habituales a medida que los fue necesitando; el segundo se sometió a una falsa acupuntura y el tercero, tras ocho semanas de espera, recibió una acupuntura en la que se estimularon una serie de puntos específicos. En caso de que las molestias se agravaran demasiado, todos ellos tendrían acceso a los antihistamínicos de emergencia precisos. Pues bien, el grupo que recibió la acupuntura clásica mejoró mucho más y los efectos de la terapia se mantuvieron durante todo un año. Este estudio, realizado con el apoyo de la Sociedad Alemana de Investigación, es otra prueba de que la acupuntura no puede tildarse sin más de falsa terapia.

La acupuntura también puede ser muy útil en el tratamiento complementario del cáncer, ya que reduce las náuseas, los vómitos y los trastornos nerviosos que produce la quimioterapia. También el síndrome de fatiga que acompaña a esta enfermedad y que tan difícil resulta de tratar puede mejorarse mediante la acupuntura, complementada con el yoga.

En China no existe el cisma entre «medicina moderna» y «medicina tradicional». De hecho, en ese país la medicina china (tradicional) está reconocida oficialmente junto con la medicina occidental desde 1982. En el hospital de la célebre Universidad de Sun Yat-sen, en Cantón, una metrópolis en la que viven millones de personas, existe, en cada planta y para cada especialidad importante (desde la gastroenterología hasta la reumatología), una unidad puramente convencional y una unidad integrativa, en la que se aplican la terapia nutricional, la acupuntura y el uso de hierbas medicinales de forma complementaria. Pero no solo eso: cuando visité aquel hospital, me llamó la atención inmediatamente el enorme centro de investigación situado junto a él. En China se considera del todo lógico que los médicos que ejercen la MTC también participen de alguna forma en la investigación, lo que permite pensar que en ese país se acabará abriendo camino una medicina con base científica.

El poder curativo de las plantas

El mayor potencial de la MTC reside en las plantas. Entre los cinco mil seiscientos componentes oficinales (del latín *officina*, taller, farmacia) de la farmacología china existen, además de hierbas medicinales y sustancias minerales, en torno a un cinco por ciento de setas y un cinco por ciento de productos de origen animal. La gama que se usa con especial frecuencia está compuesta por unas quinientas plantas, de las que solo unas pocas (como el ginseng, el ginkgo, la menta japonesa, el ruibarbo o el regaliz) son conocidas en Occidente. El origen de la terapia farmacológica de China se atribuye a Shennong («el Divino Agricultor»), figura mitológica que, según se dice, probó, ya en el tercer milenio antes de Cristo, cientos de plantas para comprobar sus posibles efectos. El manuscrito de seda *Recetas para 52 enfermedades* (*Wushi'er bingfang*, del siglo III a. C.), que se encontró entre las ofrendas funerarias de Mawangdui, es el primer manual que se conoce de esta disciplina.

Cuando se aborda el tema de la seguridad y la calidad de los medicamentos chinos, siempre surgen multitud de dudas. Los productos importados de China pueden contener sustancias nocivas o, en ocasiones, ser falsificaciones. Por eso, cuando llegan fardos de hierbas secas exóticas, es necesario comprobar la identidad y la pureza de sus componentes. Tampoco está claro que las plantas medicinales chinas obren en Europa el mismo efecto que en su país de origen, dado que el metabolismo de un europeo es genéticamente distinto. Por otra parte, las interacciones con medicamentos que aún son desconocidas, especialmente en el caso de aquellos enfermos crónicos que toman varios fármacos al mismo tiempo, resultan especialmente problemáticas. Además, es posible que algunas sustancias tengan un efecto similar al de las hormonas. Por eso, para prescribir una terapia basada en medicamentos chinos se requieren mucho conocimiento y experiencia, así como un estrecho control sobre sus efectos.

Pero no por ello se debe renunciar a seguir investigando y a aplicar el enorme potencial terapéutico de esta medicina. Cuando se identifiquen y se analicen mejor estas interacciones, cuando se controlen las importaciones o, llegado el caso, se cultiven las hierbas medicinales en nuestro propio territorio (como se ha intentado hacer ya en Baviera, de hecho) y cuando se domine el arte de la correcta aplicación de estos productos, la terapia farmacológica china, como la ayurvédica, se podrá combinar de una forma extraordinaria con las terapias occidentales, al modo de la medicina integrativa.

En todas las grandes medicinas tradicionales del mundo, las plantas —empleadas para cubrir el cuerpo, en infusiones, como especias o como alimentos— son un elemento fundamental, como ya he señalado al hablar del ayurveda y de la medicina china. Por eso, cabe pensar que la fitoterapia es tan antigua como la propia humanidad. Las plantas, los animales y las personas se han ido adaptando los unos a los otros. A lo largo de millones y millones de años la evolución ha permitido la aparición de un sinfín de sustancias, entre ellas algunas que eran (y siguen siendo aún hoy) importantes para la supervivencia de los vegetales: se trata de las sustancias vegetales secundarias, que atraen a los insectos y a otros animales para garantizar la polinización o difusión de las plantas y que les dan a estas un determinado color o perfume, o bien las defienden frente a los depredadores o los microbios al aportarles un sabor amargo o un veneno, como en el caso de la *Digitalis*. Algunas de estas sustancias son tan potentes que las plantas solo las producen en una forma previa a la definitiva y, por tanto, benigna, y únicamente la transforman en la sustancia final, mucho más intensa, es decir, venenosa, en casos graves, como cuando una larva muerde una hoja.

Estos ingredientes, junto con los componentes nutritivos como los hidratos de carbono, las proteínas y los aceites, son fundamentalmente los que hacen que las plantas sean tan saludables. Suelen presentar un sabor amargo, picante o, en general, desagradable. Es probable que el ser humano haya seguido su instinto al recurrir a ellos en determinadas circunstancias, como, por ejemplo, ante un cuadro de fiebre. En todo caso, cuando los animales están enfermos consumen plantas especiales que no forman parte de su dieta habitual: así, por ejemplo, los escarabajos, cuando se ven atacados por los parásitos, comen hierbas medicinales, un «fármaco» que evitarían si se encontrasen sanos. La «automedicación» de los animales a través de un cambio en sus hábitos alimentarios constituye, de hecho, una nueva rama de investigación de la biología, conocida como «zoofarmacognosia». Nosotros podemos aprender algunas cosas de este comportamiento para trasladarlas después a nuestros tratamientos a base de plantas (fitoterapia). Observemos, por ejemplo, a las elefantas africanas, que toman borraja antes de dar a luz porque favorece las contracciones. En Kenia, también las mujeres embarazadas toman extractos de esta planta antes del parto.

Las sustancias tóxicas, en cantidades mínimas, pueden desintoxicar el organismo desde los intestinos o desde el hígado. A veces basta con dejar algo de tiempo a las plantas: los aceites picantes que se obtienen de las crucíferas, como el brócoli o la col rizada, se transforman, en contacto con el aire, en sulforafano, un producto especialmente eficaz y sano. Por eso es bueno trocear estas verduras y dejarlas reposar durante unos treinta minutos antes de cocinarlas, de modo que puedan producir y liberar tal sustancia. Las enzimas de los intestinos se encargan después de descomponer los ingredientes. Su efecto puede potenciarse o bloquearse mediante algunas sustancias vegetales. Por ejemplo, es posible aumentar la eficacia de algunos medicamentos bebiendo zumo de pomelo, o bien reducirla consumiendo la hierba de San Juan (que, por cierto, se utiliza para combatir la depresión). Estas proteínas enzimáticas, conocidas como «CIP», pueden alterar considerablemente la terapia contra el cáncer cuando el paciente decide tomar cócteles de vitaminas sin consultar antes al médico y frena o refuerza así la quimioterapia.

Los extractos de corteza de sauce tardan más en hacer efecto que el ácido acetilsalicílico, pero también se toleran mejor.

Las plantas contienen infinidad de sustancias que se contrarrestan, refuerzan o frenan entre sí. Ese es uno de los motivos por los que los preparados vegetales suelen ser más lentos a la hora de hacer efecto. Los medicamentos modernos, en cambio, se basan en un único ingrediente, lo que explica que una aspirina con quinientos miligramos de ácido acetilsalicílico actúe relativamente rápido contra el dolor, mientras que los extractos de corteza de sauce, que contienen no solo el componente fundamental de la aspirina, sino también otras sustancias en su forma natural, requieren de más tiempo. Por eso precisamente también se toleran mejor y provocan menos efectos secundarios.

Todo ello, paradójicamente, es lo que condena una y otra vez a la fitoterapia. Como ya he explicado, en los años ochenta desaparecieron del mercado numerosos preparados basados en una mezcla de sustancias, ya que sus fabricantes no pudieron o no quisieron presentar pruebas de su principio activo. En 2004 se modificó la legislación para facilitar la concesión de autorizaciones en Europa, pero los sistemas de salud dejaron de financiar buena parte de los medicamentos vegetales, alegando que, dado que los pacientes los toleran muy bien, no cabe considerarlos como medicinas que requieran receta. Por eso, hoy en día los enfermos se ven obligados a pagar de su propio bolsillo un medicamento vegetal con alta tolerancia, mientras que su variante química, que provoca numerosos efectos secundarios, suele estar cubierta por su seguro.

A pesar de todo, muchas personas están interesadas en estos fármacos naturales y también se encuentran dispuestas a gastarse dinero en ellas. Sin embargo, es importante administrar preparados de alta calidad y en la dosis correcta. En lugar de comprar estos remedios en una parafarmacia, consulta a un médico o a un farmacéutico. Por ejemplo, en mi consulta me encuentro una y otra vez casos de pacientes que han intentado, en vano, resolver su insomnio mediante extracto de valeriana. A menudo, cuando hablo con ellos con más detalle, descubro que consumen mucho menos de seiscientos miligramos de esta planta, que es la dosis necesaria para conciliar el sueño, así que no obtienen el resultado que buscan.

Los efectos secundarios, a menudo graves, de los preparados convencionales a base de una sola sustancia (en la cortisona, en los medicamentos contra el reúma o en los analgésicos) no suelen analizarse, mientras que ante los efectos secundarios de las hierbas medicinales se mantiene una actitud especialmente crítica. Así, en 2002 el preparado a base de kava-kava, muy eficaz en los cuadros de ansiedad y nerviosismo, fue retirado del mercado porque, supuestamente, causó graves daños en el hígado a un paciente. Más tarde volvió a permitirse y después se prohibió de nuevo. Recientemente, sin embargo, se ha autorizado una vez más porque parece que aquellos daños no guardaban relación alguna con la planta.

También la hierba de San Juan ha tenido que luchar para abrirse camino, a pesar de que muchos estudios han demostrado que esta planta es una opción terapéutica eficaz en el caso de las depresiones leves o moderadas y que provoca menos efectos secundarios que los antidepresivos químicos. Eso sí, como activa el circuito de enzimas CIP en el hígado, puede desintegrar otros medicamentos que se tomen al mismo tiempo, de ahí que no debamos consumirla si el médico nos ha recetado determinados fármacos. Sin embargo, muchos pacientes se han sentido tan inseguros al leer determinadas informaciones en la prensa que dan por sentado que la hierba de San Juan es peligrosa en todos los casos. Pero no es así. Y no lo olvidemos: también otros preparados presentan «interacciones» similares. La hierba de San Juan es un medicamento vegetal excelente contra la depresión, siempre y cuando se tengan en cuenta sus posibles interacciones.

Terapias eficaces a base de hierbas medicinales

Otra posible aplicación de la hierba de San Juan demuestra lo amplio que es el alcance de la fitoterapia. El aceite que se extrae de ella, conocido generalmente como «aceite de hipérico» y con un característico color rojo, tiene un efecto antiinflamatorio cuando se extiende por la piel. Pruébalo en lugar de la árnica o de la caléndula la próxima vez que tengas un cardenal o una inflamación local.

Mientras que en el ayurveda y en la medicina tradicional china se combinan varias plantas y sus extractos para obtener un solo medicamento, que se aplica incluso en el caso de enfermedades graves y complejas, en Alemania se sigue el mismo principio que se aplica en los medicamentos sintéticos: aquí se emplean grandes cantidades de un solo extracto vegetal para tratar síntomas o trastornos específicos, y se hace sobre todo en el caso de enfermedades leves. De ese modo, solo nos beneficiamos de una parte de la eficacia potencial de la fitoterapia.

En nuestro país, se recurre a los tratamientos a base de vegetales en las enfermedades relacionadas con los enfriamientos:

- contra la tos, se emplean extractos de hiedra, prímula, llantén menor o tomillo;
- contra el dolor de garganta, se aplica salvia, tomillo, lepidio y rábano rusticano;
- para prevenir la cistitis, se consumen arándanos, y para tratarla, hojas de uva de oso.

En 2016 se publicaron dos estudios sobre el uso de los extractos de arándano en esta enfermedad. Sus resultados eran confusos porque parecían contradictorios, lo que desencadenó un enorme debate en los medios de comunicación. En uno de aquellos ensayos, de gran alcance, se evidenció que las mujeres de mediana edad que padecen infecciones urinarias recurrentes están menos expuestas a volver a sufrirlas si consumen regularmente el zumo de este fruto. El otro, más modesto y presentado apenas unas semanas más tarde, aseguraba que el extracto de arándano no ayudó en nada a tratar las cistitis graves y purulentas que sufrían unas pacientes de más de ochenta y cinco años de una residencia de mayores. En los medios de comunicación se generalizó aquella idea diciendo que los arándanos no servían para la infección urinaria. Olvidaron mencionar una pequeña pero importante diferencia: este fruto sirve para la prevención, pero no como terapia.

También las enfermedades ortopédicas y orgánicas pueden tratarse con el remedio vegetal adecuado:

- en las artrosis y los dolores de espalda se emplean extractos especiales de cortezas de árboles o de garra del diablo;
- para la enteritis es útil la testa de las plantas de la especie *Plantago ovata*;
- el dolor de vientre característico del síndrome de colon irritable puede calmarse mediante mirra y aceite de menta piperita. En general, este aceite relaja la musculatura del tubo digestivo y evita así las dolorosas contracciones en la zona. Por eso es recomendable tomarse una cápsula o unas gotas de este remedio antes de someterse a una colonoscopia. Con todo, el efecto relajante puede provocar un efecto secundario: los ardores, que surgen cuando se afloja el cierre muscular que separa al estómago del esófago.

Las hierbas medicinales también son aconsejables en otros casos:

- para prevenir la migraña, se emplean petasita y matricaria;
- para remediar los trastornos ginecológicos de origen hormonal, son recomendables la *Cimicifuga racemosa* y el sauzgatillo;
- para las cardiopatías, se recurre al espino blanco;
- en el caso de problemas de hígado, se utiliza cardo mariano.

Hasta la fecha, pocas de las innumerables plantas y mezclas vegetales que se utilizan en China y en la India se han abierto paso como medicamentos en el mercado alemán y en el europeo, en general. El ginseng, por ejemplo, se aplica como suplemento nutricional en la terapia complementaria contra la diabetes *mellitus*.

También se ha hecho popular el preparado Padma 28, de la medicina tibetana, que contiene más de veinte sustancias vegetales y que se produce en Suiza como medicamento. En algunos estudios más pequeños, por cierto, se ha probado igualmente su eficacia contra dolencias asociadas a la arteriosclerosis que afecta a las piernas. Sin embargo, hasta ahora este producto no ha tenido una buena acogida entre los especialistas en enfermedades vasculares. Con todo, muchos pacientes a los que he recomendado tomar Padma 28 refieren una considerable reducción de sus molestias.

Más difícil lo tienen las plantas cuyo uso goza de una larga tradición, pero no cuenta con suficientes estudios que corroboren su eficacia. Desgraciadamente, los datos de los que se dispone acerca del empleo del incienso en los casos de reúma son limitados, y como no hay financiación para realizar más investigaciones al respecto, no parece que la situación vaya a mejorar a corto plazo. Por eso aconsejo a mis pacientes que lo utilicen, pero solo como segunda opción, en caso de que la medicina convencional no les proporcione remedios satisfactorios o que puedan tolerar. Por ejemplo, una de mis pacientes sufría de dolor e inflamación en las articulaciones, a pesar de que tomaba los más variados medicamentos contra el reúma día y noche. Por eso, y siguiendo el consejo de su reumatólogo, empezó a consumir seis pastillas de incienso diarias. Notó una mejoría enorme de sus trastornos. Evidentemente, un caso aislado como este no constituye una prueba científica, pero sí subraya la necesidad de no desaprovechar el potencial que brinda la fitoterapia.

En mi opinión, la fitoterapia desempeña un importante papel en la medicina. Nuestro cuerpo conoce las plantas. En enfermedades incipientes o en pacientes que presentan una gran sensibilidad a los fármacos químicos, una terapia a base de vegetales puede ayudar al cuerpo en su proceso de autocuración sin intervenir en exceso en su regulación. Pero para ello se requiere de cierto tiempo. Eso sí, si pasados tres meses el remedio no funciona, yo recomiendo a mis pacientes que lo abandonen.

Los estudios realizados en China y en la India demuestran una y otra vez el gran potencial que se esconde tras estos elementos. La fitoterapia china es eficaz contra la demencia, el síndrome del colon irritable, el reúma y las patologías del sistema circulatorio. Sin duda, pasarán unos años hasta que estos tratamientos chinos y también los ayurvédicos se puedan valorar mejor y de una forma más segura.

De forma resumida, podríamos decir que las quince áreas de aplicación más importantes de la medicina basada en las plantas son las siguientes:

- **Ansiedad y estrés:** lavanda
- **Depresión:** hierba de San Juan
- **Trastornos del sueño:** valeriana, melisa, pasiflora, lúpulo
- **Enfermedades hepáticas:** cardo mariano
- **Insuficiencia cardíaca:** espino blanco
- **Diabetes:** ginseng
- **Arteriosclerosis y enfermedad vascular periférica:** Padma 28
- **Cistitis:** capuchina, rábano rusticano, arándano, hojas de gayuba
- **Colon irritable:** aceite de menta piperita, hinojo, comino, anís
- **Enteritis:** mirra, tes de las plantas de la especie *Plantago ovata*, tormentilla
- **Migraña:** matricaria
- **Cefalea tensional:** aceite de menta (uso tópico)
- **Artrosis:** extracto de escaramujo, extracto de cortezas de árboles (por ejemplo, de sauce), cúrcuma
- **Demencia incipiente:** azafrán, ginkgo
- **Cáncer (como terapia complementaria):** muérdago

Mis planes terapéuticos

Cómo tratar con éxito ocho enfermedades crónicas frecuentes

No es fácil tratar las enfermedades crónicas graves. A menudo los pacientes tienen que tomar de por vida una fuerte medicación o pasar por el quirófano. Son opciones que ayudan mucho, pero que también van acompañadas de numerosos efectos secundarios. En la medicina integrativa, es decir, que combina la naturopatía con la denominada «medicina convencional», trabajamos para aplicar terapias con las que se limiten al máximo esos efectos secundarios y se optimicen todos aquellos elementos del estilo de vida que puedan conducir a la mejora o, incluso, a la curación, a la «descronificación». A menudo es posible reducir la dosis de fármacos, pero para ello se necesita una cierta autodisciplina y atención por parte del enfermo, además de paciencia, ya que todo lo que se ha ido configurando en torno a las molestias y a la dolencia exige algo de tiempo para desaparecer, sobre todo si no se quiere provocar graves efectos secundarios.

La medicina integrativa combina métodos de tratamiento de la naturopatía y de la medicina convencional.

En las siguientes páginas presentaré, a modo de ejemplo, las distintas vías que existen en la medicina convencional y en la naturopatía para tratar ocho enfermedades crónicas frecuentes, los puntos en los que es posible una coexistencia armónica entre ambas escuelas y los puntos en los que cada cual aplica planteamientos diferentes. Las listas de «mis diez grandes consejos» no pretenden ser exhaustivas ni sus elementos están ordenados según su importancia. Tampoco pueden sustituir a una consulta con el médico.

La hipertensión arterial

En nuestros países, la hipertensión arterial se ha convertido en una enfermedad común: afecta a cerca del cuarenta por ciento de los adultos (y, entre los mayores de sesenta y cinco años, a más del ochenta por ciento). Los estudios realizados entre las comunidades indígenas demuestran que en ellas esta dolencia prácticamente no existe, pero que se vuelve frecuente cuando sus integrantes adoptan el estilo de vida occidental. Esto constituye un claro indicio de que la hipertensión arterial es, fundamentalmente, una consecuencia de nuestros hábitos cotidianos. El sobrepeso, una alimentación incorrecta con cantidades excesivas de proteínas animales, grasa de origen animal y sal y escasas frutas y verduras, el consumo de alcohol, el sedentarismo y, sobre todo, el estrés son los factores desencadenantes de esta dolencia. En la mayoría de los casos estos factores se suman y se refuerzan entre sí, por lo que la hipertensión arterial, más que una enfermedad en sí misma, es un síntoma de una sobrecarga del cuerpo.

¿Qué tratamiento propone la medicina convencional?

Existen una serie de medicamentos muy buenos que permiten tratar eficazmente la hipertensión arterial. Sin embargo, en determinados pacientes no dan resultado (se dice entonces que los afectados son «resistentes al tratamiento») o provocan efectos secundarios. También hay métodos más modernos y costosos que pasan por intervenir directamente en el cuerpo del enfermo. Por ejemplo, es posible obliterar, o sea, obstruir, los nervios de las arterias renales mediante un catéter (las hormonas y secreciones de los riñones, de hecho, desempeñan un importante papel en esta enfermedad). Otra opción es implantar marcapasos en los vasos del cuello. Sin embargo, hasta ahora no se ha demostrado científicamente que ninguno de estos dos procedimientos sea eficaz. A mí me parece un poco absurdo tratar mediante técnicas invasivas y caras una enfermedad cuya principal causa es un determinado estilo de vida, especialmente si no se cambian al mismo tiempo los hábitos del paciente.

¿Qué tratamiento propone la naturopatía?

Existen multitud de opciones en las terapias naturales cuya eficacia se ha demostrado científicamente y que, además, funcionan en la práctica. Como es lógico, siempre hay que adaptarlas a cada paciente: una persona puede presentar hipertensión a pesar de que practique deporte, y en su caso el origen hay que buscarlo en sus genes y en sus hábitos alimentarios, ya que es posible que consuma demasiada carne. Si esto se confirma, no servirá de nada que el paciente se mueva más: lo que tendrá que hacer es cambiar su alimentación. Tal vez incluso sea necesario que mantenga la medicación. Otro enfermo puede llevar una dieta extraordinaria, pero encontrarse expuesto a un estrés permanente en su trabajo. En su caso, será la meditación, el taichí o el yoga lo que dará mejor resultado. Hay alimentos que no solo reducen la presión arterial, sino que, además, son beneficiosos para el corazón: las nueces protegen los vasos sanguíneos y la linaza y las semillas de las plantas de la especie *Plantago ovata* reducen el nivel de colesterol LDL, factor de riesgo del infarto de miocardio y de la apoplejía. Las inflamaciones de la cavidad bucal, como la periodontitis, aumentan el peligro de desarrollar con el tiempo enfermedades vasculares (dado que las bacterias viajan por todo el cuerpo), así que siempre les pregunto a mis pacientes por la salud de sus dientes y les recomiendo que cuiden su higiene mediante una adecuada técnica de cepillado y el uso del hilo dental.

Mis diez grandes consejos para la hipertensión arterial

- **Una dieta vegetariana o vegana:** sustituye la carne por las verduras y también por una buena cantidad de tofu y soja, ya que la proteína de esta última reduce la presión arterial. Si no quieres renunciar al queso y a la leche, por lo menos reduce considerablemente la cantidad que ingieres.
- **El ayuno terapéutico:** resulta eficaz practicar un ayuno terapéutico dos veces al año y/u optar por un ayuno intermitente (p. ej., catorce horas seguidas de ayuno nocturno).
- **Los superalimentos:** entre ellos se encuentran las verduras que contienen nitrato, como la remolacha roja (que puede consumirse también en zumo; lo recomendable es tomar al menos un cuarto de litro al día), las espinacas y la rúcula, así como las nueces, los pistachos (sin sal) y la linaza. Si tomas este último alimento, puedes consumirlo ya molido o bien molerlo tú mismo. También el aceite de linaza contribuye a reducir la hipertensión, pero es mejor consumir la semilla entera, ya que así se aprovechan todas sus demás propiedades saludables (por ejemplo, previene el cáncer de mama y de próstata). Los arándanos reducen igualmente la presión arterial, y puedes comértelos incluso helados o en forma de polvo. Lo ideal es que cada día consumas alguno de estos alimentos.
- **Las superbebidas:** bebe a diario dos o tres tazas de infusión de hibisco o de té verde. Después del hibisco deberás tomar algo de agua o bien enjuagarte la boca, ya que los ácidos que contiene esta flor pueden atacar el esmalte de los dientes.
- **El aceite de oliva virgen extra:** consúmelo sin moderación. También los extractos de la hoja de olivo reducen la presión arterial, pero no basta con masticarlas: tendrás que tomarlas en pastillas.
- **La meditación:** recomiendo meditar cada día durante al menos treinta minutos.

- **Yoga y taichí/chi kung:** practícalos una vez por semana en grupo y cada dos días en casa durante quince minutos.
- **Sangría o donación de sangre:** ambas medidas son eficaces, especialmente en el caso de las personas que presentan un nivel alto de reservas de hierro, es decir, una «sangre más espesa» (o sea, un hematocrito elevado, valor que puede medirte tu médico de cabecera).
- **Movimiento y/o deporte de resistencia:** lo ideal es que hagas ejercicio entre ciento cincuenta y trescientos minutos a la semana.
- **Aplicación regular de agua:** sobre todo, en forma de chorros de Kneipp (aunque después de sufrir un infarto hay que esperar tres meses para someterse a esta terapia), baños de brazos de temperatura ascendente y sesiones de sauna (sin combinarlas con baños fríos), si es posible una vez al día.

Enfermedades coronarias y arteriosclerosis

Las patologías cardiovasculares se encuentran entre las dolencias más frecuentes del ser humano y desde hace tiempo son una de las principales causas de fallecimiento en el mundo industrializado. Las enfermedades coronarias se caracterizan por evolucionar poco a poco, hasta que, de repente, al cabo de muchos años, un coágulo obstruye una zona afectada de un vaso y desencadena un infarto de miocardio o una apoplejía. Por eso, uno de los pilares de la terapia es el tratamiento por separado de los factores de riesgo, como la hipertensión arterial, la diabetes, las alteraciones del metabolismo de las grasas y, sobre todo, el elevado nivel de colesterol LDL. La principal medida que deben adoptar los afectados por estas dolencias vasculares es el abandono del consumo de tabaco.

¿Qué tratamiento propone la medicina convencional?

En los tres últimos decenios la cardiología ha vivido una impresionante historia de éxitos. Hoy en día, en el caso de un infarto agudo de miocardio es posible recurrir al cateterismo para implantar un estent de apoyo en el vaso coronario afectado y evitar así que el músculo cardíaco siga sufriendo daños. También los fallos de las válvulas del corazón pueden tratarse con cateterismo. Sin embargo, este método tiene un pero: las intervenciones y los avances técnicos no pueden remediar el origen de la enfermedad vascular, que no es otro que la arteriosclerosis. Por eso, el reconocido cardiólogo estadounidense Eric J. Topol ha llegado a calificar de mera «cosmética médica» el tratamiento mediante angioplastia y estents en el caso de aquellas enfermedades coronarias que no llegan a provocar infarto. Y tiene razón: si la enfermedad de base —la arteriosclerosis— no se aborda mediante un cambio de hábitos y la toma de medicamentos, la intervención no servirá para aumentar la esperanza de vida del paciente. Lo peligroso es que los infartos de miocardio no se deben a estrechamientos importantes, sino que suelen darse en pacientes que presentan una estenosis incipiente, es decir, un estrechamiento minúsculo, y es algo que ignoran muchas de las personas que se someten a un examen mediante cateterismo cardíaco. Es posible que los médicos no se lo expliquen, aunque también puede ser que, ante el enorme entusiasmo que despierta la técnica, no se quiera escuchar que la enfermedad sigue estando ahí. Otra posible razón es que los hombres sufren más infartos que las mujeres y que la cardiología y la cirugía del corazón son áreas dominadas por ellos: al fin y al cabo, los hombres tienden a dar prioridad a las soluciones técnicas.

¿Qué tratamiento propone la naturopatía?

Las terapias naturales apuestan fundamentalmente por modificar el estilo de vida introduciendo una dieta vegetariana y rica en fibra, además de mucha actividad física. Para mejorar el estado de los vasos sanguíneos es recomendable someterse a un tratamiento con agua a diferentes temperaturas alternadas. Además de moverse lo suficiente a través de un deporte de resistencia, es importante dejar tiempo para disfrutar de fases conscientes de descanso, con técnicas de relajación específicas y metódicas: si es posible, yoga, ejercicios de plena atención o meditación. Dado que el estrés constituye un importante riesgo para el infarto de miocardio, es fundamental que los enfermos del corazón lo reduzcan. En caso de que se presente una insuficiencia cardíaca leve, también puede recurrirse a hierbas medicinales como el espino blanco.

Mis diez grandes consejos para las enfermedades coronarias y la arteriosclerosis

- **Una dieta vegana:** a pesar de que hoy en día se prescriben medicamentos reductores de lípidos a todos los pacientes que han sufrido un infarto, es perfectamente posible obtener un efecto similar mediante un cambio global de la dieta (aunque se suela pensar lo contrario). El aceite de oliva y las nueces proporcionan una protección extraordinaria a los vasos sanguíneos. El ayuno es beneficioso, aunque nunca debe practicarse en los tres meses posteriores a un infarto. En ocasiones, sin embargo, la subida del nivel de colesterol LDL está condicionada genéticamente, así que, por desgracia, una buena dieta no puede hacer gran cosa.
- **El ejercicio moderado:** hay que mantener un programa variado de deporte de resistencia que no persiga obtener un determinado rendimiento y completarlo con otras actividades, especialmente con ejercicios lúdicos como el taichí.

- **El yoga:** de acuerdo con los estudios realizados hasta ahora, el yoga no solo reduce en general el riesgo de sufrir un problema de corazón, sino también la intensidad y la duración de la fibrilación auricular, un trastorno de la frecuencia cardíaca muy común (la mejor modalidad en este sentido es el yoga Iyengar). La respiración pausada, que forma parte de las prácticas yóguicas, mejora el estado de las personas afectadas de insuficiencia cardíaca.
- **Los superalimentos para el corazón:** el consumo regular de determinados alimentos puede servir para reducir los niveles de colesterol LDL. Entre esos alimentos se encuentran las almendras, la linaza y la avena, pero también las nueces, que, además, aportan elasticidad a los vasos sanguíneos. Un dato especialmente sorprendente: tomar cada día un aguacate (rico en grasas) también baja el colesterol LDL, ya que esta fruta contiene ácidos grasos insaturados, al igual que el aceite de oliva. El jengibre contribuye a la disminución de otra peligrosa grasa: los triglicéridos.
- **Ácidos grasos omega 3 de origen vegetal:** el aceite de linaza, la linaza en sí, el aceite de colza, las nueces, las verduras de hoja verde, el aceite de soja, el germen de trigo, las algas y sus extractos proporcionan estos ácidos grasos, que protegen los vasos sanguíneos.
- **El ajo:** este bulbo apenas reduce la presión arterial y el nivel de colesterol, pero mejora la elasticidad de los vasos sanguíneos.
- **El zumo de granada:** el zumo y el extracto de esta fruta son los jugos vegetales más antioxidantes que existen. Un estudio ha demostrado que el consumo continuado de granada mejora el riego del corazón. Además, baja la presión arterial y los niveles de colesterol.
- **El chocolate negro:** este alimento reduce fácilmente el riesgo de padecer enfermedades vasculares (y, además, está muy rico).
- **La salud dental:** las inflamaciones bucales y las periodontosis aumentan el riesgo de sufrir problemas cardiovasculares,

como el infarto de miocardio. Por eso, al igual que hago en el caso de la hipertensión arterial, cuando hablo con pacientes que padecen enfermedades de este tipo o diabetes siempre les pregunto por la salud de sus dientes y les recomiendo mantener una profilaxis dental.

- **La sauna y las terapias de Kneipp:** los tratamientos con agua son útiles en los casos de insuficiencias cardíacas y enfermedades vasculares. Según un estudio finlandés (!), acudir regularmente a la sauna brinda protección frente a las arritmias peligrosas. Sin embargo, hay que tener cuidado de que la sauna no se encuentre a una temperatura excesiva y evitar permanecer en ella demasiado tiempo. También la helioterapia, es decir, la exposición moderada al sol, tiene efectos beneficiosos para el corazón. Eso sí, en ningún caso se deben sufrir quemaduras solares. Por eso lo mejor es tomar el sol durante poco tiempo entre abril y septiembre.

La artrosis

Como vivimos más tiempo, desarrollamos más enfermedades relacionadas con el desgaste. Sin embargo, el factor determinante de la artrosis no es la sobrecarga (excepto en el caso de los deportistas de competición, por ejemplo), ya que en la actualidad ejercitamos mucho menos nuestro cuerpo de lo que nuestros antepasados lo ejercitaban hace cien años. Y, a pesar de ello, crece el número de personas afectadas por artrosis. En realidad, hoy en día hay que buscar las causas en una alimentación inadecuada, en el sobrepeso y en el sedentarismo. A partir de los sesenta años de edad, la mitad de las mujeres y un tercio de los hombres contraen esta dolencia. La artrosis comienza con la inflamación y el desgaste del cartílago articular, aunque el dolor crónico no aparecerá hasta muchos años más tarde, fruto de una compleja combinación de malas posturas, atrofia y acortamiento de los músculos, reacciones de los tendones y los ligamentos para intentar estabilizar la articulación y una alteración de la gestión del dolor por parte del cerebro.

¿Qué tratamiento propone la medicina convencional?

La medicina convencional recomienda normalizar el peso, en caso de que este sea excesivo, y recurre también a la fisioterapia, con tratamientos físicos como la aplicación de frío, calor y electricidad, que reducen la inflamación y alivian los síntomas. A menudo se prescriben analgésicos de tipo antiinflamatorios y antirreumáticos no esteroideos (AINE), que, no obstante, provocan importantes efectos secundarios. El ibuprofeno y el diclofenaco, por ejemplo, están muy cuestionados porque es posible que provoquen daños renales y un aumento del riesgo de padecer problemas cardíacos y asma. Si se toman estos medicamentos durante largo tiempo, se corre el riesgo de desarrollar una insuficiencia renal que obligue incluso a necesitar diálisis. Además, no son raros los casos en los que se sufre también hemorragia estomacal. Una adecuada fisioterapia puede reducir las molestias, pero en la mayoría de las ocasiones la operación resulta inevitable para el paciente. En los casos de artrosis de cadera, a menudo resulta muy eficaz implantar una articulación artificial de reemplazo (endoprótesis). En cambio, en la artrosis de rodilla esta opción resulta más complicada y sus resultados no son tan buenos.

¿Qué tratamiento propone la naturopatía?

La artrosis es una importante área de intervención de las terapias tradicionales de la India, de China y de Europa. Precisamente en el caso de la artrosis de rodilla estas terapias son muy útiles para reducir las molestias y mejorar la movilidad y la resistencia. Por eso pueden ayudar a retrasar la sustitución de la articulación. Si, de todas formas, la artrosis acaba afectando a otras zonas del cuerpo, como la espalda en caso de que se padezcan problemas de cadera, o los hombros en caso de que se camine con la ayuda de un bastón, hay que recurrir al tratamiento quirúrgico-ortopédico.

Mis diez grandes consejos para la artrosis

- **El tratamiento con sanguijuelas:** sobre todo en las artrosis de rodilla, pero también en las de pulgar y hombro, este tratamiento suele proporcionar un alivio de las molestias durante meses, reduciendo la inflamación y mejorando el funcionamiento de las articulaciones.
- **La acupuntura:** reduce el dolor, pero debe aplicarse repetidamente, sobre todo en las artrosis de rodilla y hombro.
- **El ayurveda:** por su planteamiento multimodal, el ayurveda es excelente para mitigar el dolor y mejorar el funcionamiento de las articulaciones, especialmente en las artrosis de rodilla.
- **Las ventosas:** su efecto no es tan evidente como el de la terapia con sanguijuelas o el ayurveda, pero también puede ser una buena solución intermedia.
- **La fisioterapia y el ejercicio moderado:** fortalecen los músculos, especialmente en caso de artrosis en la rodilla, la cadera o el hombro. Se trata de actividades que se deben realizar de forma regular en la consulta y continuar después en casa.
- **Las hierbas medicinales:** puedes tomar extracto de escaramujo (solo sirve el frío; por eso no funciona consumirlo en forma de infusión), garra del diablo o extracto de cortezas de árboles. Para las fricciones externas van bien la consuelda, el árnica y el aceite de hierba de San Juan. La fitoterapia tiene un efecto leve, pero puede utilizarse como complemento de otros tratamientos.
- **El ayuno terapéutico:** contribuye a reducir el dolor crónico que provoca la artrosis. Además de tener efecto antiinflamatorio, ayuda a bajar de peso, lo que, por lo general, provoca

rápidamente otras consecuencias positivas. Como después de un ayuno es más sencillo adoptar una dieta sana, basada en el consumo de vegetales, se puede considerar que esta es una medida terapéutica complementaria y duradera.

- **Una dieta vegetariana:** ayuda a resolver los casos de sobrepeso. Además, permite evitar la ingesta de ácido araquidónico, un ácido graso insaturado presente en la carne, el pescado y los huevos y que favorece la inflamación.
- **Aplicación de hojas de col o de fenogreco sobre la piel:** este popular remedio casero es muy eficaz. Resulta muy sencillo de preparar y, de acuerdo con un estudio, sus efectos son similares a los de las pomadas con diclofenaco.
- **Terapia de calor y frío:** en este caso, son beneficiosas las aplicaciones tópicas cálidas de fango, saquitos de lodo, bolsas rellenas de heno o emplastos fríos con requesón. También es aconsejable seguir una terapia sistémica de cabinas de frío.

Depresión y ansiedad

Las depresiones están ganando terreno en Alemania y en todo el mundo industrializado. Sus causas son muy diversas y aún quedan muchas cuestiones por esclarecer en torno a esta enfermedad. Uno de cada cinco o seis pacientes a los que atienden los médicos de cabecera acude a la consulta debido a una depresión leve o moderada. Entre el dos y el cinco por ciento de los pacientes se encuentran afectados por una depresión grave.

¿Qué tratamiento propone la medicina convencional?

El tratamiento más frecuente, junto con la psicoterapia, es la administración de fármacos, sobre todo los antidepresivos tricíclicos y los inhibidores selectivos de la recaptación de serotonina. Las investigaciones y los exámenes realizados en los últimos años, sin embargo, han demostrado que a la hora de analizar científicamente su eficacia se han pasado por alto muchos estudios: en concreto, casi la mitad. Es normal que supongamos que se trata precisamente de aquellos que no evidenciaron la eficacia de estos medicamentos en comparación con la del efecto placebo. Así pues, cabe pensar que buena parte de esa eficacia se debe a tal efecto. Peter Gøtzsche, director del centro Nordic Cochrane Center, con sede en Copenhague, cuestiona totalmente la utilidad de los antidepresivos. Yo no llegaría tan lejos, desde luego: cuando se padece una depresión grave, es una suerte disponer de estos medicamentos. Sin embargo, cuando la depresión es leve (caso mucho más frecuente), se debería dar preferencia, en mi opinión, a la naturopatía, dado que muchos antidepresivos provocan un aumento de peso, con todos los problemas que eso conlleva. Hay otros remedios, pero existen serias dudas sobre ellos, ya que es posible que estén relacionados con un aumento de la tasa de suicidios y que creen dependencia. Por eso ha llegado el momento de incorporar en mayor medida las terapias naturales al tratamiento de la depresión.

¿Qué tratamiento propone la naturopatía?

La depresión tiene muchos motivos: biográficos, situacionales, bioquímicos o relacionados con un estilo de vida inadecuado. Desde el punto de vista de la naturopatía, responde a múltiples factores, así que no se trata simplemente de una alteración de receptores y transmisores, como intenta presentarla, de forma reduccionista, la psiquiatría biológica. Las terapias naturales pueden actuar en varias de estas áreas al mismo tiempo. Por ejemplo, cuando el cuerpo y el alma no se contemplan como entidades separadas, parece evidente que una alimentación sana, una cantidad suficiente de actividad física y la práctica de técnicas de reducción del estrés pueden influir en el estado de ánimo. Además, determinadas plantas medicinales, como la hierba de San Juan, mejoran el humor. La acupuntura también actúa contra la ansiedad. Por su parte, la medicina mente-cuerpo ofrece ejercicios que, realizados regularmente, modifican de forma positiva el nivel de las sustancias químicas transportadoras de las señales. También la luz, el contacto físico y la espiritualidad son posibles puntos de partida para el tratamiento.

Mis diez grandes consejos para la depresión y la ansiedad

- **El movimiento y la actividad física:** aunque cuando se padece una depresión cuesta mucho sacar fuerzas para moverse, merece la pena hacerlo, ya que el ejercicio aumenta los niveles de serotonina y mejora el procesamiento de la noradrenalina en el cerebro. Además, el deporte estimula la producción de neuronas. Lo importante no es tanto el tipo de actividad que se realice, sino practicarla con regularidad.
- **Vivir la naturaleza, darse «baños de bosque», practicar la jardinería:** cualquier forma de movimiento parece aún más eficaz contra la depresión cuando se realiza al aire libre.
- **El yoga:** la mayoría de los estudios lo confirman: sea cual sea la enfermedad que se padezca, esta técnica mejora el estado de ánimo, así que obra un claro efecto terapéutico también en el caso de las depresiones. Es importante encontrar la modalidad de yoga que más guste y que no suponga un esfuerzo excesivo para el cuerpo.
- **Fototerapia con luz artificial o con sol:** la terapia de luz blanca resulta muy eficaz, sobre todo en el caso de las depresiones estacionales, es decir, de los trastornos depresivos que suelen aparecer durante los oscuros meses de invierno. En ella se utilizan lámparas especiales que, mantenidas a una distancia de entre treinta y cincuenta centímetros, alcanzan una potencia lumíni-

ca de diez mil luxes, así que no se debe mirar directamente a su luz cuando se esté expuesto a ellas, sino que es mejor aprovechar ese tiempo para almorzar, hacer una llamada telefónica o desayunar. Se recomienda tomar esta luz, con espectro parecido a la solar, treinta minutos cada día. El tratamiento será más eficaz si tiene lugar entre las siete y media y las ocho y media de la mañana. Sus efectos empiezan a percibirse al cabo de una semana, aproximadamente. Las personas que saben que tienden a sufrir depresiones invernales deben comenzar la terapia ya en octubre. Tomar el sol directamente (aunque no con demasiada frecuencia y, desde luego, sin llegar a sufrir quemaduras en la piel) también mejora el estado de ánimo y puede ser una medida complementaria al tratamiento con fármacos.

- **La terapia de Kneipp:** las diversas aplicaciones con agua activan el sistema nervioso vegetativo, dan fuerza y levantan el ánimo. Los chorros alternados, la aplicación de fajas y los baños completos pueden combinarse con el uso de extractos de plantas de efecto relajante (lavanda, melisa) o estimulante (romero, jengibre).
- **La terapia de aplicación de calor y la hipertermia:** una sola sesión sistémica de sobrecalentamiento mediante un equipo de hipertermia mejora el estado de ánimo durante dos semanas, aproximadamente. Si no tienes la posibilidad de someterte a esa terapia, acude regularmente a la sauna. También el frío produce un efecto similar, aunque no existen datos científicos satisfactorios que lo corroboren (no obstante, la experiencia con las cabinas de frío de los centros especializados en el tratamiento del reúma hace pensar que las bajas temperaturas actúan contra la depresión).
- **Las hierbas medicinales:** la hierba de San Juan es eficaz en los casos de depresión leve o moderada. No obstante, hay que tener en cuenta sus posibles interacciones con otros fármacos, por lo que antes de consumirla debes consultar a tu médico. En la medicina ayurvédica, la planta *ashwagandha* (bufera o ginseng

indio) se utiliza para combatir la ansiedad y levantar el ánimo. El equivalente en la naturopatía europea sería el extracto de lavanda. En los casos de agotamiento también pueden ser útiles los extractos de ginseng o de *Rhodiola rosea* o raíz de oro. En las depresiones leves también es de ayuda la aromaterapia: los aceites esenciales de lavanda, romero y azafrán resultan ideales para utilizarlos en la lámpara o durante el baño.

- **La meditación y el entrenamiento de la atención plena:** muchos casos de depresiones leves, de síndrome de *burnout* o desgaste profesional y otros cuadros de agotamiento son la consecuencia de un estrés mantenido en el tiempo. El entrenamiento de la atención plena o la práctica de meditaciones basadas en mantras pueden ayudar a recobrar las fuerzas y abordar de un modo diferente el estrés provocado por nuestro estilo de vida.
- **Los masajes:** existen varias técnicas de masaje que han demostrado su eficacia a la hora de combatir los síntomas de las depresiones y los cuadros de ansiedad, especialmente el masaje del tejido conjuntivo, el masaje rítmico derivado de la antroposofía y los masajes ayurvédicos. Se cree que ello se debe al contacto físico, que resulta curativo en diferentes aspectos. Por lo demás, el ayurveda, en general, es útil en el tratamiento de las depresiones.
- **El ayuno terapéutico y la alimentación:** una cura de ayuno puede tener efectos sorprendentes en el caso de las depresiones leves, pero en el de las depresiones graves conviene ser prudentes y aplicar este tratamiento únicamente de forma excepcional y en clínicas que posean una amplia experiencia en este terreno. En la actualidad, la psiquiatría ha descubierto en la terapia nutricional un importante recurso: hace ya tiempo que los estudios vienen señalando que una alimentación insana con abundantes grasas de origen animal y azúcar y con pocas frutas y verduras está ligada a un incremento de las depresiones. También se ha demostrado que, al pasarse a una dieta basada en los vegetales y en los alimentos inte-

grales, mejora el ánimo en un plazo relativamente breve y se reducen los estados depresivos. Aún no se conocen todos los detalles del mecanismo que se pone en marcha en estos casos, pero parece que el licopeno (una sustancia vegetal secundaria), presente en los tomates, las verduras de hoja verde y las legumbres, entre ellas las lentejas y las alubias, puede ser uno de los desencadenantes. Algunos alimentos, como el cacao, los plátanos, los anacardos y los dátiles, proporcionan la sustancia a partir de la cual se genera la serotonina, hormona de la felicidad. Por otra parte, prescindir de la carne, de los huevos y del pescado supone reducir la cantidad de ácido araquidónico, una sustancia que favorece la depresión, probablemente porque provoca inflamaciones: de hecho, el cerebro traduce ciertos impulsos inflamatorios leves no en un dolor físico, sino en una depresión.

De todas formas, si no quieres hacerte vegetariano ni vegano, puedes optar por la dieta mediterránea, que incluye una gran cantidad de frutas, verduras y grasas saludables. Los ácidos grasos omega 3 (presentes en el aceite de linaza y en la propia linaza, en el aceite de colza, en la soja y en las nueces) tienen efectos antidepresivos. En cambio, según han demostrado varios estudios, los edulcorantes favorecen el desarrollo de la depresión, así que, por favor, no intentes reducir tu consumo de azúcar sustituyendo las bebidas de cola por su versión *light*, por ejemplo.

Dolores de espalda y cervicales

Hasta el 85 por ciento de los alemanes han sufrido al menos una vez en su vida dolores constantes de espalda. Lo interesante es que el porcentaje de personas que se quejan de este problema en nuestro país es superior al de muchos otros Estados europeos: aquí, el 34 por ciento de los ciudadanos aseguran sufrir este tipo de dolor de forma crónica o recurrente, y cada año veinte millones de personas acuden a un médico por tal motivo. En el 81 por ciento de los pacientes a los que las medidas que les prescribió el facultativo les hicieron efecto al principio, los dolores reaparecen un tiempo después.

¿Qué tratamiento propone la medicina convencional?

Hace ya tiempo que existen críticas contra el elevado número de operaciones de espalda que se practican en Alemania. Durante muchos años se pensó que la causa del dolor crónico de espalda había que buscarla en el desgaste de los huesos o en una protrusión discal, pero los estudios han demostrado que estos problemas, que sufren prácticamente todas las personas a partir de una determinada edad, no suelen ser el desencadenante. Precisamente por eso es frecuente que una operación no solucione nada, y que solo sea necesaria en caso de una hernia discal grave que altere el funcionamiento de la vejiga o de los intestinos o bien produzca una parálisis, así como en caso de una grave estenosis del canal espinal (es decir, de estrechamiento del conducto vertebral), trastorno que genera mucho dolor y que no es posible mejorar ni mediante la naturopatía ni mediante la fisioterapia. A la mayoría de los pacientes se les prescriben medicamentos o inyecciones de analgésicos o relajantes musculares, además de antidepresivos. Pero todos estos fármacos provocan, a la larga, graves efectos secundarios.

¿Qué tratamiento propone la naturopatía?

La mayoría de las personas padecen un dolor de espalda «inespecífico», para el que las terapias naturales, de eficacia científicamente probada en estos casos, resultan muy recomendables. Con el tiempo se ha ido generalizando la idea de que el dolor de espalda no debe tratarse directamente con inyecciones o medicamentos, sino más bien con medidas activas que el propio paciente puede poner en práctica. Como el dolor despierta en el enfermo el miedo a realizar determinados movimientos (es decir, la kinesiofobia), los ejercicios suaves y que requieren atención, como el yoga o el taichí, son especialmente adecuados. De hecho, si se aplicara la naturopatía de forma decidida, se podrían evitar muchas operaciones.

Mis diez grandes consejos para los dolores de espalda y cervicales

- **El yoga:** los ejercicios yóguicos son muy beneficiosos (en la mayoría de los casos, más incluso que las demás terapias) en caso de que nos duela la espalda. Las modalidades más recomendables son el yoga Iyengar y el yoga vini.
- **La fisioterapia y el ejercicio físico:** existen programas de entrenamiento específicamente creados para la espalda, que combinan ejercicios de fortalecimiento de los músculos con otros de estiramiento. Solicita asesoramiento a tu ortopedista o a tu seguro médico. También puedes recurrir, como medida complementaria, a una adecuada terapia manual, pero siempre que se aplique de forma suave (así que nada de hacer crujir los huesos). En modalidades como la técnica Alexander o el método Feldenkrais se da especial importancia a la ejecución cuidadosa de los movimientos de la columna vertebral. La euritmia terapéutica de la medicina antroposófica combina el movimiento y la respiración con el habla. En un estudio reciente, nuestro grupo de trabajo demostró que es tan eficaz como la fisioterapia intensiva y el yoga.
- **La acupuntura y las esterillas de acupresión:** la acupuntura es una terapia de eficacia probada en el caso del dolor de

espalda. Puede utilizarse como solución intermedia hasta que se comience un programa de actividad física y, además, ayuda a realizar ejercicios sin sentir dolor. Una alternativa para casa es la esterilla de acupresión, que es una alfombra con pequeños adornos puntiagudos que reduce la sensibilidad del cuerpo ante el dolor. La aplicación es sencilla: primero ponemos la mano sobre ella; a continuación, colocamos la zona de la espalda que esté dolorida y nos quedamos tumbados todo el tiempo en que la sensación nos resulte agradable.

- **El tratamiento con sanguijuelas:** un estudio reciente demuestra que con apenas una sesión de tratamiento con sanguijuelas se obtiene ya un efecto positivo sobre esta dolencia. Si la terapia se mantiene durante ocho semanas, se reduce mucho más el dolor que con un programa de actividad física. Aún no se ha investigado suficientemente la eficacia a largo plazo de este tratamiento, pero recomiendo a quienes padezcan molestias resistentes a otras terapias que hagan la prueba.
- **Caminar descalzo y utilizar calzado minimalista y rodillos para fascias:** el dolor de espalda no tiene que ver solamente con la propia espalda: en él interviene todo el aparato locomotor. Por eso, también los problemas de pies o rodillas pueden provocar molestias en la espalda. Los fisioterapeutas, los especialistas en terapias manuales y los osteópatas más experimentados conocen bien estas relaciones. Es recomendable movilizar también las fascias de las plantas de los pies, por ejemplo empleando una pelota sensorial con superficie de pinchos (písala con fuerza, tienes que sentir cierto dolor...).
- **Estar de pie:** evita pasar horas y horas sentado. Si vas a tener una conversación personal, mantenla mientras paseas. Trabaja en una mesa que te permita hacerlo de pie o cuya altura se pueda ajustar.

- **La meditación:** cuando el estrés es una de las causas del dolor de espalda —y es algo que ocurre a menudo—, resulta útil practicar la meditación de la atención plena o la basada en mantras (por ejemplo, la meditación jyoti).
- **La terapia de aplicación de calor:** también es posible relajar en casa los músculos contracturados, empleando para ello el calor. Lo más sencillo es darse un baño con agua caliente, pero otra opción es comprar en la farmacia o en Internet bolsitas para aplicarlas sobre la piel, como saquitos de lodo, de cera de abeja o de cereales y jengibre. Una alternativa a las bolsas de agua caliente: los parches de calor o la capsaicina (guindilla), aunque ambas soluciones pueden irritar la piel y no todas las personas las toleran.
- **Las ventosas:** las ventosas, en cualquiera de sus formas (escarificadas, secas o aplicadas mediante masaje), suelen ser bastante eficaces contra los dolores de espalda. En casa, nuestro compañero o compañera puede ayudarnos con las ventosas secas y con el masaje.
- **La alimentación:** algo que nos puede ser útil para perder los kilos de más, pero, sobre todo, para adoptar una dieta lo más vegetariana posible es el ayuno. Resulta recomendable seguir un régimen rico en alimentos alcalinos (verduras, frutas, brotes), dado que la carne, el pescado, los productos lácteos y los cereales, es decir, los alimentos ácidos, pueden dañar el tejido conjuntivo. Come menos pan y bebe agua mineral rica en bicarbonato.

Diabetes

Esta dolencia cada vez preocupa más a los médicos y a los políticos responsables de la sanidad. Desde hace años, el número de afectados aumenta en Alemania y en el resto de Europa, así como en Estados Unidos. Si antes la diabetes tipo 2 aparecía sobre todo en personas mayores, hoy en día la edad de los enfermos es cada vez menor. Casi todos los científicos estamos de acuerdo en que una alimentación inadecuada, un exceso de alimentos y el sobrepeso, combinados con el sedentarismo, son las causas de esta epidemia (el caso de la diabetes tipo 1 es diferente, ya que en él se produce la destrucción de las células productoras de la insulina por parte del propio sistema inmunitario). Ninguno de los intentos realizados hasta el momento para prevenirla ha dado resultado. Según los datos más recientes (de 2017) proporcionados por las mutuas de seguros de enfermedad alemanas, uno de cada diez ciudadanos de este país padece diabetes, y desde el año 2000 estas cifras no han hecho sino aumentar. Los más afectados son los adultos de más de sesenta años.

¿Qué tratamiento propone la medicina convencional?

Existen medicamentos que no solo reducen el elevado nivel de azúcar, sino que también disminuyen considerablemente el verdadero peligro para los enfermos, que no es otro que morir por algún problema derivado de la diabetes (infarto de miocardio, apoplejía o enfermedades renales). El fármaco más usado es la metmorfina, que facilita la absorción de glucosa por parte de las células y, con ello, reduce el nivel de azúcar en la sangre. El siguiente paso es la terapia a base de insulina, que, sin embargo, provoca sobrepeso y a menudo da lugar a un bucle: los pacientes se mueven menos y, como consecuencia, su metabolismo se deteriora aún más, con lo que aparecen nuevos riesgos para la salud. Algunos medicamentos de reciente aparición, como la empagliflozina o la liraglutida, actúan con mecanismos diferentes, como, por ejemplo, aumentando la eliminación de la glucosa a través de la orina. Además, en la actualidad se están preparando nuevos fármacos. Sin embargo, como suele pasar, las nuevas medicinas de alta eficacia presentan dos desventajas: sus efectos secundarios y su elevado precio.

¿Qué tratamiento propone la naturopatía?

Las terapias intensivas centradas en la modificación del estilo de vida y el ayuno terapéutico tratan de normalizar los niveles de insulina, esto es, de estabilizarlos, así como de reducir los factores de riesgo que aparecen como consecuencia de la enfermedad. El cambio de la dieta y la actividad física son pilares importantes del tratamiento. También puede ser aconsejable completarlo mediante sangrías.

Mis diez grandes consejos para la diabetes

- **El día de la avena:** los copos de avena reducen el nivel de azúcar en la sangre, así que organizar de cuando en cuando días en los que solo se ingieran papillas de este cereal es una forma de practicar ayunos moderados y aliviar el metabolismo.
- **Una dieta vegana:** ninguna otra aplicación de la beneficiosa dieta vegana está tan demostrada científicamente como la de la diabetes *mellitus*.
- **Los frutos secos y el aceite de oliva:** deben consumirse a diario. Reducen el peligro de desarrollar enfermedades cardiovasculares, ya que protegen los vasos sanguíneos.
- **El ayuno intermitente y el ayuno terapéutico:** un estudio ha demostrado que practicar un ayuno 16/8 (es decir, ayunar durante dieciséis horas y comer solo en las ocho horas restantes del día) mejora, al cabo de unas semanas, una serie de importantes valores en la sangre e incluso el estado de los enfermos afectados por hígado graso. Si el ayuno es más prolongado y

se mantiene entre siete y diez días (practicándolo dos veces al año), los efectos son aún mayores. Lo ideal es combinar estas dos opciones.

- **Las sangrías:** reducen la presión arterial, aumentan el efecto de la insulina y normalizan el metabolismo de los azúcares mediante la disminución de la ferritina. Están especialmente indicadas para los pacientes que presentan hígado graso, un trastorno frecuentemente asociado a la diabetes.
- **El ayurveda:** en la India se aplica este concepto terapéutico multimodal (adaptado siempre a cada paciente) con un enorme éxito.
- **El ginseng:** la medicina china considera que esta legendaria hierba medicinal permite conservar la vitalidad. Su uso en la diabetes *mellitus* es el que está respaldado por más evidencias científicas. Por eso se puede recomendar a los pacientes que prueben a consumir esta planta como medida complementaria a su tratamiento.
- **El vinagre:** tomar vinagre con las comidas (como aliño de las verduras o incluso a cucharadas) controla la subida del azúcar después de comer.
- **Las legumbres:** una ración diaria de garbanzos, lentejas o alubias mejora la regulación del azúcar en la sangre.
- **La eliminación de los productos químicos que engorden (obesógenos):** los contaminantes ambientales, entre ellos los contaminantes orgánicos persistentes (COP), se depositan en el tejido adiposo. Además, parece que también engordan, aun cuando este punto aún no se haya probado a ciencia cierta. En cualquier caso, cada vez están más presentes en la cadena alimentaria; de hecho, se encuentran en el noventa por ciento de los productos de origen animal, sobre todo en el salmón y en el atún. Para evitarlos, lo mejor es optar por una dieta vegana.

El reúma

La artritis reumatoide, conocida en el pasado como «poliartritis», se caracteriza por inflamaciones dolorosas e hinchazón de las articulaciones, que, si no se tratan a tiempo, pueden verse gravemente afectadas.

¿Qué tratamiento propone la medicina convencional?

Hasta hace apenas unos decenios, los médicos nos sentíamos relativamente impotentes ante la artritis reumatoide. En los últimos tiempos, sin embargo, han surgido nuevos y numerosos medicamentos eficaces. El más conocido de todos ellos es el metotrexato. Casi cada año aparecen en el mercado nuevos biofármacos (medicamentos desarrollados con la ayuda de la biotecnología) que suelen proporcionar una considerable mejoría del paciente, especialmente cuando se combinan con este metotrexato. Sin embargo, ninguno de estos fármacos cura la enfermedad. A pesar de ello, es frecuente que se receten junto con la cortisona, cuyos efectos secundarios son conocidos: aumento de peso, incremento de la presión arterial, subida del nivel de azúcar en la sangre, etc.

¿Qué tratamiento propone la naturopatía?

El tratamiento del reúma es un excelente ejemplo del concepto de medicina integrativa, en la que la eficaz medicina convencional se combina con la naturopatía. Hoy en día no es posible prescindir de los medicamentos antirreumáticos modernos ni de los biofármacos correspondientes, ya que, por desgracia, los tratamientos naturales no bastan. Sin embargo, pueden emplearse como complemento, ya que reducen los síntomas y permiten así limitar la dosis de los fármacos administrados. Eso sí, es importante aplicarlos sin demora, tan pronto como se detecte la enfermedad. Por mi experiencia puedo decir que el estrés desempeña en el caso de la artritis reumatoide (al igual que en el de otras enfermedades autoinmunes) un papel negativo.

Mis diez grandes consejos para el reúma

- **El ayuno:** varios estudios demuestran que el ayuno es eficaz para calmar el dolor. De hecho, en el Hospital Immanuel, el mayor centro especializado en reúma de Berlín, comprobamos cada día sus buenos resultados.
- **La dieta mediterránea y basada en los vegetales:** es importante prolongar el efecto del ayuno. Para ello, tras practicarlo se debe optar en la medida de lo posible por una dieta con efectos antiinflamatorios y en la que, si se puede, se eliminen por completo la carne, los huevos y los embutidos, ya que contienen ácido araquidónico, una sustancia que favorece la inflamación. Además, se deberá limitar al máximo la cantidad de productos lácteos. La ciencia aún no ha averiguado si una dieta estrictamente vegana ofrece ventajas adicionales en este sentido.
- **La eliminación de ciertos alimentos en la dieta:** muchos pacientes han vivido la experiencia de sufrir un repunte de su reumatismo tras tomar determinados alimentos, por lo general carne o leche, pero no solo estos. Si en varias ocasiones se observa un empeoramiento tras tomar un ingrediente concreto, es conveniente evitarlo. Sin embargo, existe la posibilidad de que la tolerancia del paciente cambie, así que se puede dejar pasar un tiempo y volver a probar más adelante el alimento sospechoso.
- **La meditación de la atención plena:** en tres estudios diferentes se ha constatado que practicar esta meditación de forma regular mejora el bienestar mental de los pacientes afectados por reúma. En uno de esos estudios incluso se observó que esta

disciplina produce un efecto antiinflamatorio. Por su eficacia en la reducción del estrés, la meditación resulta especialmente aconsejable cuando la enfermedad ha comenzado en una etapa difícil de la vida o está ligada a un acontecimiento grave.

- **La terapia de frío:** las cabinas de frío, la aplicación tópica de hielo y los emplastos con cuajada reducen en buena medida el dolor articular.
- **Las hierbas medicinales:** la cúrcuma tiene un efecto antiinflamatorio, como han demostrado los primeros estudios realizados al respecto. Yo recomiendo tomarla en forma natural (dos cucharaditas diarias en la comida o en la bebida, combinadas con un pellizco de pimienta, que facilita su absorción por parte del cuerpo). De momento, la ciencia no ha analizado suficientemente la utilidad de los extractos de ortiga, garra del diablo o incienso como para que se puedan recomendar de forma generalizada. Con todo, si el paciente presenta resistencia frente a la terapia, o bien todos los antirreumáticos y biofármacos tradicionales o modernos le provocan efectos secundarios especialmente graves, es aconsejable que pruebe con estas plantas. En nuestro ambulatorio hemos obtenido una y otra vez resultados sorprendentes, sobre todo en el caso del incienso.
- **Los ácidos grasos omega 3:** tienen un efecto antiinflamatorio que puede aprovecharse como complemento a la terapia del reúma. Son recomendables aquellos que proceden de los vegetales (la linaza y su aceite, el aceite de colza, la lecitina de soja, las nueces y las verduras de hoja verde), ya que contienen ácido alfalinolénico. En principio, el pescado azul de mar es otra buena fuente de ácidos grasos omega 3, en concreto de los ácidos grasos de cadena larga EPA (ácido eicosapentaenoico) y DHA (ácido docosahexaenoico). De todas formas, como el pescado puede favorecer la osteoporosis (que suele acompañar al reúma) por su contenido en ácidos, y como a menudo está contaminado con abundantes metales pesados, yo recomiendo dar prioridad a las fuentes vegetales de omega 3.

- **El ácido gamma-linolénico:** está presente en los aceites de borraja, de neguilla o de onagra y reduce la inflamación, como confirman algunos estudios de pequeño alcance, que también señalan, sin embargo, que su efecto es limitado.
- **La acupuntura:** esta terapia puede recomendarse para el tratamiento del dolor asociado al reúma.
- **El ayurveda:** en la India el reúma se trata con frecuencia mediante hierbas ayurvédicas. Un primer estudio realizado al respecto señala que la eficacia del ayurveda en esta área no es inferior a la de la terapia con metotrexato. Sin embargo, esto no basta para recomendar su aplicación de forma generalizada. Eso sí, en caso de que otros tratamientos no funcionen, siempre se puede probar esta opción.

Enfermedades del tubo digestivo

Por la red de nervios que lo recorren desde la boca hasta el ano, el tubo digestivo es una zona sensible, con multitud de complejas funciones que reaccionan tanto ante los procesos psicosomáticos como ante los trastornos metabólicos importantes y las infecciones. Algunas de sus enfermedades frecuentes y nada fáciles de tratar son la inflamación del esófago (que provoca reflujo y el consecuente ardor de estómago) y el conocido como «síndrome de colon irritable», que genera dolor de vientre, molestias digestivas con diarrea, gases y estreñimiento, sin que, sin embargo, se observe ninguna anomalía concreta en la colonoscopia.

¿Qué tratamiento propone la medicina convencional?

En la terapia para la úlcera de estómago y las inflamaciones graves de esófago, se aplican, con resultados muy positivos, los antiácidos (inhibidores de la bomba de protones o IBP) y un tratamiento antibiótico contra la bacteria estomacal *Helicobacter*. Los IBP son de los medicamentos más recetados hoy en día. Los médicos de todo el mundo los recomiendan en grandes cantidades y durante largo tiempo y, por lo que parece, en más de la mitad de los casos de forma innecesaria. No es un problema menor: los estudios realizados hasta ahora han demostrado que, a largo plazo, estos fármacos aumentan de forma importante el riesgo de desarrollar toda una serie de enfermedades, desde la demencia hasta la osteoporosis, pasando por las patologías cardiovasculares. No es infrecuente que, además, provoquen una carencia de vitamina B12, lo cual, a su vez, desencadena daños nerviosos. Además, dificultan percibir la sensación de saciedad al comer y pueden provocar dolor de vientre, náuseas y diarrea. Por último, la contención de los ácidos tiene otro efecto negativo: facilita que las bacterias no deseadas se alojen en el tubo digestivo, lo cual puede modificar negativamente el microbioma intestinal. Por eso no se deben tomar los IBP durante más tiempo del estrictamente necesario. De hecho, un estudio ha demostrado que al cabo de ocho semanas el cuerpo empieza a defenderse frente a estos medicamentos y a reaccionar frente al bloqueo de los ácidos con una sobreproducción de las hormonas que favorecen la generación de los mismos. Si se interrumpe el tratamiento, en el cuarenta por ciento de las personas se detecta incluso un síndrome de abstinencia y la aparición de trastornos del tubo digestivo que nunca antes habían padecido. Así pues, los IBP pueden crear una dependencia en el cuerpo.

A menudo mis pacientes me explican que les han aparecido hernias de hiato: este es el nombre con el que se conoce corrientemente el trastorno por el que el esfínter situado en la parte inferior del esófago, en contacto ya con el estómago, tiene problemas para cerrarse. Muchas personas presentan esta dolencia sin que esté necesariamente ligada a un reflujo patológico, es decir, a la subida de los jugos gástricos por el tubo digestivo. Sin embargo, no hay por qué pensar que esta enfermedad es incurable: en realidad, tal «hernia» aparece debido al sobrepeso, al estrés y al sedentarismo y puede remitir si se actúa sobre estos factores.

Se calcula que hasta el quince por ciento de la población europea sufre el síndrome de colon irritable, aunque aún no ha podido esclarecerse cuál es la causa exacta de este cuadro. Sin duda, el estrés y la sobrecarga son elementos importantes, como también lo son, probablemente, las bacterias intestinales que, en caso de una ocupación inadecuada, pueden provocar una disminución del umbral de dolor y una serie de trastornos digestivos que generan molestias incluso durante los movimientos intestinales naturales. La medicina convencional todavía no ofrece terapias eficaces para esta dolencia, más allá de una dieta (en concreto, la Fodmap: *fermentable, oligosaccharides, disaccharides, monosaccharides and polyols* u oligosacáridos, disacáridos, monosacáridos y polioles fermentables) que, como es natural, evita todos los alimentos que producen gases y resultan difíciles de digerir.

¿Qué tratamiento propone la naturopatía?

Es aconsejable integrar en el tratamiento de las enfermedades del tubo digestivo las terapias naturales, en concreto la fitoterapia y, por supuesto, la medicina mente-cuerpo, los probióticos y, como no podía ser de otra forma, la nutrición. La naturopatía es aplicable a los trastornos inflamatorios intestinales específicos, como la colitis ulcerosa y la enfermedad de Crohn, y, sobre todo, al colon irritable y a las inflamaciones leves de estómago y esófago.

Mis diez grandes consejos para los trastornos del tubo digestivo

En el caso del síndrome de colon irritable:

- **La fitoterapia:** el aceite de menta piperita en forma de comprimidos, la infusión de melisa y el extracto de alcachofa alivian los dolores y los espasmos. Las gotas de hinojo, de comino (este último aplicado también en compresas o mediante fricción) y de anís reducen los gases. Para la diarrea se puede utilizar la mirra; para el estreñimiento, los tes de las plantas de la especie *Plantago ovata* y el agua sulfurada. La cúrcuma, por su parte, es eficaz para todas estas molestias.

- **Los probióticos:** en los primeros estudios realizados sobre el colon irritable se observó ya la eficacia de diferentes preparados. Yo recomiendo optar por «los clásicos», de eficacia demostrada: lactobacilos, bifidobacterias, *Escherichia coli Nissle*, *Enterococcus faecalis* o la bebida de pan fermentado Brottrunk.
- **La medicina mente-cuerpo:** varios estudios han probado que las técnicas de relajación, entre ellas la meditación, el yoga, los ejercicios de respiración y el entrenamiento autógeno, son útiles en los casos de colon irritable.
- **La alimentación:** en nuestro ambulatorio ayurvédico nos sorprendemos una y otra vez de las positivas reacciones que experimentan los pacientes cuando aplican los principios ayurvédicos a su dieta. Una alimentación basada en alimentos integrales puede ser conveniente, pero debes probar primero si toleras bien la comida cruda. También se han registrado resultados positivos con la dieta conocida como «Fodmap» (ver párrafos anteriores), en la que se evitan determinados tipos de ingredientes, principalmente las coles, las legumbres, las frutas ricas en fructosa, los edulcorantes y algunos aditivos alimentarios, así como el alcohol, el trigo y muchos productos lácteos.

Como alternativa, recomiendo que quienes sufran de colon irritable empiecen por reducir la fructosa y que después eviten por un tiempo el trigo o el gluten. En caso de que tras dos semanas de dieta sin gluten se sientan mejor (es decir, con menos gases y dolores), significará que padecen una intolerancia al gluten o al trigo, por lo que en lo sucesivo deberán abstenerse de consumirlos. De todas formas, pasadas varias semanas se puede volver a tomar gluten a modo de prueba, ya que muchas veces el estrés, una infección, el alcohol o los antibióticos pueden provocar una reacción temporal en determinadas personas. En cambio, la hipersensibilidad ante la fructosa depende fundamentalmente de la cantidad ingerida. Muchos pacientes empiezan a sufrir trastornos digestivos cuando toman más de cincuenta gramos de este elemento al día, que es una cifra que se alcanza muy pronto cuando se incluyen en la dieta abundantes platos precocinados, alimentos endulzados «de forma natural» y fresas en pleno invierno. Para la diarrea, recomiendo tierras medicinales, barro para beber, carbón de café, arándanos y zumo de arándanos e infusiones con hojas de arbustos de bayas.

- **La acupuntura:** puede reducir considerablemente las molestias del colon irritable en todas las formas que adopta este síndrome.
- **El calor:** no se sabe muy bien cómo actúa el mecanismo de la hipertermia, pero lo cierto es que parece que las altas temperaturas calman los nervios vegetativos del tubo digestivo. Nosotros, de hecho, las utilizamos para tratar a los pacientes que padecen colon irritable y hemos obtenido con ellas resultados positivos.

En el caso de los ardores y la enfermedad del reflujo gastroesofágico:

- **Principios amargos (Amara):** los extractos de carraspique y de manzanilla favorecen la «propulsión», es decir, la salida de la comida del estómago. Además, facilitan la digestión, ya que estimulan la producción de jugos gástricos. En algunos preparados a base de una mezcla de plantas se incluyen no solo estos extractos, sino también hierbas medicinales que protegen las mucosas.
- **Mucílago de linaza:** calma las irritaciones de las mucosas.
- **Tierras medicinales:** amortiguan los ácidos en el estómago.
- **Eliminación de las infusiones de menta piperita, el café y el alcohol de la dieta:** estas bebidas favorecen el reflujo. Cena temprano y acuéstate siempre un poco incorporado, de manera que el tronco quede más elevado que las piernas.

Estrategias para una vida sana

Cómo encontrar tu propio camino

Si has llegado hasta este capítulo y has seguido mis argumentos, es posible que ahora sientas la necesidad de modificar algún aspecto de tu vida y que te estés preguntando: ¿por dónde empiezo? ¿Y cómo lo hago? Yo no puedo darte una solución universal: depende en buena medida de qué tipo de persona seas, de qué posibles trastornos estés padeciendo, de cómo te plantees tu vida y de qué quieras lograr. No obstante, estoy convencido de que en este libro encontrarás una gran cantidad de información y de propuestas entre las que elegir. Intenta contemplar esta gama de posibilidades de acción de forma positiva, es decir, como algo que te permitirá mejorar tu calidad de vida y aumentar y conservar tu salud, en lugar de como una fuente de estrés.

Los consejos básicos están claros: una dieta basada fundamentalmente en los vegetales, con la menor cantidad posible de proteínas de origen animal (leche, carne, pescado y huevos), bastante actividad física (preferentemente al aire libre, en plena naturaleza) y una relajación activa (!), si puede ser a través de la meditación. Digo bien, «activa», porque la mayoría de las personas creen que relajarse consiste en permanecer pasivas, por ejemplo viendo la televisión, pese a que los resultados de los análisis de laboratorio demuestren lo contrario: ni siquiera cuando dormimos nos relajamos tanto como cuando meditamos. Se trata de conseguir una presencia despierta, una concentración que no persiga ningún propósito concreto. Este pilar de toda vida sana es el que más difícil les resulta incorporar a la mayoría de los pacientes, que a menudo lo olvidan en sus intentos de adoptar unos hábitos más saludables. Por favor, no te rindas: la regularidad es absolutamente determinante en este punto. Tienes que practicar la meditación a diario al menos durante seis semanas para interiorizar el procedimiento y empezar a notar sus beneficios. Si te resulta de ayuda, al principio puedes practicarla en grupo o siguiendo las instrucciones de un CD o de un *podcast*.

Yo mismo tengo problemas constantemente para sacar el tiempo necesario para meditar. Es importante saber integrar la práctica en nuestro día a día y no considerarla como un mero ejercicio complementario, sino como un tiempo que nos tomamos para nosotros, para lo que de verdad es importante en la vida. Una vez más, nos encontramos con la cuestión fundamental de la espiritualidad, tan ligada a esta actividad. Precisamente la experiencia de la enfermedad y el conocimiento de los límites de la propia corporeidad nos recuerdan lo importante que es que nos dediquemos al apasionante «porqué» de nuestra vida.

Yo medito sentado, porque si lo hago tumbado me quedo dormido rápidamente. Le pasa a casi todo el mundo. Y dormir no es malo, pero no es lo mismo que meditar. Elijo el momento en el que practicar este ejercicio en función de mi vida familiar y profesional: en verano me levanto más temprano, así que medito a primera hora de la mañana; en invierno, en cambio, opto por la noche.

También intento integrar el deporte en mi vida cotidiana: entre semana, si la meteorología me lo permite, voy al trabajo en bicicleta, y los fines de semana salgo a correr o a caminar. Además, en casa practico cada día unos minutos de yoga para reequilibrarme, interna y externamente. También utilizo el podómetro de mi *smartphone* y hace poco he comprado una mesa para mi oficina que me permite trabajar de pie. Saca tiempo de esos momentos que menos necesitas o que menos vas a echar en falta: por ejemplo, las horas que pasas frente al televisor o «colgado» al ordenador. Utiliza lo mínimo el coche: si viajas en tren o en metro puedes aprovechar el trayecto para meditar.

La medicina mente-cuerpo puede hacer mucho más que combatir el estrés (aunque este sea, desde luego, uno de sus cometidos esenciales): también nos ayuda a conquistar nuestra libertad interior. Es algo que resulta difícil de describir. Hay que vivirlo. Muchos de mis pacientes pueden ilustrar esta experiencia de un modo muy gráfico a partir de la vivencia de su propia enfermedad y de sus síntomas. Pero la libertad también desempeña un papel muy importante en una sociedad que está envejeciendo. Nos cuesta mucho reconocernos como personas en proceso de envejecimiento porque siempre nos sentimos más jóvenes de lo que en realidad somos, debido a que estamos acostumbrados a nosotros mismos, a que nos conocemos desde hace ya mucho tiempo. No estoy hablando tanto de las arrugas, sino de la nostalgia por el sentimiento de un tiempo en el que todavía todo era posible, un tiempo de energía, de vitalidad; mediante la atención plena o la meditación podemos conseguir algo que en la mayoría de los debates acerca del antienvejecimiento se pierde de vista: construimos un espacio para la libertad mental y la atemporalidad.

Otra medida importante para garantizarse una vida sana es, sin lugar a dudas, y por paradójico que suene, evitar ir al médico con demasiada frecuencia. Evidentemente, no se trata de que cada cual resuelva por su propia cuenta los trastornos graves o poco claros: en estos casos siempre es necesario acudir a un profesional de la salud. Pero si vives de forma sana y pones en práctica con frecuencia las estrategias de autoayuda propias de las terapias naturales, como el yoga, el uso de hierbas medicinales, la sauna, los chorros de agua fría o la aplicación de fajas húmedas, escucharás más a tu cuerpo y no te limitarás a dejarlo todo en manos de la farmacia. De este modo, evitarás el círculo vicioso de síntomas-medicamentos-efectos secundarios-más medicamentos-y vuelta a empezar. La buena medicina apoya los procesos de autocuración, en lugar de reprimirlos mediante fármacos, como sabe cualquier médico de familia comprometido. Solo hay que iniciar una terapia cuando exista un peligro o un verdadero sufrimiento. De hecho, cualquier intervención médica constituye, desde el punto de vista jurídico, una lesión corporal provocada con el consentimiento del paciente. La clave, según la literatura especializada actual, es *chosing wisely*, es decir, elegir sabiamente aquello que realmente requiere un tratamiento médico. Esto también funciona en el sentido contrario, es decir, que el paciente debe determinar con cuidado cuándo es necesario solicitar la ayuda de la medicina en lugar de probar por su cuenta durante demasiado tiempo.

La clave, pues, es *chosing wisely*, y algo que determinará lo que puedes hacer cada día y que tendrá efectos cruciales sobre tu salud es la decisión que tomes sobre qué comer. Hasta los comedores de empresa suelen ofrecer ya menús vegetarianos y bufés a base de ensalada. Pero si no quieres llegar tan lejos, al menos puedes establecer qué es lo que no vas a comer en ningún caso. Reduce las proteínas de origen animal cada vez que te sea posible. Consume la menor cantidad de comida rápida que puedas. Limita la cantidad de alcohol y de nicotina (¡dejar el tabaco añade años de vida!). Evita los alimentos a los que se hayan añadido productos químicos, ya sea durante su producción (pesticidas, insecticidas, antibióticos) o durante su procesamiento (aditivos en el caso de la comida rápida). Olvídate de las tentaciones entre horas (el picoteo) y verás lo bien que te sientes cuando redescubras el ritmo de tus comidas.

Pero tu día a día no puede consistir en una prohibición tras otra. También es posible plantearse una vida sana de forma absolutamente positiva, gracias a los deliciosos **superalimentos,** ingredientes que contienen sustancias tan beneficiosas que, en realidad, son medicamentos, aunque sin los perjudiciales efectos secundarios. Por desgracia, se está tendiendo a consumir sobre todo superalimentos exóticos, que tienen que hacer un largo viaje para llegar a nosotros. Sin embargo, la mayoría puede obtenerse de forma sencilla en los cultivos locales o europeos, que se someten a controles y son más económicos. Si tomas cada día tan solo dos superalimentos de los que se incluyen en la siguiente lista, ya habrás hecho muchísimo por tu salud:

Bayas

Todas ellas tienen un alto contenido en antioxidantes. Los arándanos, por ejemplo, sirven para prevenir la cistitis. Además, en las mujeres posmenopáusicas reducen la presión arterial y aumentan la elasticidad de los vasos capilares. El zumo recién exprimido de este fruto es eficaz contra la diarrea y, si se consume regularmente, protege frente a las enfermedades cardiovasculares y, posiblemente, también frente al cáncer, al igual que otras bayas. Por otra parte, existe la hipótesis de que las bayas de goji, procedentes de China, son eficaces contra la degeneración macular, porque el pigmento que contienen (la zeaxantina), también presente en el azafrán, se deposita en la retina y, según parece, la protege. Las bayas apenas pierden estas propiedades cuando se congelan, pero sí, por desgracia, cuando se cuecen para hacer con ellas mermelada. Aun cuando posean un elevado nivel de fructosa, por lo general se digieren bien.

Verduras y frutas

Deben ser ecológicas y de temporada, y consumirse maduras. Las de color rojo y amarillo (por ejemplo, la calabaza, el pimiento y el tomate) contienen multitud de micronutrientes, entre ellos el licopeno, que, entre otros muchos efectos positivos, es bueno para el corazón, pero que solo se libera cuando se calientan estos alimentos. La batata, también rica en nutrientes, es, posiblemente, el factor que explica que los habitantes de la isla japonesa de Okinawa sean tan longevos. Hoy en día este tubérculo también se cultiva en Italia, España y Portugal. Come frutas y verduras tan frecuentemente como puedas, mejor en forma de pieza completa (por ejemplo, una naranja) que en forma de extracto (por ejemplo, un zumo). La mejor señal de que su contenido es de calidad no es un reluciente aspecto externo, sino un intenso perfume.

Verduras de hoja

Lechugas, rúculas, acelgas, espinacas... Las verduras de hoja son especialmente saludables. Contienen el valioso nitrato vegetal, así como ácidos grasos omega 3 y minerales. Los estudios demuestran que consumir a diario algo de verde reduce en un veinte por ciento el riesgo de sufrir infartos, apoplejías y cáncer. Así que... ¡adiós a la fobia a las espinacas! ¡Acuérdate de Popeye y pon alimentos verdes en tu mesa!

Crucíferas

Otro subgrupo sumamente saludable. A él pertenecen, por ejemplo, los brócolis, las coles de Bruselas, las coles rizadas, los lepidios y las rúculas, así como los rábanos, incluidos los rusticanos, y la mostaza. Todas estas crucíferas producen aceites picantes con los que se protegen frente a los insectos y parásitos. Se han identificado más de cien de estas plantas, reconocibles por su sabor entre picante y especiado. Acaban con bacterias y virus (por ejemplo, un preparado concentrado a base de extractos de lipidio y rábanos rusticanos es muy eficaz en caso de faringitis o cistitis) y, según se cree, también previenen el cáncer. Almacenan sus aceites en una forma previa a la definitiva (en concreto, en forma de glucosinolato) porque de lo contrario les resultarían perjudiciales, y solo cuando las células de estos vegetales sufren un daño, por ejemplo por la mordedura de un insecto, sus aceites se unen a una enzima igualmente presente en la planta, la mirosinasa, que los activa y los vuelve sumamente eficaces frente al ataque. El más investigado es el sulforafano, que se pone en marcha sobre todo cuando se cortan en trozos las verduras y se dejan reposar al aire durante al menos treinta minutos. Si en lugar de ello se las cocina inmediatamente, se pierde buena parte de este ácido. Por eso las crucíferas congeladas son un poco menos sanas cuando se escaldan antes de meterlas en el congelador.

Linaza

Estas modestas semillas son sumamente polivalentes. De hecho, constituyen el superalimento por antonomasia: reducen el colesterol y la presión arterial; aplicadas como mucílago, ayudan en caso de gastritis y problemas estomacales, y contienen valiosos ácidos grasos vegetales de tipo omega 3 muy concentrados, que reducen la inflamación en los enfermos de reúma y artrosis (también cuando se aplica la linaza en forma de faja). Toma a diario linaza molida y consume aceite de estas semillas (que siempre deberás conservar en el frigorífico). En caso de inflamaciones externas, puedes aplicarte la linaza en compresas o verterla en el agua de la bañera.

Frutos secos

Se trata de la única forma de picoteo que no solo no nos hace daño, sino que incluso nos beneficia: los frutos secos, de hecho, son muy sanos. La reina entre todos ellos es la nuez, que mejora el nivel de lípidos en la sangre, reduce la presión arterial y disminuye la rigidez de los vasos sanguíneos. También son saludables las avellanas y las almendras (aunque estas últimas, en realidad, no son frutos secos, sino la drupa de una planta rosácea). Las nueces de Brasil contienen abundante selenio, elemento importante para el sistema inmunitario, y reducen los niveles de colesterol. No obstante, no se deben consumir más de una o dos, ya que también presentan metionina, un aminoácido que contiene azufre y resulta perjudicial. También los pistachos no salados y los cacahuetes (aunque estos últimos, en realidad, son legumbres) resultan muy sanos, ya que bajan la presión arterial. Según el estudio Predimed (véase la p. 178), treinta gramos al día de frutos secos de diferentes tipos son suficientes para lograr una drástica disminución de los índices de infarto de miocardio, apoplejía y diabetes.

Aceite de oliva

En uno de nuestros ensayos conseguimos demostrar que el aceite de oliva, especialmente el no filtrado, contiene numerosas sustancias saludables. Utilízalo para aliñar tus platos de pasta, verduras o ensaladas, pero no lo calientes, ya que para freír y cocinar hay otras variantes más económicas y que se mantienen estables frente a las altas temperaturas.

Alubias, guisantes y lentejas

Las legumbres contienen una gran cantidad de proteínas vegetales sumamente saludables. No en vano, se piensa que los inmigrantes latinoamericanos presentan una mejor salud durante más tiempo porque, a pesar de consumir abundantes grasas y azúcares, comen, por tradición, muchos guisantes y lentejas (a este fenómeno se le conoce como la *hispanic paradox* o paradoja hispana). Varios estudios epidemiológicos de gran alcance realizados por la Universidad de Harvard han confirmado una y otra vez que la salud mejora a medida que aumenta el nivel de proteínas vegetales consumidas. Por eso, come cada día una ración de legumbres, ya sea calientes, frías en ensalada o como crema para untar. Si no dispones de mucho tiempo para cocinarlas, también puedes consumirlas en forma de conservas, pero procura que estas no contengan demasiada sal. Para reducir los gases que suelen provocar, condiméntalas con cúrcuma, pimienta, jengibre, canela, ajo o clavo. Cuanta mayor sea la frecuencia con la que tomes legumbres, menos sufrirás estas molestias.

Especias

Las especias, especialmente las picantes e intensas, contienen muchas sustancias vegetales secundarias en altísima concentración y aportan color y un sabor muy marcado. Hoy en día se sabe que la cúrcuma es la mejor de todas: resulta eficaz en el caso de las enfermedades inflamatorias intestinales y el reúma, mejora el nivel de lípidos en la sangre y actúa contra la diabetes. Condimenta tus platos con cúrcuma (o curri) cada vez que sea posible, pero ten en cuenta que esta especia aporta mucho color (incluso a la ropa, si cae en ella). Si no te gusta su sabor, también puedes recurrir, como medida excepcional, a los extractos que se venden en las farmacias. El jengibre y el comino son también saludables. Según ha demostrado un riguroso estudio, las personas que condimentan sus platos con abundante chile viven más tiempo. El azafrán (que, por cierto, es muy caro) actúa, de acuerdo con los primeros datos clínicos disponibles al respecto, contra el alzhéimer, la depresión y la degeneración macular. Lo ideal es mezclar las especias. Por ejemplo, la cúrcuma se asimila mucho mejor cuando se combina con la pimienta. Por eso un plato indio con curri es ideal y garantiza que nuestro cuerpo aprovechará al máximo los micronutrientes. Igualmente sanos son la cebolla y el ajo: el segundo, para el sistema circulatorio; la primera, para el sistema inmunitario, y posiblemente también sirva para prevenir el cáncer. Así pues, ¡condimenta sin moderación!

Edulcorantes naturales

Aunque deberíamos evitar el azúcar industrial, eso no significa que tengamos que renunciar a lo dulce. El chocolate, por ejemplo, reduce la presión arterial, ensancha los vasos sanguíneos y actúa contra las inflamaciones. Toma las versiones que contienen más de un cincuenta por ciento de cacao (pero no tienes por qué optar por las que presentan un ochenta o un noventa por ciento, que son muy amargas). También es sano el chocolate con nueces y almendras. Los granos de cacao no procesados que se venden en muchas tiendas de productos ecológicos son muy intensos. ¡Pruébalos! Los dátiles y los higos secos incluyen muchos nutrientes saludables y dan un toque exquisito a cualquier postre. La miel contiene multitud de minerales. Además, es antiinflamatoria y antibiótica. Por eso, si se aplica externamente, resulta un excelente remedio para facilitar la cicatrización de heridas. De todas formas, procura que sea siempre miel ecológica.

Agua

La ciencia aún no tiene claro cuánto líquido deberíamos tomar, es decir, cuál es la cantidad exacta que necesitamos. En la actualidad se calcula que requerimos entre dos y tres litros, en función, lógicamente, de la temperatura externa y de la actividad que realicemos. A menudo las jaquecas fuertes y los problemas de concentración desaparecen en cuanto nos tomamos dos o tres vasos de agua. Este elemento también mejora el rendimiento de los estudiantes. En cualquier caso, evita las botellas de plástico, que contienen plastificantes y PPA, sustancias de las que se sospecha que son cancerígenas, especialmente cuando los envases se someten a altas temperaturas. A pesar de lo que se pensaba hasta ahora, el café y el té son bebidas sanas. El primero ayuda a prevenir el párkinson y la diabetes y mejora el funcionamiento del hígado, siempre y cuando se tome solo y sin azúcar (hasta la leche de soja reduciría sus saludables propiedades). Es cierto que sube la presión arterial, pero solo por un tiempo limitado. Además, como es ligeramente diurético, lo mejor es compensar su efecto tomando un vaso de agua, que en las cafeterías vienesas, por ejemplo, se sirve directamente cada vez que alguien pide un café. El té verde es igual de estimulante, pero resulta incluso más sano. El agua mineral rica en bicarbonato ayuda a compensar los problemas de una dieta demasiado rica en ácidos.

Yo sigo un régimen lactovegetariano, es decir, consistente en vegetales y en una pequeña cantidad de productos lácteos, pero no consumo huevos. Cada día intento tomar dos o tres de los superalimentos mencionados, pero no entre horas, sino directamente en las comidas (y si pico algo, son nueces). Practico ayuno intermitente, en dos variantes personales: o bien ceno más tarde y renuncio al desayuno (simplemente me tomo un café solo con una pizca de leche de almendras), o bien ceno temprano y desayuno unas gachas calientes a base de linaza (molida), copos de avena, bayas, nueces y, de cuando en cuando, jengibre y cúrcuma (variante ayurvédica). Además, por las mañanas me aplico por todo el cuerpo chorros de agua fría, alternados con otros de agua caliente.

En resumen, recomiendo:

- **tomar dos comidas copiosas y saciantes a lo largo del día,** y evitar picar entre horas;
- **seguir una dieta todo lo vegetariana que resulte posible** y que incluya abundantes bayas y frutos secos;
- **tomar cada día dos superalimentos** en las comidas principales **e irlos variando a lo largo del tiempo;**
- **practicar a diario el ayuno intermitente** (es decir, no ingerir nada durante un período de entre catorce y dieciséis horas, por ejemplo cenando a las siete de la tarde y absteniéndose de comer hasta las once de la mañana del día siguiente);
- **ayunar una semana entera una o dos veces al año;**
- **aplicarse un estímulo frío a diario** (en forma de chorro de agua por todo el cuerpo o en las rodillas);
- **practicar yoga con regularidad;**
- **meditar a diario** (quien no disponga de treinta minutos al día, también puede realizar «minimeditaciones» de unos minutos en el metro o en la oficina);
- **integrar la actividad física en la vida cotidiana:** hacer más trayectos a pie, subir por las escaleras, desplazarse en bicicleta, pasear por el bosque. Se recomienda dar diez mil pasos (unos cinco kilómetros) al día. También es aconsejable practicar algún

deporte de resistencia tres veces por semana, en sesiones de cuarenta y cinco minutos.

- **evitar pasar mucho tiempo sentado** (la «sillitis» o *sitting disease*); para ello, recomiendo utilizar mesas que permitan trabajar de pie;
- **dormir lo suficiente** (yo duermo ocho horas).

El futuro de la medicina

Lo que debemos cambiar

Cada día, millones y millones de personas toman medicamentos que, en realidad, no les sirven de nada, porque las terapias que ofrece la medicina aún son poco personalizadas. Los diez fármacos más recetados en Estados Unidos resultan útiles a apenas uno de cada cuatro pacientes, en el mejor de los casos, o incluso a uno de cada veinticinco, en el peor de los escenarios, de acuerdo con los datos que publicó en la revista *Nature*, la biblia de la ciencia, Nicholas Schork, en un artículo en el que hablaba de la *imprecision medicine* («medicina de la imprecisión»). Tal vez la genética y la biología molecular ayuden a la medicina moderna a ser más precisa, pero sería aconsejable aprovechar, sobre todo, la experiencia de la naturopatía, que siempre ha optado por un enfoque individualizado.

Son muchas las personas que, ya a la edad de cincuenta o sesenta años, presentan enfermedades crónicas. Vivir mucho tiempo, pero padecer dolencias también durante décadas y décadas, no parece una perspectiva agradable. Algunas enfermedades son inevitables: en esta vida, no podemos controlarlo todo. Sin embargo, sí que podríamos hacer muchas cosas para impedir que apareciesen las dolencias crónicas y conseguir llegar a viejos sin perder la alegría de vivir. Eso sí, no será posible hacerlo sin contar con la naturopatía. ¿Por qué?

Primera tesis

Los médicos deberían impedir la aparición de las enfermedades, en lugar de limitarse a tratar sus consecuencias.

Sin duda, la mayoría de mis compañeros estarían encantados de seguir este camino, pero son muchos los obstáculos que les salen al paso. Por ejemplo, la cuestión económica: un médico que consigue que alguien abandone sus hábitos insanos, se alimente bien y realice mucha actividad física debería estar mejor pagado que otro que practique, al cabo de diez años de dolencia, una operación para implantar un baipás. Ha llegado el momento de que la prevención deje de ser el patito feo de la medicina. El problema es que a muchos médicos les faltan conocimientos para que esto sea una realidad. La naturopatía moderna podría remediar esta situación.

Segunda tesis

La naturopatía debería fomentarse más.

La medicina moderna, relativamente joven, ha dejado a un lado, de forma precipitada, todo el conocimiento acumulado durante milenios sobre cómo mantenerse lo más sano posible. En lugar de conservarlo, se ha guiado casi de forma exclusiva por la capacidad de medición que poseen las ciencias naturales y que le ha servido para adquirir un halo de objetividad. Sin embargo, la vida no siempre es objetiva. La medicina tampoco es una ciencia exacta, aun cuando a veces dé esa impresión. Por eso el saber basado en la experiencia debe ocupar un lugar en esta disciplina, ya que puede servir de impulso para la investigación, como nos han demostrado la terapia con sanguijuelas, las sangrías y el ayuno. No en vano, la naturopatía también está haciendo mucho por analizar y ampliar, desde una perspectiva científica, sus tratamientos. En

Estados Unidos cada año se destinan a este objetivo en torno a doscientos cincuenta millones de dólares procedentes de fondos públicos, y en la India existe incluso un ministerio específico para las terapias tradicionales. En Alemania, en cambio, solo un estudio ha recibido el visto bueno de la Sociedad Alemana de Investigación. Si no hubiésemos contado con el apoyo de fundaciones y patrocinadores privados, nuestro trabajo científico habría resultado imposible. El enfoque holístico de la naturopatía exige realizar costosos estudios, para los que es necesario disponer de una mayor financiación. El retorno de la inversión en el caso de las terapias naturales apoyadas en bases científicas y su aplicación para la prevención y el tratamiento de las enfermedades crónicas está asegurado, sin duda alguna. A la larga, no podemos permitirnos seguir tratando las enfermedades crónicas, cada vez más numerosas, con más y más operaciones y nuevos (y, en consecuencia, carísimos) fármacos.

Tercera tesis

Ejercer la medicina consiste en algo más que en prescribir medicamentos.

Si la analizamos de cerca, buena parte de la medicina (convencional), en apariencia siempre objetiva, se mueve por la cuerda floja, al menos en lo que se refiere a las evidencias que se exigen: a menudo, su capacidad para aportar pruebas científicas es limitada. También resulta problemático el hecho de que muchos de los médicos y científicos que dictan las directrices de tratamiento en las comisiones correspondientes reciban dinero de la industria farmacéutica para sus trabajos de investigación o asesoría. Aun cuando proclamen a los cuatro vientos que son independientes, es improbable que realmente lo sean, al menos desde el punto de vista psicológico.

Por último, está el problema de los efectos secundarios de los medicamentos. Si se recetan los medicamentos adecuados para las dolencias oportunas, los efectos secundarios resultan admisibles, ya que a cambio de sufrirlos el paciente obtiene un alivio o una curación. Pero si los medicamentos se prescriben sin criterio o durante demasiado tiempo, como ocurre en el caso de muchas enfermedades crónicas, la relación beneficios-riesgos ya no es equilibrada. En 2015 se vendieron en Alemania preparados por un valor de quince mil doscientos millones de euros (!): una cifra colosal.

Instintivamente, muchos pacientes sienten reticencias frente a los medicamentos y se niegan a tomarlos. Estos casos de incumplimiento de las prescripciones médicas se dan sobre todo en las principales enfermedades comunes, lo cual entraña riesgos. No es infrecuente que en nuestra unidad integradora de naturopatía tengamos que hacer enormes esfuerzos para convencer a los enfermos de lo importante que puede ser tomarse unos medicamentos antirreumáticos o aceptar la quimioterapia propuesta, por ejemplo. Es cierto, no obstante, que los especialistas en terapias naturales lo tenemos más fácil a la hora de conseguir que los pacientes acepten nuestro consejo, tal vez porque dedicamos más tiempo a escucharlos. Así pues, se trata de aplicar tratamientos naturales para limitar todo lo posible (o, incluso, eliminar, si es que se puede) el consumo de medicamentos, ya que un abuso de los mismos merma su capacidad de salvar vidas, que es lo que está ocurriendo, por ejemplo, con los antibióticos.

Otro objetivo es conservar las terapias a base de plantas medicinales, en lugar de condenarlas a desaparecer por un exceso de regulación. El mercado europeo está cerrando sus puertas precisamente a los remedios de las medicinas tradicionales (que a menudo son mezclas de varios principios activos), a pesar de su enorme potencial. Los productores de preparados vegetales no tienen la posibilidad de patentarlos y, en consecuencia, no pueden permitirse acometer esos costosos programas de investigación que las autoridades exigen cada vez en mayor medida. Por eso es necesario que las instancias independientes ayuden más a este sector.

Cuarta tesis
No hay salud posible sin una alimentación sana.

Eres tú quien decide qué comer y hasta qué punto optar o no por una dieta sana, pero un alimento no debe hacerte caer enfermo. En realidad, el etiquetado de los ingredientes sirve más para enmascarar que para mostrar con transparencia. Debería implantarse un sistema de indicación sencilla (un pictograma en forma de semáforo) de la proporción de grasas y azúcares insanos que contienen los alimentos. Precisamente en el sector de la alimentación es importante contar con una asesoría especializada e independiente. Sin embargo, en Alemania tenemos la impresión de que, en el caso de la agricultura y la industria alimentaria, las recomendaciones de las autoridades nacionales o de las sociedades de expertos financiadas por el Estado se encuentran bajo la influencia de los grupos de presión. No es admisible que debido a estos intereses particulares la población esté expuesta a un mayor riesgo de contraer enfermedades crónicas. Por otra parte, urge reducir el contenido de contaminantes sospechosos, como el glifosato. Hay que poner fin a la «producción» en masa de animales y sustituirla por una ganadería que respete las necesidades de los seres vivos. La cocina vegetariana o la vegana deben estar presentes en hospitales, guarderías, colegios, comedores de empresas, hoteles y restaurantes.

Quinta tesis
Una vida sana debe convertirse en una cuestión de estilo.

Se han depositado muchas esperanzas en la posibilidad de «liquidar» las enfermedades mediante la terapia génica. Sin embargo, esta terapia da pocos resultados, precisamente porque la mayoría de los trastornos existentes afectan a varios genes y toman diferentes vías. La genética solo tiene la «culpa» de, como máximo, entre el diez y el veinte por ciento de ellos. Aun cuando se cuente con genes «malos», un estilo de vida sano puede reducir decididamente el riesgo de desarrollar una enfermedad e influir incluso en nuestros hijos y en nuestros nietos, como ha demostrado la epigenética. La forma en que vivimos no solo provocará efectos en nosotros: tenemos una responsabilidad para con las siguientes generaciones. Pero no se trata de convertirnos en ascetas, sino de encontrar un estilo de vida que sea armonioso con nuestra biología. Debemos recuperar la sensibilidad hacia lo que nos sienta bien.

Sexta tesis

La medicina debe motivar a las personas.

Si no ponemos coto a las enfermedades crónicas, acabaremos teniendo, inevitablemente, una medicina de primera y otra de segunda, en función del poder adquisitivo del paciente. De lo contrario, será imposible financiarla. Por eso, tenemos que motivar a la gente para que adopte una vida más sana. Las personas no quieren que se las trate simplemente como a enfermos: en calidad de pacientes, desean hacer algo por su curación. Sin embargo, nuestro sistema médico prácticamente les impide participar en este proceso. Los nuevos términos clave que van surgiendo, como *shared decision making* (elección conjunta del objetivo terapéutico), no hacen sino ocultar que cualquier actor del sistema de salud (los legisladores, los hospitales, los seguros de salud, los interventores) tiene más que decir que el propio paciente acerca de su tratamiento. Hay que cambiar esta situación: la medicina mente-cuerpo proporciona importantes técnicas y prácticas para brindar al ser humano la posibilidad de cuidar mejor de sí mismo y, sobre todo, de eliminar el estrés, que todo lo empeora.

Séptima tesis
La «medicina convencional» no puede estar al margen de la naturopatía.

La primera debe empezar a tomarse en serio a la segunda, lo cual beneficiará a ambas, como demuestra el ejemplo del Hospital Universitario Charité de Berlín, que, no en vano, es un centro en el que han trabajado la mitad de los premios Nobel de medicina de Alemania. En él existen dos cátedras de naturopatía, disciplina que define en buena medida el perfil de esta institución. Para ello, las diferentes escuelas de terapias naturales han de evolucionar para pasar de basarse en el criterio de autoridades a basarse en evidencias, como viene haciendo la medicina convencional desde hace dos siglos. Ambas deben aprender la una de la otra y abrir, juntas, nuevos caminos. Esta forma de medicina integrativa ya se practica en la mayoría de los hospitales estadounidenses de prestigio. En Alemania, en cambio, aún hay mucha ignorancia, pero también alentadores signos de que se está produciendo un cambio, en buena medida por las presiones de los propios pacientes, que, de acuerdo con todas las encuestas, tienen una opinión muy positiva de las terapias naturales y están dispuestos a someterse a ellas.

Índice de conceptos

Referencias de las principales obras bibliográficas

Optar por una medicina personalizada

Bühring, M., *Naturheilkunde. Grundlagen, Anwendungen, Ziele*, C. H. Beck, Múnich, 1997 (hay trad. cast.: *Introducción a la medicina naturista: las bases científicas de las terapias naturales*, traducción de Pablo Saz Peiró, Paidós Ibérica, Barcelona, 1998).

Dobos, G., U. Deuse y A. Michalsen, *Chronische Erkrankungen integrativ*, Elsevier Urban & Fischer, Múnich, 2006.

Michalsen, A., *et al.*, «Efects of Lifestyle Modification on the Progression of Coronary Atherosclerosis, Autonomic Function and Angina», *Am Heart J.*, 151 (2006), pp. 870-877.

Los principios básicos de la naturopatía

Estímulo y reacción

Antonovsky, A., *Unravelling the Mystery of Health*, Jossey-Bass, San Francisco, 1987.

Brockow, T., *et al.*, «A randomized controlled trial on the efectiveness of mild water-filtered near infrared whole-body hyperthermia in the treatment of fibromyalgia», *Clin. J. Pain*, 23 (2007), pp. 67-75.

Daanen, H. A., y W. D. van Marken Lichtenbelt, «Human whole body cold adaptation», *Temperature (Austin)*, 3 (1) (2016), pp. 104-118.

De Jong, S., *et al.*, «Seasonal changes in gene expression represent cell-type composition in whole blood», *Hum. Mol. Genet.*, 23 (2014), pp. 2721-2728.

Garland, C. F., y F. C. Garland, «Do sunlight and vitamin D reduce the likelihood of colon cancer?», *Int. J. Epidemiol.*, 9 (1980), pp. 227-231.

Hanssen, M. J., *et al.*, «Short-term cold acclimation improves insulin sensitivity in patients with type 2 diabetes mellitus», *Nat. Med.*, 21 (2015), pp. 863-865.

Janssen, C. W., *et al.*, «Whole-body hyperthermia for the treatment of major depressive disorder», *JAMA Psychiatry*, 73 (2016), pp. 789-795.

Kaptchuk, T. J., *et al.*, «Components of placebo efect: randomised controlled trial in patients with irritable bowel syndrome», *BMJ*, 336 (2008), pp. 999-1003.

Kaptchuk, T. J., y F. G. Miller, «Placebo Efects in Medicine», *N. Engl. J. Med.*, 373 (2 de julio de 2015), pp. 8 y 9.

Kneipp, S., *So sollt ihr leben*, Trias, Stuttgart, 1889 (hay trad. cast.: *Cómo habéis de vivir*, traducción de Joaquín Collet y Gurgue, Magalia, Madrid, 2000).

Lee, P., *et al.*, «Temperature-Acclimated Brown Adipose Tissue Modulates Insulin Sensitivity in Humans», *Diabetes*, 63 (2014), pp. 3686-3698.

Reichrath, J., *et al.*, «Biologic Efects of Light: An Enlightening Prospective», *Anticancer Res.*, 36 (2016), pp. 1339-1343.

El redescubrimiento de las antiguas terapias
Las sanguijuelas, las ventosas y las sangrías

Al Bedah, A. M., *et al.*, «Evaluation of Wet Cupping Therapy: Systematic Review of Randomized Clinical Trials», *Journal of Alternative and Complementary Medicine*, 22 (2016), pp. 768-777.

Andereya, S., *et al.*, «Assessment of leech therapy for knee osteoarthritis: a randomized study», *Acta Orthop.*, 79 (2008), pp. 235-243.

Bäcker, M., *et al.*, «Efectiveness of leech therapy in chronic lateral epicondylitis: a randomized controlled trial», *Clin. J. Pain*, 27 (junio de 2011), pp. 442-447.

Baskova, I. P., *et al.*, «Arterial antithrombotic efect of piyavit, the novel pharmacological preparation from the medicinal leech, and of its components, prostanoids and enzyme destabilase», *Thromb. Res.*, 77 (1995), pp. 483-492.

Fernández-Real, J. M., *et al.*, «Blood letting in high-ferritin type 2 diabetes: efects on insulin sensitivity and beta-cell function», *Diabetes*, 51 (2002), pp. 1000-1004.

Houschyar, K. S., *et al.*, «Efects of phlebotomy-induced reduction of body iron stores on metabolic syndrome: results from a randomized clinical trial», *BMC Med.*, 10 (2012), p. 54.

Kamhieh-Milz, S., J. Kamhieh-Milz, Y. Tauchmann, T. Ostermann, Y. Shah, U. Kalus, A. Salama y A. Michalsen, «Regular blood donation may help in the management of hypertension: an observational study on 292 blood donors», *Transfusion*, 65 (2016), pp. 637-644.

Lauche, R., *et al.*, «A systematic review and meta-analysis of medical leech therapy for osteoarthritis of the knee», *Clin. J. Pain*, 30 (2014), pp. 63-72.

Lauche, R., *et al.*, «Effectiveness of home-based cupping massage compared to progressive muscle relaxation in patients with chronic neck pain – a randomized controlled trial», *PLOS ONE*, 8 (2013), e65378.

Lüdtke, R., *et al.*, «Brachialgia paraesthetica nocturna can be relieved by "wet cupping" – results of a randomised pilot study», *Complement. Ther. Med.*, 14 (2006), pp. 247-253.

Marty, I., *et al.*, «Amelioration of collagen-induced arthritis by thrombin inhibition», *J. Clin. Invest.*, 107 (2001), pp. 631-640.

Michalsen, A., *et al.*, «Efect of leeches therapy (*Hirudo medicinalis*) in painful osteoarthritis of the knee: a pilot study», *Ann. Rheum. Dis.*, 60 (2001), p. 986.

Michalsen, A., *et al.*, «Efectiveness of leech therapy in osteo arthritis of the knee: a randomized, controlled trial», *Ann. Intern. Med.*, 139 (2003), pp. 724-730.

Michalsen, A., *et al.*, «Efectiveness of leech therapy in women with symptomatic arthrosis of the first carpometacarpal joint: a randomized controlled trial», *Pain*, 137 (2008), pp. 452-459.

Michalsen, A., *et al.*, «Efects of traditional cupping therapy in patients with carpal tunnel syndrome. A randomized controlled trial», *J. Pain*, 10 (2009), pp. 601-608.

Michalsen, A., y M. Roth (eds.), *Blutegeltherapie*, Haug, Stuttgart, 2006.

Michalsen, A., «Aderlass. Darf man wieder zur Ader lassen?», *Z. Allg. Med.*, 72 (1996), pp. 894-899.

Rotschuh, K. E., *Konzepte der Medizin in Vergangenheit und Gegenwart*, Hippokrates, Stuttgart, 1978.

Salonen, J. T., *et al.*, «Donation of blood is associated with reduced risk of myocardial infarction. The Kuopio Ischaemic Heart Disease Risk Factor Study», *Am. J. Epidemiol.*, 148 (1998), pp. 445-451.

Smith, L. K., *et al.*, «2-microglobulin is a systemic pro-aging factor that impairs cognitive function and neurogenesis», *Nat. Med.*, 21 (2015), pp. 932-937.

Sullivan, J. L., «Blood Donation May Be Good for the Donor: Iron, Heart Disease, and Donor Recruitment», *Vox Sanguinis*, 3 (1991), pp. 161-164.

Zacharski, L., *et al.*, «Decreased Cancer Risk After Iron Reduction in Patients With Peripheral Arterial Disease: Results From a Randomized Trial», *J. Nat. Cancer Inst.*, 100 (2008), pp. 996-1002.

Zacharski, L. R., *et al.*, «Reduction of iron stores and cardiovascular outcomes in patients with peripheral arterial disease: a randomized controlled trial», *JAMA*, 297 (6) (2007), pp. 603-610.

Zidek, W., *et al.*, «Treatment of resistant hypertension by phlebotomy», *Klin. Wochenschr.*, 63 (1985), pp. 762-764.

El agua como medicamento
La hidroterapia

Hildebrandt, G., «Therapeutische Physiologie», en Gutenbrunner, C. (ed.), *Handbuch der Balneologie und der medizinischen Klimatologie*, Springer, Berlín y Heidelberg, pp. 5-83.

Kräuchi, K., *et al.*, «Physiology: Warm feet promote the rapid onset of sleep», *Nature*, 401 (1999), pp. 36 y 37.

Michalsen, A., *et al.*, «Thermal hydrotherapy improves quality of life and hemodynamic function in patients with chronic heart failure», *Am. Heart J.*, 146 (2003), id.: E11, pp. 1-5.

Mitzlof, G., y C. Gutenbrunner, «Vergleichende Untersuchungen über die Blutdruckwirkung einer balneologischen und trainierenden Kurbehandlung bei Patienten mit chronischer arterieller Hypertonie», *Phys. Rehab. Kur. Med.*, 4 (1994), pp. 225 y 226.

Ohori, T., *et al.*, «Effect of repeated sauna treatment on exercise tolerance and endothelial function in patients with chronic heart failure», *Am. J. Cardiol.*, 109 (2012), pp. 100-104.

Tei, C., *et al.*, «Acute hemodynamic improvement by thermal vasodilation in congestive heart failure», *Circulation*, 91 (1995), pp. 2582-2590.

Tei, C., *et al.*, «Waon Therapy for Managing Chronic Heart Failure – Results from a Multicenter Prospective Randomized WAON-CHF Study», *Circ. J.*, 80 (2016), pp. 827-834.

Yoon, S.J., *et al.*, «A warm footbath improves coronary fow reserve in patients with mild-to-moderate coronary artery disease», *Echocardiography*, 28 (2011), pp. 1119-1124.

Una valiosa renuncia
El ayuno

Bierhaus, A., *et al.*, «Advanced glycation end product receptor-mediated cellular dysfunction», *Ann. N. Y. Acad. Sci.*, 1043 (2005), pp. 676-680.

Brandhorst, S., I. Y. Choi, M. Wei *et al.*, «A Periodic Diet that Mimics Fasting Promotes Multi-System Regeneration, Enhanced Cognitive Performance, and Healthspan», *Cell Metab.*, 22 (1) (2015), pp. 86-99.

Choi, I. Y., *et al.*, «A Diet Mimicking Fasting Promotes Regeneration and Reduces Autoimmunity and Multiple Sclerosis Symptoms», *Cell Rep.*, 7 (2016), pp. 2136-2146.

Eisenberg, T., *et al.*, «Cardioprotection and lifespan extension by the natural polyamine spermidine», *Nat. Med.*, 22 (2016), pp. 1428-1438.

Fond, G., A. MacGregor, y A. Michalsen (2013): «Fasting in mood disorders: neurobiology and efectiveness. A review of the literature», *Psychiatry Res.*, 209 (2013), pp. 253-258.

Fontana, L., L. Partridge y V. D. Longo, «Extending healthy life span from yeast to humans», *Science*, 328 (2010), pp. 321-326.

Gill, S., y S. Panda, «A Smartphone App Reveals Erratic Diurnal Eating Patterns in Humans that Can Be Modulated for Health Benefits», *Cell Metab.*, 22 (2015), pp. 789-798.

Gohler, L., T. Hahnemann, N. Michael *et al.*, «Reduction of plasma catecholamines in humans during clinically controlled severe underfeeding», *Prev. Med.*, 30 (2) (2000), pp. 95-102.

Huether, G., D. Zhou, S. Schmidt, J. Wiltfang y E. Ruther, «Long-term food restriction down-regulates the density of serotonin transporters in the rat frontal cortex», *Biological Psychiatry*, 41 (1997), pp. 1174-1180.

Kahleova, H., L. Belinova, H. Malinska *et al.*, «Eating two larger meals a day (breakfast and lunch) is more efective than six smaller meals in a reduced-energy regimen for patients with type 2 diabetes: a randomized crossover study», *Diabetologia*, 58 (1) (2015), p. 205.

Kjeldsen-Kragh, J., «Rheumatoid arthritis treated with vegetarian diets», *Am. J. Clin. Nutr.*, 70 (suplemento 3) (septiembre de 1999), pp. 594S-600S.

Lee, C., *et al.*, «Fasting cycles retard growth of tumors and sensitize a range of cancer cell types to chemotherapy», *Sci. Transl. Med.*, 7 (2012), 124ra27.

Longo, V.D., y M.P. Mattson, «Fasting: molecular mechanisms and clinical applications», *Cell Metabolism*, 19 (2014), pp. 181-192.

Madeo, F., *et al.*, «Essential role for autophagy in life span extension», *J. Clin. Invest.*, 125 (2015), pp. 85-93.

Mattson, M. P., *et al.*, «Meal frequency and timing in health and disease», *Proc. Natl. Acad. Sci. USA*, 111 (2014), pp. 16647-16653.

Mattson, M.P., V. Longo y M. Harvie, «Impact of intermittent fasting on health and disease processes», *Ageing Res. Rev.* (31 de octubre de 2016), pii: S1568-1637(16)30251-3.

Michalsen, A., *et al.*, «The Short-term Efects of Fasting on the Neuroendocrine System in Patients with Chronic Pain Syndromes», *Nutr. Neuroscience* (2013), pp. 11-18.

Michalsen, A., B. Hofmann, S. Moebus, M. Bäcker, J. Langhorst y G.J. Dobos, «Incorporation of fasting therapy in an Integrative Medicine Clinic – Evaluation of safety and efects on lifestyle adherence in a large prospective cohort study», *J. Altern. Compl. Med.*, 11 (2005), pp. 601-607.

Michalsen, A., y C. Li, «Fasting therapy for treating and preventing disease – current state of evidence», *Forsch. Komplementmed.*, 20 (2013), pp. 444-453.

Michalsen, A., «Prolonged fasting as a method of mood enhancement in chronic pain syndromes: a review of clinical evidence and mechanisms», *Current Pain and Headache Reports*, 14 (2010), pp. 80-87.

Muller, H., F. W. de Toledo, y K. L. Resch, «Fasting followed by vegetarian diet in patients with rheumatoid arthritis: a systematic review», *Scandinav. J. Rheumatol.*, 30 (2001), pp. 1-10.

Ristow, M., «Unraveling the truth about antioxidants: mitohormesis explains ROS-induced health benefits», *Nat. Med.*, 20 (2014), pp. 709-711.

Steven, S., y R. Taylor, «Restoring normoglycaemia by use of a very low calorie diet in long- and short-duration Type 2 diabetes», *Diabet. Med.*, 201, 32, pp. 1149-1155.

Wang, A., *et al.*, «Opposing Efects of Fasting Metabolism on Tissue Tolerance in Bacterial and Viral Inflammation», *Cell*, 166 (2016), pp. 1512-1525.

Wei, M., *et al.*, «Fasting-mimicking diet and markers/risk factors for aging, diabetes, cancer, and cardiovascular disease», *Sci. Transl. Med.*, 15 (2017), p. 9.

Wilhelmi de Toledo, F., *et al.*, «Fasting therapy - an expert panel update of the 2002 consensus guidelines», *Forsch. Komplementmed.*, 20 (2013), pp. 434-443.

La clave de la salud
El alimento como medicina

Aaron, D. G., y M. B. Siegel, «Sponsorship of national health organizations by two major soda companies», *Am. J. Prev. Med.* (2016), pp. 1-11.

Bao, Y., J. Han, F. B. Hu, E. L. Giovannucci, M. J. Stampfer, W. C. Willett, C. S. Fuchs, «Association of nut consumption with total and cause-specifc mortality», *N. Engl. J. Med.*, 369 (2013), pp. 2001-2011.

Barnard, N. D., *et al.*, «A low-fat vegan diet and a conventional diabetes diet in the treatment of type 2 diabetes: a randomized, controlled, 74-wk clinical trial», *Am. J. Clin. Nutr.*, 89 (2009), pp. 1588S-1596S.

Bellavia, A., F. Stilling y A. Wolk, «High red meat intake and all-cause cardiovascular and cancer mortality: is the risk modifed by fruit and vegetable intake?», *Am. J. Clin. Nutr.*, 104 (2016), pp. 1137-1143.

De Lorgeril, M., *et al.*, «Mediterranean diet, traditional risk factors, and the rate of cardiovascular complications after myocardial infarction: final report of the Lyon Diet Heart Study», *Circulation*, 99 (1999), pp. 779-785.

Esche, J., *et al.*, «Urinary Citrate, an Index of Acid-Base Status,

Predicts Bone Strength in Youths and Fracture Risk in Adult Females», *J. Clin. Endocrinol. Metab.*, 101 (diciembre de 2016), pp. 4914-4921.

Estruch, R., *et al.*, «Primary prevention of cardiovascular disease with a Mediterranean diet», *N. Engl. J. Med.*, 368 (2013), pp. 1279-1290.

Feskanisch, D., *et al.*, «Milk consumption during teenage years and risk of hip fractures in older adults», *JAMA Pediatr.*, 168 (2014), pp. 54-60.

Forouhi, N. G., «Consumption of hot spicy foods and mortality – is chilli good for your health?», *BMJ*, 351: h4 141 (2015).

Fraser, G. E., y D. J. Shavlik, «Ten years of life. Is it a matter of choice?», *JAMA Intern. Med.*, 230 (2001), pp. 502-510.

Greger, M., *How not to die: Discover the Foods Scientifically Proven to Prevent and Reverse Disease*, Flatiron Books, Nueva York, 2015 (hay trad. cast.: *Comer para no morir: descubre los alimentos científicamente probados que previenen y curan enfermedades*, traducción de Montserrat Asensio Fernández, Paidós Ibérica, Barcelona, 2016).

Hoch, T., *et al.*, «Fat/carbohydrate ratio but not energy density determines snack food intake and activates brain reward areas», *Sci. Rep.*, 5:10041 (2015).

Jenkins, D. J., *et al.*, «Effects of a dietary portfolio of cholesterol-lowering foods vs lovastatin on serum lipids and C-reactive protein», *JAMA*, 230 (2003), pp. 502-510.

Kearns, C. E., «Sugar industry and coronary heart disease research», *JAMA Intern. Med.*, publicado en línea (12 de septiembre de 2016).

Keys, A., *Seven countries. A multivariate analysis of death and coronary disease*, Harvard University Press, Cambridge (Massachusetts), 1980.

Leitzmann, C., y M. Keller, *Vegetarische Ernährung*, Verlag Eugen Ulmer, Stuttgart, 2010.

Levine, M. E., *et al.*, «Low protein intake is associated with a major reduction in IGF-1, cancer, and overall mortality in the 65 and younger but not older population», *Cell Metab.*, 19 (2014), pp. 407-417.

Ornish, D., *et al.*, «Efect of comprehensive lifestyle changes on telomerase activity and telomere length in men with biopsy-proven low-risk prostate cancer», *Lancet Oncol.*, 14 (11) (octubre de 2013), pp. 1112-1120.

Ornish, D., *et al.*, «Intensive lifestyle changes for reversal of coronary heart disease», *JAMA*, 280 (1998), pp. 2001-2007.

Remer, T., T. Dimitriou y F. Manz, «Dietary potential renal acid load and renal net acid excretion in healthy, free-living children and adolescents», *Am. J. Clin. Nutr.*, 77 (2003), pp. 1255-1260.

Schwingshackl, L., y G. Hofmann, «Adherence to Mediterranean diet and risk of cancer: A systematic review and meta-analysis of observational studies», *Int. J. Cancer*, doi: 10: 1002/ijc.28824 (6 de marzo).

Shim, H. S., y V. D. Longo, «A protein restriction-dependent sulfur code for longevity», *Cell*, 160 (2015), pp. 15-17.

Song, M., *et al.*, «Association of Animal and Plant Protein Intake With All-Cause and Cause-Specific Mortality», *JAMA Intern. Med.*, 176 (2016), pp. 1453-1463.

Sugiyama, T., Y. Tsugawa, C.-H. Tseng, Y. Kobayashi y M. F. Shapiro, «Diferent time trends of caloric and fat intake between statin users and nonusers among Us adults», *JAMA Intern. Med.*, 174 (2014), pp. 1038-1045.

World Cancer Research Fund (WCRF), American Institute for Cancer Research (AICR): www.wcrf.org.

Yang, Q., Z. Zhang, E. W. Gregg, D. W. Flanders, R. Merritt y F. B. Hu, «Added sugar and cardiovascular diseases mortality among US adults», *JAMA Intern. Med*, 174 (2014), pp. 516-524.

Yusuf, S., *et al.*, «Efect of potentially modifiable risk factors associated with myocardial infarction in 52 countries (the INTERHEART study): case-control study», *Lancet*, 364 (2004), pp. 937-952.

El sedentarismo nos hace enfermar
La importancia del movimiento

Lee, J., *et al.*, «The efects of forest bathing on physiological and psychological responses in young japanese male subjects», *Public Health*, 125 (2011), pp. 93-100.

Owen, N., *et al.*, «Understanding environmental infuences on walking; review and research agenda», *Am. J. Prev. Med.*, 27 (2004), pp. 67-76.

Schleip, R., F. Mechsner, A. Zorn y W. Klingler, «The bodywide fascial network as a sensory organ for haptic perception», *J. Mot. Behav.*, 46 (3) (2014), pp. 191-193.

Shanahan, D. F., *et al.*, «Health benefits from nature experiences depend on dose», *Sci. Rep.*, 23: 28551 (2016).

Thompson, C., «Does participating in physical activity in outdoor natural environments have a greater efect on physical and mental well-being than indoors?», *Env. Sci. Technol.*, 45 (2011), pp. 1761-1772.

Ulrich, R. S., «View through a window may infuence recovery from surgery», *Science*, 224 (1984), p. 420.

Warber, S., *et al.*, «Adressing "Nature-Deficit Disorder". A mixed methods pilot study of young adults attending a wilderness camp», *Evid.-based Compl. Altern. Med.* (2015), article ID: 651827.

Yoga, meditación y atención plena
Medicina mente-cuerpo

Barthel, P., *et al.*, «Respiratory rate predicts outcome after acute myocardial infarction: a prospective cohort study», *Eur. Heart J.*, 34 (2013), pp. 1644-1650.

Benson, H., *The relaxation response*, HarperCollins, Nueva York, 1975 (hay trad. cast.: *Relajación*, traducción de Iris Menéndez Sallés, Pomaire, Barcelona, 1977).

Bernardi, L., *et al.*, «Efect of rosary prayer and yoga mantras on autonomic cardiovascular rhythms: comparative study», *BMJ*, 323 (2001), pp. 1446-1449.

Bernardi, L., *et al.*, «Effects of controlled breathing, mental activity and mental stress with or without verbalization on heart rate variability», J. *Am. Coll. Cardiol.*, 35 (2000), pp. 1462-1469.

Büssing, A., A. Michalsen y S. B. S. Khalsa, «Effects of yoga on mental and physical health: A short summary of reviews», *Evid.-based Compl. Altern. Med.* (2012), article ID: 165410, pp. 1-7.

Cramer, H., *et al.*, «Yoga for improving health-related quality of life, mental health and cancer-related symptoms in women diagnosed with breast cancer», *Cochrane Database Syst. Rev.*, 1: CD010802 (3 de enero de 2017).

Crum, A. J., *et al.*, «Rethinking stress: the role of mindsets in determining the stress response», *J. Pers. Soc. Psychol.*, 104 (2013), pp. 716-733.

Davidson, R. J., *et al.*, «Alterations in brain and immune function produced by mindfulness meditation», *Psychosom. Med.*, 65 (2003), pp. 564-570.

Dhabhar, F. S., «Efects of stress on immune function: the good, the bad, and the beautiful», *Immunol. Res.*, 58 (2014), pp. 193-210.

Fox, K. C., *et al.*, «Functional neuroanatomy of meditation: A review and meta-analysis of 78 functional neuroimaging investigations», *Neurosci. Biobehav. Rev.*, 65 (2016), pp. 208-228.

Jeitler, M., *et al.*, «Efectiveness of meditation for patients with chronic neck pain and psychological distress – a randomized controlled clinical trial», *J. Pain* (2014), pp. 77-86.

Kabat-Zinn, J., *The full catastrophe living*, Random House, Nueva York, edición revisada de 2013 (hay trad. cast.: *Vivir con plenitud las crisis: cómo utilizar la sabiduría del cuerpo y la mente para afrontar el estrés, el dolor y la ansiedad*, traducción de Alberto de Satrústegui y Pérez-Caballero, Kairós, Barcelona, 2004).

Keller, A., *et al.*, «Does the perception that stress afects health matter? The association with health and mortality», *Health Psychol.*, 31 (2012), pp. 677-684.

Khalsa, S. B., *The Principles and Practice of Yoga in Health Care*, Handspring Publ, Pencaitland, 2016.

Killingsworth, M. A., y D. T. Gilbert, «A Wandering Mind Is an Unhappy Mind», *Science*, 330 (2010), p. 932.

Kivimäki, M., *et al.*, «Long working hours and risk of coronary heart disease and stroke: a systematic review and meta-analysis of published and unpublished data for 603,838 individuals», *Lancet*, 386 (2015), pp. 1739-1746.

Li, S., *et al.*, «Association of religious service attendance with mortality among women», *JAMA Intern. Med.*, 176 (2016), pp. 777-785.

Michalsen, A., *et al.*, «Iyengar yoga for distressed women: A 3-armed randomized controlled trial», *Evid.-based Compl. Altern. Med.* (2012), article ID: 408727, pp. 1-9.

Michalsen, A., *et al.*, «Rapid stress reduction and anxiolysis as a consequence of 3-months intensifed Yoga in women with mental distress», *Med. Science Mon.*, (11) 2005, pp. CR555 – 561.

Michalsen, A., «Wissenschaftlicher Wirksamkeitsnachweis in der Mind-Body Medicine», en Dobos, G., y A. Paul, *Mind-Body-Medizin*, Elsevier Urban & Fischer, Múnich, 2011.

Nair, S., «Do slumped and upright postures afect stress response? A randomized trial», *Health Psycholo.*, 34 (2015), pp. 632-641.

Nakasawa, T., *et al.*, «Association between duration of daily VDT use and subjective symptoms», *Am. J. Med.*, 42 (2002), pp. 421-426.

Orme-Johnson, D. W., *et al.*, «Neuroimaging of meditation's effect on brain reactivity to pain», *Neuroreport*, 17 (2006), pp. 1359-1363.

Rozanski, A., «Behavioral cardiology: current advances and future directions», *J. Am. Coll. Cardiol.*, 64 (2014), pp. 100-110.

Sedlmeier, P., *et al.*, «The psychological effects of meditation: a meta-analysis», *Psychol Bull.*, 138 (2012), pp. 1139-1171.

Singh, R., *Meditation as Medication for the Soul*, Radiance Publisher, Lisle (Illinois), 2012.

Wenger, M. A., «Experiments in India on Voluntary Control of the heart and the pulse», *Circulation*, 204 (1961), pp. 1319-1325.

Wielgosz, J., *et al.*, «Long-term mindfulness training is associated with reliable diferences in resting respiration rate», *Sci. Rep.*, 6: 27533.

La medicina holística

El ayurveda, la acupuntura y el poder curativo de las plantas

Brinkhaus, B., *et al.*, «Acupuncture in patients with seasonal allergic rhinitis: a randomized trial», *Ann. Intern. Med.*, 158 (2013), pp. 225-234.

Furst, D. E., *et al.*, «Double-blind, randomized, controlled, pilot study comparing classic ayurvedic medicine, methotrexate, and their combination in rheumatoid arthritis», *Journal of Clinical Rheumatology*, 17 (2011), pp. 185-192.

Kessler, C., *et al.*, *Ayurvedic Medicine in the treatment of osteoarthritis of the knee. A randomized trial*, American College of Rheumatology, 2016.

Kessler, C., y A. Michalsen, «Ayurveda – Traditionelle Indische Medizin: Mehr als ein Wellnesstrend», *Dtsch. Arztebl.*, 110 (2013), A-1678.

Michalsen, A., *et al.*, «Yoga for chronic neck pain. A pilot randomized controlled clinical trial», *J. Pain*, 13 (2012), pp. 1122-1130.

OMS, *Traditional Medicine Strategy 2014-2023*, http://apps.who.int/iris/bitsteam/10665/92455/1/9789241506090_eng.pdf (hay trad. cast.: *Estrategia de la OMS sobre medicina tradicional 2014-2023*, http://apps.who.int/iris/bitstream/10665/95008/1/9789243506098_spa.pdf?ua=1).

Tokinobu, A., *et al.*, «Effects of Ayurvedic Oil-Dripping Treatment with Sesame Oil vs. with Warm Water on Sleep: A Randomized Crossover Pilot Study», *J. Altern. Complement.* Med., 22 (2016), pp. 52-58.

Unschuld, P. U., *Traditionelle chinesische Medizin*, C. H. Beck, Múnich, 2013.

Vickers, A. J., et al., «Acupuncture for chronic Pain: individual patient data meta-analysis», Arch. Intern. Med., 22 (2012), pp. 1444-1453.

Xu, F., *et al.*, «Pharmaco-physio-psychologic effect of Ayurvedic oil-dripping treatment using an essential oil from Lavendula angustifolia», *J. Altern. Complement. Med.*, 14 (2008), pp. 947-956.

Consejos prácticos

Huber, R., y A. Michalsen, *Checkliste Naturheilkunde / Komplementärmedizin*, Thieme, Stuttgart, 2014.

Michalsen, A., y C. Kessler, «Multimodale Therapie depressiver Störungen mit Naturheilkunde und Komplementär medizin», *Zeitschr. f. Komplement.* Med., 4 (2010), pp. 14-19.

Michalsen, A., «Naturheilkunde und Komplementärmedizin bei rheumatischen Erkrankungen», *Akt. Rheumatol.*, 40 (2015), pp. 454-460.

Werner, M., A. Michalsen y K. Hoffschulte, *Bluthochdruck. Mind-Body-Medizin und Naturheilkunde*, KVC, Essen, 2016.

Agradecimientos

Quiero dar las gracias en primer lugar a mi mujer, Ileni, médico de familia y especialista en naturopatía, con la que en el día a día he tenido debates muy enriquecedores acerca de multitud de temas y que me ha aportado su experiencia práctica. Ha estado a mi lado muchas noches y fines de semana en los que he pasado el tiempo escribiendo y no siempre le he prestado atención, ¡así que valoro aún más su motivador apoyo!

Gracias también a todo el equipo de médicos, terapeutas, enfermeros e investigadores de terapias naturales y del resto de las unidades del Hospital Immanuel de Berlín y, especialmente, al equipo de dirección, formado por los doctores Rainer Stange, Ursula Hackermeier, Christian Kessler, Barbara Koch y Chris von Scheidt, por su fructífera y exitosa colaboración desde hace años.

Gracias al Departamento Administrativo del Hospital Immanuel de Berlín y al grupo hospitalario Immanuel Diakonie por haber creado la Unidad y el Centro de Naturopatía y por brindarle constantemente su apoyo.

Gracias al Hospital Universitario Charité de Berlín y a su Facultad por integrar las terapias naturales en la investigación y la enseñanza, así como a los muchos compañeros de esta institución que han aportado una colaboración apasionante en multitud de investigaciones.

Gracias a las fundaciones y a sus impulsores, que, con su generosa ayuda, han hecho posible durante los veinte últimos años una investigación que ha sido fundamental para la naturopatía.

Gracias a los donantes particulares y a los miembros de la ONG Natur und Medizin e. V., que, con sus fondos y aportaciones, brindan un importante apoyo a la investigación y la difusión de las terapias naturales.

Gracias al doctor Gustav Dobos y a su equipo central dentro de la Unidad de Naturopatía de la Clínica de Essen-Mitte por los muchos años de inspiradora cooperación en la investigación y en el ejercicio de la medicina.

Gracias especialmente a la doctora Petra Thorbrietz, que, con su amplio conocimiento especializado y su sensibilidad lingüística, ha sabido estructurar mis manuscritos y nuestras conversaciones, reuniendo todo ello en un texto maravilloso.

Y por último, pero no por ello menos importante: gracias a mi querida madre, que me inculcó la confianza originaria y que hoy en día tiene que aguantar que de cuando en cuando le dé consejos sobre nutrición.